SÉRIE DE DERMATOLOGIA

DOENÇAS DOS VASOS e HIPERCOAGULABILIDADE NA PELE

VOLUME 3

DERMATOLOGIA — Outros Livros de Interesse

1808-2008 - Faculdade de Medicina – Sylvia da Silveira Mello Vargas

A Didática Humanista de um Professor de Medicina – Decourt

A Questão Ética e a Saúde Humana – Segre

A Saúde Brasileira Pode Dar Certo – Lottenberg

Alergologia Clínica – Negreiros

Antibióticos e Quimioterápicos para o Clínico 2a ed. – Walter Tavares

Artigo Científico - do Desafio à Conquista - Enfoque em Testes e Outros Trabalhos Acadêmicos – Victoria Secaf

As Lembranças que não se Apagam – Wilson Luiz Sanvito

A Vida por um Fio e por Inteiro – Elias Knobel

Atlas de Dermatologia em Cores - Morfologia das Lesões Individuais; Distribuição, Agrupamento ou Disposição das Lesões – Levene

Atlas de DST - Guia Prático e Dificuldades no Diagnóstico/Atlas de EST - Uno Guia Práctico para las Dificultades en el Diagnóstico (edição bilíngue Português/Espanhol) – Pompeu, Focaccia e Vieira

Biossegurança em Estabelecimento de Beleza e Afins – Janine Maria Pereira Ramos Bettega

Cabelo - Tudo o que Você Precisa Saber – Valcinir Bedin

Catálogo das Principais Plantas Responsáveis por Acidentes Tóxicos – Nuno Pereira

Células-tronco – Zago

Cirurgia Dermatológica em Consultório 2a ed. – Alcidarta dos Reis Gadelha

Como Ter Sucesso na Profissão Médica - Manual de Sobrevivência 4a ed. – Mário Emmanual Novais

Curso de Inglês Médico – Perrotti-Garcia

Dermatologia Estética - Revista e Ampliada 2a ed. – Maria Paulina Villarejo Kede

Dermatoscopia – Barcauí

Dicionário de Ciências Biológicas e Biomédicas – Vilela Ferraz

Do Mito ao Pensamento Científico 2a ed. – Gottschall

Doenças Exantemáticas em Pediatria e Outras Doenças Mucocutâneas – Schettino

Drenagem Linfática Manual - Método Dr. Vodder – Carlos Alberto Alves Gusmão da Fonseca

Epidemiologia 2a ed. – Medronho

Estética Facial Essencial – Priscila Cardoso Dal Gobbo

Fitoterapia - Bases Científicas e Tecnológicas – Viana Leite

Fundamentos de Dermatologia - Edição Revisada e Atualizada – Marcia Ramos e Silva e Maria Cristina Ribeiro de Castro

Gestão Estratégica de Clínicas e Hospitais – Adriana Maria André

Grande Dicionário Ilustrado Inglês-Português de Termos Odontológicos e de Especialidades Médicas – Perrotti-Garcia

Guia de Consultório – Atendimento e Administração – Carvalho Argolo

Internet - Guia para Profissionais da Saúde 2a ed. – Vincent

Manual de Hanseníase 2a ed. – Jopling

Manual do Clínico para o Médico Residente – Atala – UNIFESP

Medicina: Olhando para o Futuro – Protásio Lemos da Luz

Medicina, Saúde e Sociedade – Jatene

Memórias Agudas e Crônicas de uma UTI – Knobel

Nem só de Ciência se Faz a Cura 2a ed. – Protásio da Luz

O que Você Precisa Saber sobre o Sistema Único de Saúde – APM-SUS

Prescrição de Medicamentos em Enfermaria – Brandão Neto

Propedêutica das Doenças do Cabelo e Couro Cabeludo – Pereira

Rotinas da Enfermaria de Dermatologia da Faculdade de Medicina da UFRJ – Nurimar

Série Clínica Médica Ciência e Arte – Soc. Bras. Clínica Médica

Série Concursos Médicos - Dermatologia – Leonardo Brauer

Tratado de Dermatologia – Belda Jr, Di Chiacchio & Criado

Um Guia para o Leitor de Artigos Científicos na Área da Saúde – Marcopito Santos

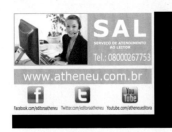

SÉRIE DE DERMATOLOGIA

DOENÇAS DOS VASOS e HIPERCOAGULABILIDADE NA PELE

VOLUME 3

Editores da Série

Paulo Ricardo Criado

Walter Belda Junior

Nilton Di Chiacchio

Coordenador do Volume

Paulo Ricardo Criado

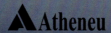

EDITORA ATHENEU

São Paulo — Rua Jesuíno Pascoal, 30
Tel.: (11) 2858-8750
Fax: (11) 2858-8766
E-mail: atheneu@atheneu.com.br

Rio de Janeiro — Rua Bambina, 74
Tel.: (21)3094-1295
Fax: (21)3094-1284
E-mail: atheneu@atheneu.com.br

Belo Horizonte — Rua Domingos Vieira, 319 — conj. 1.104

PRODUÇÃO EDITORIAL/CAPA: Equipe Atheneu
PROJETO GRÁFICO/DIAGRAMAÇÃO: Triall Composição Editorial Ltda.

Dados Internacionais de Catalogação na Publicação (CIP)
(Câmara Brasileira do Livro, SP, Brasil)

Criado, Paulo Ricardo
    Doenças dos vasos e hipercoagulabilidade na pele / editor e autor Paulo Ricardo Criado. -- São Paulo : Editora Atheneu, 2016. -- (Série de dermatologia ; v. 3 / editores Paulo Ricardo Criado, Walter Belda Junior, Nilton Di Chiacchio

Bibliografia.
ISBN 978-85-388-0725-4

    1. Dermatopatias 2. Doenças vasculares 3. Trombose 4. Vasculites I. Di Chiacchio, Nilton. II. Belda Junior, Walter. III. Título. IV. Série

16-06119

CDD-616.5
NLM-WR 100

Índices para catálogo sistemático:

1. Dermatologia : Medicina   616.5

CRIADO, P. R.; BELDA JUNIOR, W., DI CHIACCHIO, N.
Doenças dos Vasos e Hipercoagulabilidade na Pele – Volume 3

© EDITORA ATHENEU
São Paulo, Rio de Janeiro, Belo Horizonte, 2016

Editores da Série

Paulo Ricardo Criado

- Mestre em Medicina pelo Instituto de Assistência Médica ao Servidor Público Estadual de São Paulo (IAMSP/SP);
- Doutor em Ciências pela Faculdade de Dermatologia do Hospital das Clínicas da Faculdade de Medicina da Universidade de São Paulo (HC-FMUSP);
- Livre-docente em Dermatologia pela Faculdade de Medicina da Universidade de São Paulo (FMUSP);
- Responsável pelo Ambulatório de Vasculites da Divisão de Dermatologia do HC-FMUSP;
- Orientador no Curso de Pós-graduação do Departamento de Dermatologia da Faculdade de Medicina da Universidade de São Paulo (FMUSP).

Walter Belda Junior

- Livre-docente em Dermatologia pela Faculdade de Medicina da Universidade de São Paulo (FMUSP);
- Livre-docente em Dermatologia pela Faculdade de Ciências Médicas da Universidade Estadual de Campinas (FCM/Unicamp);
- Doutor em Dermatologia pela FMUSP;
- Membro da Academia de Medicina de São Paulo;
- Professor-associado do Departamento de Dermatologia da FMUSP;
- Responsável pelo Ambulatório de Doenças Sexualmente Transmissíveis da Divisão de Dermatologia do Hospital das Clínicas da Faculdade de Medicina da Universidade de São Paulo (HC-FMUSP);
- Corresponsável pelo Ambulatório de Micoses Profundas da Divisão de Dermatologia do HC-FMUSP.

Nilton Di Chiacchio

- Mestre e Doutor em Dermatologia pela Faculdade de Medicina da Universidade de São Paulo (FMUSP);
- Médico Chefe da Clínica Dermatológica do Hospital do Servidor Público Municipal de São Paulo (HSPM/SP).

Editor do Volume

Paulo Ricardo Criado

- Mestre em Medicina pelo Instituto de Assistência Médica ao Servidor Público Estadual de São Paulo (IAMSP/SP);
- Doutor em Ciências pela Faculdade de Dermatologia do Hospital das Clínicas da Faculdade de Medicina da Universidade de São Paulo (HC-FMUSP);
- Livre-docente em Dermatologia pela Faculdade de Medicina da Universidade de São Paulo (FMUSP);
- Diretor Técnico I da Divisão de Dermatologia do HC-FMUSP;
- Responsável pelo Ambulatório de Vasculites da Divisão de Dermatologia do HC-FMUSP;
- Orientador no Curso de Pós-graduação do Departamento de Dermatologia da FMUSP.

Apresentação

É para mim uma grande honra apresentar o compêndio *Doenças dos Vasos e Hipercoagulabilidade na Pele* do Professor Doutor Paulo Ricardo Criado. Esta obra é fruto de sua vivência como dermatologista no atendimento aos pacientes do Ambulatório de Vasculites da Divisão de Clínica Dermatológica do Hospital das Clínicas da Faculdade de Medicina da Universidade de São Paulo (HC-FMUSP) e de sua clínica privada, de suas atividades de ensino na pós-graduação *lato sensu* e *stricto sensu* e de sua linha de pesquisa que construiu ao longo de 12 anos (2004-2016).

Essa obra enfoca, de modo didático, sistematizado, atual e com contribuição pessoal, um tema complexo e de grande interesse não somente da Dermatologia, mas também da disciplina Medicina Interna. Essas características oferecem aos médicos um texto de leitura agradável que, além de seu caráter prático, aborda em profundidade os aspectos patogenéticos atuais dos processos inflamatórios vasculares e dos estados de hipercoagulabilidade.

O autor enfatiza, também, o papel da pele como órgão de fácil acesso, e a atuação do dermatologista no diagnóstico desses processos que frequentemente têm origem e/ou repercussão sistêmica.

No início do texto, o leitor é apresentado aos aspectos morfológicos, imunofenotípicos e funcionais do endotélio vascular que o auxiliarão na melhor compreensão dos processos patológicos vasculares. É feita a distinção, de modo claro e inequívoco, entre os processos inflamatórios que agridem os vasos sanguíneos daqueles que constituem as vasculopatias e fenômenos oclusivos trombóticos. Além disso, o livro é ilustrado por imagens clínicas, histopatológicas, micrografias eletrônicas, esquemas, gráficos e algoritmos, em grande quantidade e de boa qualidade. A bibliografia é pertinente, atualizada e composta por diversas publicações, muitas delas fruto da experiência pessoal do autor em colaboração com seus alunos e colegas.

Com base no exposto, concluo que esta obra veio colaborar para a melhor estratégia diagnóstica, para a compreensão e para a conduta terapêutica das vasculites e vasculopatias. Também ressalta a contribuição do dermatologista na equipe médica cujo objetivo principal é o melhor atendimento aos pacientes.

Professora Doutora Mirian Nacagami Sotto
Professora Titular do Departamento de Patologia da Faculdade de Medicina da Universidade de São Paulo (FMUSP).
Médica Patologista e Dermatopatologista.

Prefácio

Em agosto de 2004, iniciei minhas atividades como dermatologista responsável pelo Ambulatório/Grupo de Vasculites e Afecções Vasculares Cutâneas da Divisão de Dermatologia do Instituto Central do Hospital das Clínicas da Faculdade de Medicina da Universidade de São Paulo (HC-FMUSP). Desde então, esse ambulatório atende doentes a ele encaminhados uma vez por semana, o que tem ocorrido de modo ininterrupto ao longo desses 11 anos de atividade, de modo que entre 1º de setembro de 2004 a 1º de julho de 2015, foram matriculados nesse ambulatório 527 pacientes, perfazendo um total de 5.186 consultas (dados fornecidos pela Seção de Dados Administrativos (DAM) do HC-FMUSP).

À medida que fomos desenvolvendo nosso trabalho nessa área, criamos um questionário de anamnese e exame físico para o registro dos dados desses doentes. Ficou bem clara, desde o início, a necessidade de classificá-los entre um grupo que correspondia predominantemente às manifestações dermatológicas inflamatórias ou autoimunes, às vasculites propriamente ditas, e outro, em que fenômenos inflamatórios não eram os mais proeminentes, e sim semioclusão ou oclusão da microvasculatura pauci-inflamatória – as denominadas pseudovasculites ou vasculopatias. Sempre nos norteou a necessidade de uma correlação clínica-anatomopatológica para a classificação dessas condições, as quais, muitas vezes, comungam de aspectos morfológicos cutâneos similares, porém de etiopatogenia e tratamentos distintos. Assim, o auxílio do Grupo de Histopatologia (Dermatopatologia) da Divisão de Dermatologia do HC-FMUSP sempre foi fundamental, tanto para o diagnóstico como para a pesquisa clínica nessa área. Sem essa ajuda, todo o trabalho assistencial e de pesquisa seria impossível.

Muitos pacientes nos foram encaminhados também como portadores de úlceras de longa data de instalação e tratamento ineficaz durante sua permanência na instituição. Assim, adotamos um protocolo diagnóstico que envolveu desde a realização de biópsias cutâneas com técnicas padronizadas a exames laboratoriais que englobam doenças auto-imunes, infecciosas, metabólicas, gamopatias e distúrbios herdados ou adquiridos de hipercoagulabilidade (trombofilias), os quais orientaram diagnósticos etiológicos mais precisos e tratamento mais efetivos aos doentes.

As minhas atividades no Ambulatório de Vasculites da Clínica Dermatológica do HC-FMUSP, inicialmente assistenciais, me estimularam a buscar preencher uma grande lacuna no conhecimento a respeito de várias condições que eu deveria tratar, mas que a literatura, em grande parte, não tinha respostas. Muito me afligia assistir ao sofrimento de inúmeros pacientes com ulcerações ou úlceras (de meses ou anos de instalação) que, além do sofrimento físico, decorrente da dor em grande parte dos casos, padeciam da exclusão social pelo aspecto das lesões, arcavam com elevados custos no cuidado das ulcerações com curativos e medicamentos, sofriam de aparente reduzida qualidade de vida e herdavam sequelas cicatriciais ou discrômicas, por vezes indeléveis pelo resto de suas vidas. A maior parte desses doentes sempre foi composta por mulheres jovens ou de meia-idade, que se afastavam do trabalho e da vida social normal em decorrência da doença, com sequelas físicas e emocionais complexas em muitos casos.

O estudo dessas afecções sempre demandou a multidisciplinaridade do tema, o que fez com que eu tivesse, como frequentes parceiros, outros especialistas no tratamento dos doentes; em especial os colegas da reumatologia, neurologia, nefrologia e pneumologia.

As atividades desse grupo ao longo dos anos, assim como as lacunas de conhecimento sobre o tema na literatura médica, nos estimularam a conduzir uma linha de pesquisa nessa área, que cresceu com a publicação de 35 artigos científicos em periódicos nacionais e internacionais, seis capítulos de livros, alunos de pós-graduação, orientação de especializandos, da dermatologia e reumatologia que muito nos gratifica, além da contribuição para o alívio do sofrimento dos pacientes. Felizmente, com o tempo, obtivemos o reconhecimento do nosso trabalho por meio da publicação de artigos junto a pesquisadores estrangeiros e a inserção em um grupo internacional de estudo nesta área.

Em minha opinião, este livro – cujo material em grande parte decorre do texto sistematizado elaborado para meu concurso de Livre-docência em Dermatologia pela Faculdade de Medicina da Universidade de São Paulo – traz uma contribuição de minhas atividades assistenciais e de pesquisa, que se alia ao conhecimento nesta área em nível internacional, com a finalidade de auxiliar os colegas médicos na diagnose e no manejo das doenças dos vasos na pele, que tanto trazem sofrimento aos doentes que por elas são acometidos. O compêndio é estruturado sob aspectos relativos a vasculatura cutânea fisiológica, pseudovasculites, trombofilias (estados da hipercoagulabilidade), vasculites, púrpuras, por uma visão global e sintética das úlceras, em particular localizadas nos membros inferiores, e, finalmente, por fenômenos vasomotores como a eritromeralgia e o fenômeno de Raynaud.

Espero que este texto possa auxiliar graduandos em medicina, médicos generalistas e especialistas a propiciarem uma melhor qualidade de vida aos seus pacientes.

Por fim, gostaria de agradecer à Editora Atheneu e, em particular, à Andrea Del Arco, da Triall Composição Editorial Ltda., pelo excelente e exaustivo trabalho na diagramação e pelas sugestões oferecidas a esta obra.

Professor Doutor Paulo Ricardo Criado
Dermatologista responsável pelo Ambulatório de Vasculites da Divisão de Clínica Dermatológica do HC-FMUSP

Sumário

Capítulo 1 Anatomia e Função da Rede Vascular Cutânea 1

Capítulo 2 Pseudovasculites (Vasculopatias) 19

Capítulo 3 Estados de Hipercoagulabilidade (Trombofilias) 105

Capítulo 4 Vasculites 147

Capítulo 5 Púrpuras 249

Capítulo 6 Ulcerações e Úlceras 279

Capítulo 7 Condições Associadas a Reatividade Vascular Alterada ... 323

Índice Remissivo 333

capítulo 1

Anatomia e Função da Rede Vascular Cutânea

INTRODUÇÃO

Para a compreensão adequada dos temas abordados neste texto sistematizado, faz-se oportuna uma revisão sobre aspectos anatômicos e funcionais dos vasos sanguíneos no compartimento dermo-hipodérmico, território vascular objeto de acometimento por muitas afecções por nós estudadas ao longo de nossas vidas acadêmicas e que resultaram em artigos científicos publicados em literatura indexada nacional e internacional, bem como capítulos de livros e apresentações em congressos internacionais.

ESTRUTURA E FUNÇÃO DA VASCULATURA CUTÂNEA

Os vasos da pele são classificados em vasos de médio e pequeno calibre[1]. A pele não tem vasos de grande calibre, uma vez que estes são constituídos pela artéria aorta e seus principais ramos, incluindo os extracranianos da artéria carótida, inclusive a artéria temporal. Os vasos de médio calibre são representados pelas principais artérias viscerais, tais como as artérias renais, hepáticas, coronárias e mesentéricas. As artérias de médio calibre no tecido celular subcutâneo e as veias deste segmento tegumentar também são consideradas vasos de médio calibre.[1] Os pequenos vasos da pele são as vênulas, os capilares e as arteríolas. A vasculatura da derme, do tecido celular subcutâneo e da fáscia é organizada em redes vasculares horizontais e paralelas. Estas redes horizontais incluem dois plexos vasculares cutâneos (da derme subpapilar e o subdérmico), três plexos vasculares subcutâneos (superficial, médio e profundo) e o plexo da fáscia. Todas estas redes vasculares contribuem para o aporte sanguíneo da pele.[1] Ao entrar na pele, o fluxo sanguíneo se faz através de arteríolas que repetidamente se ramificam e então se comunicam com plexos dispostos como folhetos paralelos à superfície da pele. As arteríolas ascendentes e as vênulas descendentes são pareadas e se conectam a estes plexos. Os plexos são elegantemente dispostos nos limites anatômicos: subpapilar, subdérmico, subcutâneo e na fáscia. O influxo sanguíneo arterial na pele ocorre através de arteríolas ascendentes que emergem perpendicularmente à superfície cutânea para formar o plexo subpapilar na derme superficial. A partir do plexo subpapilar, os capilares arteriais emergem nas papilas dérmicas formando as alças capilares dérmicas que fornecem a nutrição à pele. Cada arteríola ascendente está situada no centro de um cone que nutre um segmento hexagonal de pele. O leito capilar drena no plexo venoso subpapilar na periferia do segmento hexagonal.

Rede vascular cutânea

Há uma divergência na literatura se a rede vascular cutânea constitui-se de dois ou três plexos (Figura 1.1).[1] Alguns autores defendem a existência de três plexos, um plexo subepidérmico logo abaixo dos cones epidérmicos, do qual as alças capilares emergem, um plexo dérmico na junção da derme papilar com a derme reticular e um plexo subdérmico na junção da derme profunda com o tecido celular subcutâneo.[2-4] Braverman[3] defende a ideia de que o plexo vascular subepidérmico se localiza na junção da derme papilar com a derme reticular e é equivalente ao "plexo subpapilar", aceitando assim a existência de apenas dois plexos vasculares. Nosso ponto de vista é concordante ao deste autor.

Plexo vascular subpapilar

Este plexo localiza-se na junção da derme papilar e reticular, de forma que é responsável pela termorregulação. As arteríolas ascendentes emergem do plexo subdérmico e suprem o plexo subpapilar. As vênulas deste plexo drenam ao plexo subdérmico via vênulas descendentes que correm em sentido perpendicular à superfície cutânea. As alças capilares surgem deste plexo. As arteríolas deste plexo são arteríolas terminais de alta resistência. O ápice das alças capilares se situa próximo à junção dermoepidérmica e podem distar apenas 100 micrômetros das células epidérmicas, às quais fornecem nutrição.

Os ápices das alças capilares na derme papilar são os locais primários das trocas de oxigênio e nutrientes, sendo esta região caracterizada pelo gradiente térmico máximo por causa de sua proximidade da superfície cutânea.[5] Os esfíncteres pré-capilares (estruturas altamente inervadas) são compostos de fibras musculares lisas e controlam o fluxo de sangue entre as arteríolas e os capilares.[1] Uma vez aberto o esfíncter pré-capilar, o fluxo sanguíneo direciona-se livremente aos capilares e, quando fechado, o fluxo é diretamente direcionado da arteríola para a vênula através das anastomoses arteriovenosas.[1] Quando a alça capilar corre em trajeto descendente em direção ao plexo subpapilar, ela adquire características de vênula pós-capilar.[1]

As vênulas pós-capilares formam o compartimento venoso deste plexo e constituem o local onde as células inflamatórias migram do compartimento intravascular para o extravascular.[1] A dilatação das vênulas pós-capilares resulta nas telangiectasias clinicamente evidentes na doença venosa. As vênulas pós-capilares também são os locais primariamente acometidos pelas vasculites dos pequenos vasos da pele, em geral, do tipo leucocitoclástica. As vênulas pós-capilares drenam em vênulas descendentes que correm em direção perpendicular à superfície cutânea, as quais, por sua vez, drenam no plexo subdérmico.[1]

Em geral, uma única alça capilar ocupa a papila dérmica e supre em torno de 0,04 a 0,27 mm de superfície cutânea.[6] A estrutura tridimensional desse plexo, com sua extensão à derme papilar é comparada a de um candelabro, com as alças capilares das papilas dérmicas representando as velas.[6] Há um rico suprimento de anastomoses entre as redes vasculares, superficial (subpapilar) e profunda (subdérmico).

Anatomia e Função da Rede Vascular Cutânea 3

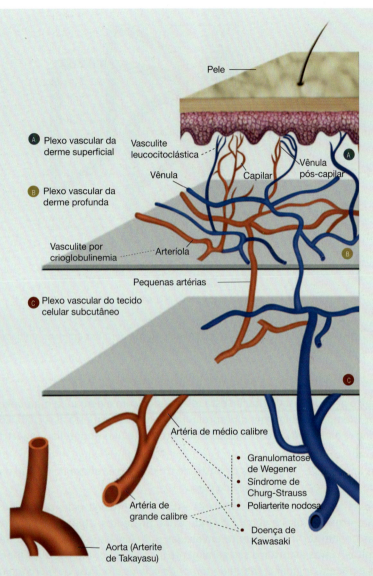

Figura 1.1 Circulação sanguínea dermo-hipodérmica e seus plexos vasculares da derme superficial e derme profunda.

A região anatômica suprida por uma única fonte vascular é chamada de *angiossoma*[7] (Figura 1.2). A densidade desses *angiossomas* varia de região para região da pele. Os angiossomas na pele móvel e livre são maiores, com grandes vasos, os quais são poucos em número.[7] O oposto ocorre nas áreas em que a pele é fixa às estruturas não móveis.[7] Estruturas, tais como folículos pilosos e glândulas sudoríparas, são circundadas por uma rede capilar separada, cuja densidade se correlaciona com a atividade metabólica local e suas necessidades.[6] Por exemplo, os dois terços inferiores dos folículos pilosos são envolvidos por um generoso suprimento sanguíneo na fase anágena, mas os vasos sofrem atrofia quando o folículo passa para as fases catágena e telógena.[6]

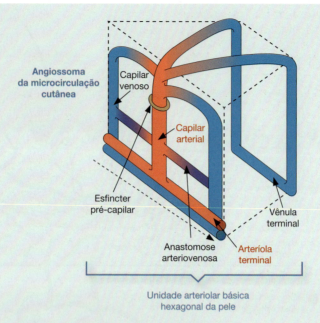

Figura 1.2 Angiossoma da microcirculação cutânea ou também denominada unidade arteriolar básica hexagonal da pele.

Em geral, o grau de vascularização está relacionado com a demanda metabólica do tecido irrigado. Por exemplo, a epiderme hiperproliferativa na psoríase está associada com alças capilares papilares hipertróficas e tortuosas e numerosas células endoteliais fenestradas.[6]

Entretanto, sob condições normais, cerca de 60% do fluxo sanguíneo cutâneo atravessa a pele através de *shunts* e não através de vasos de troca.[6] Isso é reflexo da função da pele como um órgão de termorregulação e troca de calor.[6]

Numerosas anastomoses entre capilares estão presentes na pele, porém há poucas comunicações entre arteríolas e vênulas.[6] Onde estão presentes, algumas dessas conexões arteriovenosas podem ser intensamente envolvidas por células de músculo liso denominadas células glômicas.[6] Essas estruturas são geralmente inervadas por um rico suprimento de fibras colinérgicas e podem originar o chamado *tumor de células glômicas* ou *glomangioma*.

Conforme os vasos ascendem em direção à superfície da pele a partir das arteríolas mais profundas para as mais superficiais, os vasos se tornam menores em diâmetro, e a espessura da parede vascular diminui, juntamente com o tecido de suporte, constituído pelas fibrilas de colágeno e células de músculo liso.[6] As arteríolas da pele têm um diâmetro externo médio de 17 a 26 µm.[6] São constituídas pelas células endoteliais, elastina, membrana basal, células musculares lisas, pericitos e células veladas.[6] A presença de elementos celulares contráteis suporta o conceito de esfíncter pré-capilar e a função da arteríola como vaso de resistência.[6]

De forma terminal às arteríolas, encontram-se os capilares arteriais. Estes medem em torno de 4 a 6 µm de diâmetro interno e 10 a 12 µm de diâmetro externo.[6] Nesse segmento de capilar arterial, estão elementos, como as células endoteliais, uma zona de membrana basal e células veladas; entretanto, os pericitos são poucos em número em relação às arteríolas.[6]

A estrutura das alças capilares das papilas dérmicas surge na arteríola terminal, ascende na papila dérmica como um grampo e descende alcançando o plexo horizontal subpapilar, sendo que neste trajeto descendente adquire características de vênula pós-capilar.[6] No nível da alça capilar na área que se assemelha a um grampo, o lúmen se estreita e a membrana basal se atenua.[6] Na porção terminal do segmento descendente da alça capilar, a membrana basal assume um aspecto multilaminado similar ao das vênulas do plexo horizontal subpapilar.[6]

A parede da vênula pós-capilar é composta por um fino folheto de colágeno e uma membrana basal multilamelada, além de componentes celulares como as células endoteliais, pericitos e células de músculo liso. O diâmetro interno das vênulas pós-capilares é de aproximadamente 8 a 26 μm.[6] Assim, as vênulas pós-capilares representam o leito onde há migração das células inflamatórias do intra para o extravascular, sendo a área mais acometida pelo dano actínico, a idade avançada e pelas vasculites leucocitoclásticas cutâneas de pequenos vasos.[6] A dilatação das vênulas pós-capilares origina as telangiectasias maculosas vistas na esclerodermia sistêmica e CREST (Calcinose, Fenômeno de Raynaud, Esclerodactilia, Esclerose esofágica e Telangiectasias) ou os angiomas Cherry.[6]

Células endoteliais

O principal componente dos capilares é a célula endotelial. Estas células são planas, alongadas com terminações afiladas. Em cultivo, as células endoteliais assumem aspecto em paralelepípedo e têm junções tipo *gap*, fenestrações, microvesículas e microvilosidades. *In vivo* elas são encontradas em íntima aposição com os pericitos e aderidas à lâmina basal.[6]

Os angioblastos, precursores das células endoteliais, originam-se da mesoderme.[6] Elas expressam muitos antígenos que são também expressos pelas células precursoras (*steam cells*) hematopoiéticas, incluindo o CD34, o que torna difícil a identificação dos precursores específicos das células endoteliais (Quadro 1.1).[6] No entanto, a presença do CD34 sugere que as células endoteliais e as células hematopoiéticas possam se originar de um progenitor comum derivado da medula óssea (Figura 1.3).[6]

Quadro 1.1 Marcadores fenotípicos das células endoteliais da microvasculatura cutânea.

- CD34+
- CD31+ (PECAM)
- Corpos de Weibel-Palade
- Vimentina
- Molécula de adesão de células vasculares 1 (VCAM-1)
- Molécula de adesão intercelular 1 (ICAM-1)
- E-selectina
- *Ulex europeaus*
- CD36+ (receptor de trombospondina; expresso apenas nas células endoteliais da microvasculatura, especialmente no plexo subdérmico, inibindo a proliferação endotelial e o crescimento vascular)
- Fosfatase ácida
- Acetilcolinesterase
- Prostaciclina
- Enzima conversora da angiotensina
- Ativador do plasminogênio tecidual
- Receptor de tirosina quinase específico de células endoteliais

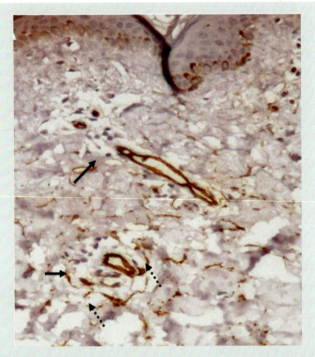

Figura 1.3 Expressão do antígeno CD34 pelas células endoteliais da derme (setas cheias) em doente com urticária aguda. O CD34 também é expresso por células dendríticas da derme (setas pontilhadas) (Imuno-histoquímica, OM 400×). Imagem reproduzida da nossa tese de doutoramento.

Além disso, as células endoteliais expressam a molécula de adesão célula endotelial-plaqueta (CD31) e CD36, além de captar ativamente lipoproteínas de baixa densidade acetiladas e modificadas.[6]

As células endoteliais do leito vascular da pele demonstram características similares às células endoteliais de outras áreas do corpo, porém têm características particulares (Quadro 1.1).[6] Os capilares variam amplamente em estrutura, de tecido para tecido, no entanto apresentam características gerais, como sua constituição por uma única célula endotelial, que se curva ao redor de um tubo (lúmen vascular) com diâmetro menor que 10 μm.[8] Os capilares são muito numerosos e constituem a principal superfície de troca de gases, fluidos e nutrientes entre o sangue e os tecidos.[8] A heterogeneidade das células endoteliais dos capilares interfere na intensidade que se permite ou limita tais trocas.[9,10]

Proteínas podem passar pela célula endotelial através das junções entre as células endoteliais do capilar (trânsito paracelular) ou através do citoplasma da célula endotelial (trânsito transcelular via vesículas, canais ou fenestras).[8-10] Em relação ao trânsito de conteúdo do lúmen vascular para o meio extracelular, em nossa tese de doutoramento, ao estudar a ultraestrutura da pele em doentes com urticária aguda induzida por medicamentos, descrevemos pela primeira vez na literatura a observação da presença de organelas vésico-vacuolares (OVV) presentes na microcirculação cutânea nas lesões urticadas dos doentes com urticária aguda, conforme publicado em 2013 (Figuras 1.4 e 1.5).[11]

Anatomia e Função da Rede Vascular Cutânea 7

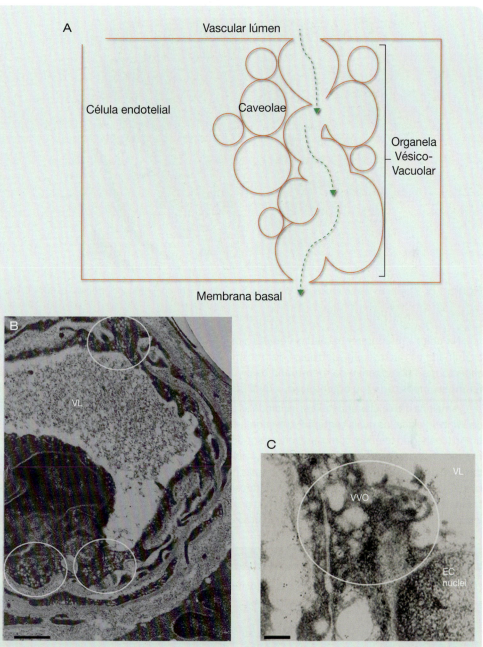

Figura 1.4 **(A)** Representação esquemática de uma organela vésico-vacuolar (vésico-vacuolar organelle – VVO). **(B)** Organelas vésico-vacuolares na porção citoplasmática de uma célula endotelial em um capilar cutâneo de um fragmento de pele de urtica de doente com urticária aguda induzida por medicamento (microscopia imunoeletrônica, 50.000× OM). **(C)** Organelas vésico-vacuolares em maior aumento (microscopia imunoeletrônica, 75.000× OM).

VL = lúmen vascular; EC = célula endotelial; EC nuclei = núcleo da célula endotelial. Figura reproduzida do artigo publicado como parte da tese de doutorado.

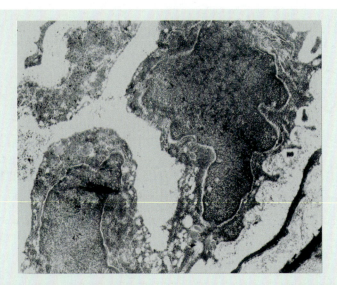

Figura 1.5 Organelas vésico-vacuolares em maior aumento (microscopia imunoeletrônica, 75.000× OM).

Na pele, a membrana basal das vênulas pós-capilares tem um aspecto diferente quando examinada na microscopia eletrônica de transmissão, formando lamelas, de forma oposta ao aspecto mais homogêneo da membrana basal das arteríolas e capilares,[8] implicando uma diferente composição e/ou organização, a qual pode influenciar as funções da célula endotelial.

A maioria das células endoteliais, incluindo as da derme, tem grânulos conhecidos como corpos de Weibel-Palade, os quais contêm P-selectina (uma molécula de adesão) e o fator de Von Willebrand (conhecido também como antígeno associado ao fator VIII).[6] Os corpos de Weibel-Palade são marcadores fenotípicos para identificação de células endoteliais vasculares.[6] As células endoteliais também expressam uma variedade de moléculas de adesão, incluindo a molécula de adesão vascular (VCAM) tipo 1 e 2, moléculas de adesão intercelular (ICAM) 1 e 2 e E-selectina (Quadro 1.2).[6] Estas moléculas são intensamente expressas nos processos inflamatórios, sendo relevantes no tráfico leucocitário, adesão ao endotélio e transmigração dos leucócitos do espaço intra ao extravascular.[6]

Quadro 1.2 Moléculas de adesão dos linfócitos e sua função no endereçamento.

Receptor	Expressão nos linfócitos	Ligantes	Interação com células/substrato	Função predominante no endereçamento
L-selectina	Células T e B em repouso	PNAd, GlyCAM, CD34 (MadCAM-1)	Vênulas endoteliais altas	Endereçamento aos linfonodos periféricos
CLA	Células T subtipo de memória	E-selectina	Endotélio da pele	Endereçamento para a pele

(Continua)

Quadro 1.2 Moléculas de adesão dos linfócitos e sua função no endereçamento. *(Continuação)*

Receptor	Expressão nos linfócitos	Ligantes	Interação com células/substrato	Função predominante no endereçamento
Alfa$_1$ Beta$_2$ (LFA-1)	Expressão ampla nas células T e B	ICAM-1 ICAM-2 ICAM-3	Endotélio Vênulas endoteliais altas Células dendríticas CDF Epitélio ativado	Função ampla no endereçamento dos linfócitos
Alfa$_4$ Beta$_1$ (LFA-4)	Expressão ampla nas células T e B	VCAM-1 Fibronectina (CS-1)	Endotélio ativado Células dendríticas CDF	Endereçamento a áreas de inflamação
Alfa$_4$ Beta$_7$	Células T e B nativos (baixo) Células T subtipo memória (alto) Células B subtipo periféricas (baixo)	MadCAM-1 (VCAM-1) (Fibronectina)	Endotélio da mucosa intestinal Placa de Peyer e veias endoteliais altas dos linfonodos mesentéricos	Endereçamento intestinal
AlfaE Beta$_7$	Células T intraepiteliais	E-Caderina	Epitélio	Epiteliotropismo
CD44 (isoformas múltiplas)	Ampla expressão nas células B e T Variantes ativadas de células T e B	Hialuronato Colágeno IV Fibronectina Serglicina Osteoportina Fatores de crescimento (FGF-2, HGF, MIP-1Beta)	Matriz extracelular Endotélio	Endereçamento a locais de inflamação Modulação do crescimento celular e motilidade

Os heterodímeros Alfa-Beta pertencem à família das integrinas.

CLA = antígeno linfocitário cutâneo; CDF = células dendríticas foliculares; FGF = fator de crescimento de fibroblastos; GlyCAM = molécula de adesão celular dependente de glicosilação; HGF = fator de crescimento de hepatócitos; ICAM = molécula de adesão intercelular; LFA = função associada a linfócito; MadCAM = adressina mucosa molécula de adesão celular; MIP = proteína inflamatória de macrófago; PNAd = adressina de linfonodo periférico; VCAM = molécula de adesão celular vascular; VLA = antígenos muito tardios.

Fonte: adaptado de Drillemburg P & Pals ST. Blood 2000;1900-10.

Como as células endoteliais são fonte e alvo de citocinas, elas influenciam a resposta inflamatória cutânea. As funções específicas das células endoteliais podem ser diretamente correlacionadas às características clínicas e histopatológicas da inflamação. A inflamação da pele é caracterizada pelo eritema, calor e edema. O eritema é atribuído ao aumento do fluxo sanguíneo, que ocorre em razão da necessidade de os leucócitos alcançarem a área de dano ou infecção. O óxido nítrico gerado localmente pela sintetase de óxido nítrico derivada do endotélio, a qual é expressa constitucionalmente ou pela forma induzida (iNOS), atua sobre a musculatura lisa dos vasos de resistência aumentando o fluxo sanguíneo local.[6]

Além do aumento do fluxo sanguíneo, os locais de inflamação são caracterizados pelo aumento da permeabilidade vascular, o que resulta em edema e facilita a transmigração dos leucócitos aos tecidos.[6] Estas alterações na permeabilidade capilar podem ser uma consequência imediata da liberação de determinados mediadores, tais como histamina, cininas, ou complemento ativado, ou decorrente de uma resposta mais tardia após a exposição a mediadores como o fator de permeabilidade vascular/fator de crescimento de células endoteliais vasculares (VEGF/VPF), o qual é produzido pelos queratinócitos e uma variedade de outras células, inclusive os mastócitos. Sua produção se eleva durante estados de hipóxia e hipoglicemia, determinando aumento da permeabilidade vascular.[6]

A estimulação do endotélio por citocinas também altera o balanço entre as propriedades anticoagulantes da superfície endotelial em condições fisiológicas e as propriedades pró-coagulantes. Em condições normais, a superfície endotelial auxilia inibindo a ativação da cascata da coagulação.[6] No entanto, a exposição a determinadas citocinas, tais como o fator de necrose tumoral (TNF) ou lipopolissacarídeos bacterianos torna a superfície endotelial pró-trombótica.[6] O TNF também induz a diminuição na expressão da trombomodulina na superfície endotelial; a trombomodulina, em conjunção com as proteínas C e S, atua como mediadora anticoagulante, inativando o Fator V da coagulação.[6]

As células endoteliais podem responder a liberação do fator de Von Willebrand dos corpos de Weibel-Palade.[6] Isso modula a adesão plaquetária aos locais de dano vascular. O fator tecidual atua como um cofator com o Fator VIIa, iniciando a cascata de coagulação que finalmente ativa a protrombina, a qual converte fibrinogênio em fibrina e forma o coágulo.

As células endoteliais expressam duas selectinas, a P-selectina e a E-selectina, enquanto os leucócitos expressam E-selectina, o que os auxilia no processo de diapedese ou transmigração leucocitária (Figuras 1.6 e 1.7). A P-selectina é estocada em grânulos nos corpos de Weibel-Palade e é expressa transitoriamente após estimulação das células endoteliais por ativadores como a histamina.[6] A E-selectina, por sua vez, é expressa após ativação transcripcional do gene da E-selectina por citocinas como a interleucina1 (IL-1) ou TNF.[6] Embora a expressão seja *in vitro*, passageira, a expressão *in vivo* parece persistir em estados inflamatórios crônicos.[6]

Se considerarmos a superfície endotelial total do organismo, chegaremos a um número composto entre 1-6 e 10^{13} de células endoteliais, constituindo uma superfície com área entre 4.000 e 7.000 m², conferindo a esta extensa rede especializada de células funções como: suprimento sanguíneo, suporte nutricional, vigilância imune, regulação térmica, cicatrização, hemostasia metabólica, tráfico de células imunes, bem como processos patológicos como a inflamação.[6,12]

A inflamação pode ser interpretada como uma resposta vascular, em que as células endoteliais tornam-se ativadas, apresentando maior permeabilidade, aumento na adesão leucocitária, atividade procoagulante e formação de novos vasos.[12] Assim, para uma resposta imune resultar em inflamação, depende estritamente da ocorrência de uma facilitação desses

Anatomia e Função da Rede Vascular Cutânea

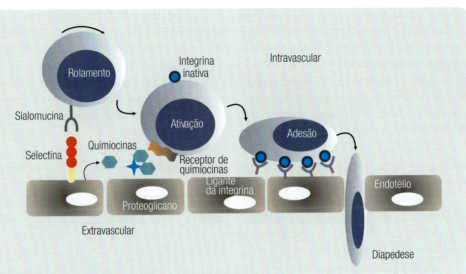

Figura 1.6 Interação dos linfócitos com o endotélio.

Nas vênulas pós-capilares a interação selectina-sialomucina intermedia o "rolamento" dos linfócitos no endotélio. As quimiocinas são apresentadas pelo endotélio, por proteoglicanos, heparan sulfato, a fim de ligar-se com o receptor de quimiocinas do linfócito. Isso promove a ativação dos membros da família das integrinas na superfície dos linfócitos. A interação entre as integrinas e seus ligantes determina uma adesão estável, entre o endotélio e os linfócitos, e durante a diapedese.
Fonte: adaptada de Drillemburg P & Pals ST. Blood 2000;1900-10.

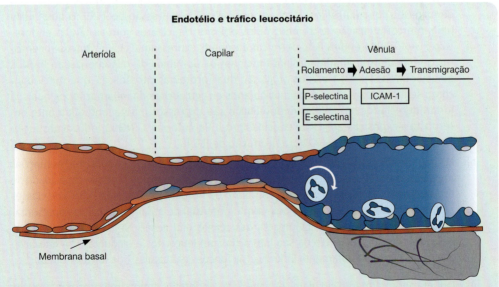

Figura 1.7 Endotélio e transmigração leucocitária nas vênulas.
Fonte: adaptada de Circ Res 2007;100: 158-73.

processos pela microvasculatura, a qual normalmente exerce uma função oposta, prevenindo o influxo indiscriminado de células imunes a um tecido.[12] Comparando-se com os grandes vasos sanguíneos, o leito microvascular constitui um conjunto de superfície endotelial total, que cobre uma área cerca de 50 vezes maior do que a área somada dos grandes vasos.[12]

Existem fundamentais diferenças qualitativas entre as células endoteliais da macro e da microvasculatura, sendo estas últimas capazes de gerar uma variedade ampla de mediadores, apresentar diferentes padrões de moléculas de adesão, ativar grupos singulares de genes, e formar novos capilares.[12]

Além de suas funções no tráfico leucocitário, distribuição e endereçamento das células imunes, evidências coletadas indicam que as células endoteliais da microvasculatura exercem uma função mais direta na imunidade, atuando como verdadeiros "imunócitos".[12]

As funções imunes das células endoteliais da microvasculatura são relacionadas também à sua população altamente heterogênea, que varia com os tecidos nos quais ela se insere dentro do organismo humano.[12] De forma geral na microvasculatura, as células endoteliais atuam tanto na imunidade inata como na adaptativa, nos processos de inflamação, coagulação e angiogênese.

Podemos sumarizar estas diferentes funções imunes das células endoteliais na microvasculatura, sob os seguintes aspectos:

a) **Imunidade inata:** expressão de receptores de padrão de reconhecimento (PRP), os quais reconhecem padrões moleculares associados a patógenos (PAMP). Entre estes PRP, as células endoteliais expressam receptores *Toll-like* (*Toll-like receptors* – TLR), capazes de desencadear sinais intracelulares que conduzem a expressão de genes pró-inflamatórios, quimiotaxia leucocitária, fagocitose, citotoxicidade e ativação de respostas imunes adaptativas.[12] O leito microvascular da derme tem células endoteliais que expressam TLR2 e TLR4, sob estímulo de lipopolissacarídeos (LPS), fator de necrose tumoral alfa (TNF-alfa) e interferon gama (IFN-gama).[12] Diante da exposição de oxidases dos neutrófilos, também ocorre maior expressão do TLR2, o que indica uma intercomunicação entre neutrófilos polimorfonucleares com as células endoteliais.[12] As células endoteliais dérmicas também expressam TLR5.[12] Outros receptores que mediam a imunidade inata incluem os domínios de oligomerização ligados a nucleotídeos (NOD) 1 e 2, os quais são duas proteínas citossólicas, que funcionam como sensores para peptídeos microbianos e reguladores da inflamação, os quais já foram detectados nas células endoteliais e são expressos mais acentuadamente em resposta à exposição aos LPS e citocinas pró-inflamatórias. O NOD1 induz a produção de interleucina (IL) 8 e o NOD2, a produção de IL6.[12]

b) **Imunidade adaptativa (adquirida):** as células endoteliais não podem substituir as funções reguladoras e efetoras das células T e células B, mas em decorrência de sua capacidade de expressar as moléculas do principal complexo de histocompatibilidade (MHC) de classes I e II e processar antígenos, elas possuem o potencial de atuar como células apresentadoras de antígenos (APC).[12] O impacto das células endoteliais na imunidade adquirida pode ser exercido por meio da sua interação com leucócitos e plaquetas.[12] A interação leucócito-endotélio claramente influencia as funções das células T de forma indireta.[12]

As plaquetas normalmente circulam sem aderir ao endotélio, porém isso ocorre quando as células endoteliais se tornam ativadas.[12] Os pares moleculares que permitem esta adesão das plaquetas ao endotélio incluem respectivamente: ligante 1 da glicoproteína P-selectina/P-selectina, GPIIb/fator de von Willebrand, GPIbalfa/P-selectina e GPIIb/IIIa/fibrinogênio/ICAM-1.[12]

Além das moléculas que alteram a função endotelial, as plaquetas produzem moléculas que impactam diretamente na imunidade adquirida, tais como o CD40L ligado à membrana e livre, o qual se conecta ao CD40 na superfície de células endoteliais, determinando maior expressão de moléculas de adesão, secreção de quimiocinas e recrutamento leucocitário. Este efeito mimetiza a ação de células T e liberam CD40L. Desta forma, as plaquetas modulam a resposta imune por estabelecer uma ligação entre a imunidade inata e adaptativa. Finalmente, a união do CD40 endotelial ao CD40L das plaquetas promove não somente ativação imune e inflamação, mas também indução da expressão do fator tecidual e da coagulação sanguínea.[12]

Plexo subdérmico

Este plexo tem como função fundamental a distribuição do sangue a outras regiões da pele. O plexo subdérmico localiza-se na junção da derme com o tecido celular subcutâneo. Arteríolas que surgem deste plexo suprem as unidades pilossebáceas e glândulas sudoríparas. As veias subdérmicas do plexo subdérmico são chamadas de "veias coletoras".[1] Essas veias têm válvulas bicúspides orientadas no sentido de evitar o refluxo do sangue aos vasos da derme. As veias coletoras drenam para os vasos subcutâneos tais como os grandes vasos, tributárias venosas ou mesmo veias tronco superficiais.

As veias coletoras podem drenar diretamente nas veias profundas por meio das veias perfurantes[1]. O plexo subdérmico tem nas pequenas artérias que ascendem do plexo subcutâneo seu suprimento arterial. Essas pequenas artérias podem ser visualizadas via ultrassom no tecido subcutâneo com paredes ecogênicas espessas.[1]

Rede vascular subcutânea

O tecido subcutâneo contém três plexos vasculares: superficial, médio e profundo. A rede vascular cutânea recebe ramos de todos estes três plexos. A rede venosa subcutânea forma um reservatório de alta capacitância para o fluxo sanguíneo. A lentidão do fluxo sanguíneo nessa rede vascular subcutânea determina a cor purpúrea ou arroxeada observada na congestão venosa.[1]

Rede vascular fascial

O plexo subcutâneo tem seu suprimento arterial derivado do plexo vascular fascial.[1] Por sua vez, o plexo fascial obtém seu suprimento sanguíneo tanto das artérias intermusculares quanto das intramusculares.[1]

Artérias intermusculares (artérias direcionadas diretamente à pele)

Estas artérias correm dentro do septo da fáscia muscular e entre os músculos. Exemplos destas artérias incluem os vasos septocutâneos e fasciocutâneos.[1] Esses vasos suprem de sangue apenas a pele e não os músculos.[1] Eles correm paralelos à pele na maior parte do seu curso e suprem grandes áreas de pele. Injeções intra-arteriais nestas artérias causarão extensas áreas de necrose cutânea, como ocorre quando acidentalmente se injetam substâncias esclerosantes dentro destas artérias.

Artérias intramusculares (artérias musculocutâneas)

Elas surgem de grandes ramos da aorta e, como o nome sugere, atravessam os músculos estriados antes de alcançar a pele.[1] Essas artérias suprem tanto os músculos como a pele.

As artérias musculocutâneas correm em direção perpendicular à pele em grande parte do seu curso, suprindo apenas uma pequena área cutânea.[1] Vasoespasmos destas artérias pode induzir situações vasoespásticas, tais como as máculas de Bier ou livedo reticular vasoespástico.[1] Reflexos vasoespásticos veno-arteriolares destas artérias intramusculares secundários à escleroterapia ou injeções intra-arteriais com agentes esclerosantes causarão necrose de pequenas áreas da pele.[1]

Linfáticos cutâneos

Os canais linfáticos cutâneos exercem uma função importante no sistema imune. As células de Langerhans utilizam a rede cutânea de linfáticos para alcançar os linfonodos, a fim de apresentar o antígeno processado às células T.[1] Além da sua função de transporte para o sistema imune, os canais linfáticos são importantes na regulação da pressão do fluido intersticial pela reabsorção do fluido procedente dos capilares e em propiciar o clareamento dos tecidos, de células, proteínas, bactérias e substâncias degradadas.[1] Fluidos e seus componentes entram no sistema linfático de junções abertas, mas permanecem no sistema linfático por causa de outras fechadas. Variação na pressão externa é necessária para a captação do fluido e seu transporte.[1]

Capilares linfáticos

Os capilares linfáticos (também denominados linfáticos terminais ou iniciais) constituem a primeira porta de entrada no sistema linfático.[1] Estes são vasos de terminação cega localizados na derme papilar, mas não se estendem a áreas tão próximas da epiderme como fazem as alças capilares.

Vasos linfáticos pré-coletores

Os vasos linfáticos pré-coletores correm em direção perpendicular à superfície da pele e drenam no plexo linfático dérmico, o qual por sua vez drena para o plexo linfático subdérmico. Alguns destes linfáticos pré-coletores atuam como linfáticos perfurantes e drenam no sistema linfático profundo (perfurantes pré-coletores), além disso, contêm válvulas.[1]

Linfáticos coletores

Os linfáticos coletores são os vasos do plexo linfático subdérmico. Eles correm na camada de gordura superficial paralela à pele. Os linfáticos coletores recebem a linfa dos pré-coletores e a transferem aos linfonodos e troncos linfáticos.[1] Os linfáticos coletores têm válvulas bicúspides e o segmento entre válvulas é denominado *lymphangion*. Os *lymphangion* têm uma contração autonômica de 10 a 12 contrações por minuto, durante o repouso.[1] Esta taxa de contração aumenta em resposta à formação aumentada de linfa, compressões externas, temperatura, contração muscular e outros estímulos.[1]

FUNÇÕES HEMOSTÁTICAS DA VASCULATURA

O sistema vascular sob circunstâncias normais realiza quatro funções homeostáticas principais:

1. mantém o sangue fluido;
2. regula a perfusão em diferentes órgãos;

3. previne a ativação inadequada dos leucócitos; e
4. regula de forma seletiva as trocas de macromoléculas entre o sangue e os tecidos.[8]

As células endoteliais previnem a coagulação intravascular por vários mecanismos:

a) Sequestram no folheto interno da sua membrana celular a fosfatidilserina (FS), privando os fatores de coagulação de uma superfície necessária para sua conformação estrutural em complexos funcionais.[8]

b) Células endoteliais em repouso expressam proteínas que inibem a coagulação, notadamente o inibidor da via do fator tecidual (*Tissue Factor Pathway Inhibitor* – TFPI) e a trombomodulina (TM).[8] O TFPI evita que o fator tecidual seja capturado e acelere a atividade catalítica do fator VIIa da coagulação, o qual é o iniciador da via intrínseca da coagulação. A TM captura a trombina ativa e altera sua especificidade de substrato de uma protease pró-coagulante, cuja finalidade é converter o fibrinogênio em fibrina e ainda ativa a proteína C (PC) do sistema de anticoagulação. A PC ativada, quando ligada a seu receptor na célula endotelial e em combinação com a proteína S (PS), cliva e inativa vários outros fatores da coagulação, entre os quais o Fator V (FV).

c) Expressam sulfato de heparina glicosaminoglicanos (GAGs) que capturam e ativam a antitrombina III, criando um substrato para a captura da trombina ativada, com efeito anticoagulante.[8]

d) Em sua forma de repouso, as células endoteliais sintetizam os ativadores do plasminogênio (ambos os tipos: tecidual e uroquinase), bem como o receptor para o ativador do plasminogênio tipo uroquinase, o que converte o plasminogênio circulante em plasmina e cliva a fibrina dissolvendo trombos incipientes.

e) Previne a ativação de plaquetas por inibir a trombina, atuando em prevenir o contato com a membrana basal ou colágeno intersticial, e degradando o 5'trifosfato de adenosina (ATP) extracelular.[8] As células endoteliais em repouso sintetizam o fator de von Willebrand (FvW), uma molécula importante para a adesão plaquetária, na presença de elevadas forças de estresse vascular, porém o sequestram internamente em seu citoplasma dentro de grânulos de estocagem, já referidos, os corpos de Weibel-Palade (*Weibel-Palade bodies* – WPB), o que o torna inacessível às plaquetas.[8]

f) Sintetizam e liberam em pequenas quantidades a prostaglandina I2 (PGI2) e óxido nítrico (*nitric oxide* – NO) suficientes para inibir a ativação plaquetária, respectivamente elevando o AMPc e GMPc intracelulares.[8]

Assim, as células endoteliais em condições fisiológicas propiciam um ambiente intravascular anticoagulante e fibrinolítico, evitando a interrupção do fluxo aos diversos órgãos. Os aspectos relativos à homeostasia da coagulação e fibrinólise foram por nós revisados em um capítulo de livro intitulado "Manifestações dermatológicas das trombofilias" em 2014.[13]

REGULAÇÃO DO SUPRIMENTO SANGUÍNEO

A abundância do suprimento sanguíneo é mais que suficiente para satisfazer as necessidades metabólicas da pele.[1] A vasculatura da pele está envolvida na termorregulação, pressão sanguínea, reparação tecidual e numerosas atividades imunológicas.[1] As camadas vasculares cutâneas têm importante função na dissipação do calor. A profundidade de cada plexo vascular da superfície epidérmica é determinada pela equivalência da condução, convecção e radiação da superfície corpórea. Igualmente importante é a rede superficial de veias reticulares que se localizam a uns poucos milímetros abaixo da superfície da pele. A taxa do fluxo sanguíneo neste plexo pode ser alterada até cem vezes.[1]

Sob condições normotérmicas, o fluxo sanguíneo cutâneo é relativamente baixo, em torno de 5% do débito cardíaco.[1] Desta forma, estima-se que o fluxo sanguíneo cutâneo em repouso em condições térmicas neutras seja de 250 mL/min, o que resulta em uma dissipação de calor da ordem de 80 a 90 kcal/h, cerca da mesma quantidade de calor produzido pela taxa metabólica em repouso.[14-15] Sob estresse térmico, a grande área de superfície cutânea propicia um meio ideal para a dispersão do calor.[1] As artérias supridoras se dilatam e o fluxo sanguíneo cutâneo pode alcançar 8 L/min e cerca de 60% do débito cardíaco.[1] Ao contrário, em situações de frio, as artérias supridoras da pele se contraem, sendo que o fluxo sanguíneo cutâneo pode ser reduzido para cerca de 20 a 50 mL/min na pele de todo o corpo.[1]

As principais funções das arteríolas consistem em controlar a pressão, o fluxo e a entrega de nutrientes ao leito capilar.[8] Ramos arborizantes das arteríolas propiciam um filtro físico ou uma resistência para normalizar os gradientes de pressão gerados durante o ciclo cardíaco.[8] Quando a pressão aumenta nas arteríolas proximais durante a sístole miocárdica, as arteríolas distais irão apresentar vasoconstrição para limitar a alta pressão no sistema e o fluxo na microcirculação, por meio de um mecanismo denominado "vasoconstrição miogênica".[8] Este mecanismo é particularmente relevante para manter o fluxo em órgãos vitais, tais como o cérebro, os rins e coração e serve como um mecanismo para reduzir a pressão, nos órgãos com leito capilar mais frágil.[8]

O controle neural da vasculatura cutânea é complexo. A regulação neural do fluxo sanguíneo cutâneo é feita pelo sistema nervoso central (SNC) e não pela demanda metabólica local.[1] Isto ocorre em oposição ao controle do fluxo sanguíneo muscular que é determinado pela demanda metabólica local.[1] Nervos simpáticos noradrenérgicos causam vasoconstrição, enquanto nervos simpáticos colinérgicos determinam vasodilatação ativa por meio da acetilcolina e do peptídeo intestinal vasoativo (VIP) que são usados como neurotransmissores.[1] Os nervos sudomotores colinérgicos aumentam a sudorese durante o estresse térmico quente.[1]

As células endoteliais nas artérias e arteríolas podem monitorizar alterações no fluxo sanguíneo e liberar localmente autacoides, tais como óxido nítrico, metabólitos lipídicos e outros mediadores, que aumentam ou diminuem o diâmetro vascular.[8]

Durante respostas inflamatórias agudas, mediadores derivados de mastócitos e leucócitos, tais como a histamina, bradicinina, PGI2 e outros mediadores pró-inflamatórios podem causar dilatação arteriolar e, assim, aumentar o fluxo sanguíneo causando o rubor.[8] O aumento no fluxo e na pressão elevará a pressão hidrostática intravascular, propiciando um gradiente para o extravasamento de fluidos e proteínas através das vênulas pós-capilares nos tecidos.[8] Em concordância com esta fisiopatogenia inflamatória, em nossa tese de doutoramento por meio de métodos de microscopia com imuno-histoquímica e imunoeletrônica, observamos a presença de imunomarcação para triptase nas células endoteliais de urticas de doentes com urticária aguda induzida por medicamentos, o que até então não havia sido descrito do ponto de vista ultraestrutural na urticária aguda.[11]

ANASTOMOSES ARTERIOVENOSAS (AAV)

As AAV são canais de comunicação entre as arteríolas terminais e as vênulas sem a interferência da passagem pelos capilares. As AAV têm paredes musculares espessas, intensa inervação simpática noradrenérgica e se localizam profundamente em relação às alças capilares.[1]

São abundantes nas áreas acrais como os pés, mãos, lábios, nariz e orelhas.[1] Algumas AAV acrais são intensamente envolvidas por células glômicas, as quais são geralmente inervadas por uma quantidade substancial de fibras nervosas colinérgicas.[1]

Sob temperatura corporal normal, o tono simpático mantém esses *shunts* quase totalmente fechados.[1] Sob estresse térmico, o estímulo simpático dirigido a partir do hipotálamo causa máxima dilatação nas artérias supridoras. Assim, o sangue aquecido pode desviar das arteríolas terminais de alta resistência e alças capilares da derme papilar e entrar diretamente no plexo venoso superficial (subepidérmico) via AAV.[1] Uma vez que alcança o plexo venoso subepidérmico, a área de superfície corporal para a dispersão de calor rapidamente aumenta e uma dissipação mais eficiente do calor é alcançada.[1]

Em oposição, sob estresse de frio, o estímulo simpático derivado do hipotálamo causará vasoconstrição das artérias supridoras, AAV e alças capilares.[1] Dado o maior número de AAV nas áreas acrais, menos sangue alcança o nariz, orelhas, lábios, mãos e pés.[1] As arteríolas dérmicas em outras partes do corpo também se contraem e limitam a área de fluxo sanguíneo no plexo venoso subepidérmico, de modo que o fluxo sanguíneo cutâneo pode ser virtualmente abolido em condições extremas.[1] A estimulação excessiva do sistema nervoso simpático por meio do hipotálamo ou das glândulas adrenais em resposta ao frio pode reduzir significativamente o fluxo sanguíneo cutâneo, como ocorre na doença de Raynaud.[1] O frio também pode induzir a precipitação de crioglobulinas e proteínas similares, o que pode gerar livedo racemosa ou púrpura retiforme levando à necrose cutânea.

A hipertensão venosa avançada pode também causar abertura permanente das anastomoses arteriovenosas por causa do aumento da pressão venosa.[1] Sob estas condições, as alças capilares parecem se alongar e se tornam mais tortuosas com aspecto de um glomérulo. As AAV abertas redirecionam o fluxo arterial dos capilares e assim estes capilares contribuem com menor aporte nutricional.[14] Desta forma, a abertura das AAV pode exercer um papel relevante no desenvolvimento de ulcerações pós-escleroterapia.[14,15]

Como conclusão desta introdução sobre a anatomia e função dos vasos sanguíneos e linfáticos cutâneos, podemos ressaltar alguns aspectos:

a) As células endoteliais atuam orquestrando mecanismos responsáveis pela forma, como as células imunes irão desempenhar sua função dentro dos limites da homeostasia ou se permitirão que ocorra um desequilíbrio em direção à autoimunidade e inflamação.[12]

b) Assim, frente a essa capacidade de influenciar as respostas do organismo, tanto para o lado da homeostasia, como para o da inflamação ou autoimunidade, torna-se lógico que as células endoteliais sejam potenciais alvos terapêuticos, quando se objetiva estabelecer a imunidade normal e dissipar a inflamação, por meio de bloquear a adesão leucocitária e a ativação da trombose e da neoangiogênese.[12]

Em decorrência da grande rede vascular cutânea, a pele é um órgão frequentemente acometido por uma ampla gama de processos disfuncionais ou patológicos vasculares primários ou secundários, que atingem diferentes funções das células endoteliais e seus vasos, como distúrbios inflamatórios e/ou imunológicos (vasculites), da coagulação/fibrinólise ou metabólicos (vasculopatias), estruturais (malformações) e neoplásicos.

Nossa atuação assistencial e de pesquisa, em relação aos doentes com afecções dos vasos da pele, tem focado particularmente nas vasculopatias, vasculites e alterações da coagulação ou fibrinólise que acometem o tegumento, como discutiremos nos capítulos seguintes.

REFERÊNCIAS BIBLIOGRÁFICAS

1. Parsi K. Dermatological manifestations of venous diseases. Part II: reticulate eruptions. Austr NZJ Phleb. 2008;11(1):11-46.
2. Larrabe WF, Makielski KH, Henderson JL. Surgical anatomy of the face. Philadelphia: Lippincott Williams & Wilkins 2003:98.
3. Braverman IM. The cutaneous circulation. J Invest Dermatol Symp Proc. 2000;5:3-9.
4. Braverman IM, Yen A. Ultrastructure of the human dermal microcirculation II. The capillary loops of the dermal papillae. J Invest Dermatol. 1977;68(1):44-52.
5. Wolf K, Goldsmith LA, Katz S, Gilcherst B, Paller A, Leffel D. Thermoregulation. Fitzpatrick's Dermatology in General Medicine. 7.ed. New York: McGraw-Hill Medical Publishing Medicine, 2007. p.836.
6. Singh S, Swerlick RA. Structure and Function of the Cutaneous Vasculature. In: Freinkel RK, Woodley DT. The Biology of the Skin. 1.ed. New York: The Pathernon Publishing Group, 2000. p.177-89.
7. Taylor GI, Minabe T. The angiosome of the mammals and other vertebrates. Plast Reconstr Surg. 1992;89:181-215.
8. Pober JS, Sessa WC. Inflammation and the blood microvascular system. Cold Spring Harb Perspect Biol. 2015;7:a016345.
9. Aird WC. Phenotypic heterogeneity of the endothelium: I. Structure, function, and mechanisms. Circ Res. 2007;100:158-73.
10. Aird WC. Phenotypic heterogeneity of the endothelium: II. Representative vascular beds. Cir Res. 2007;100:174-90.
11. Criado PR, Criado RF, Takakura CF, Pagliari C, de Carvalho JF, Sotto MN, et al. Ultrastructure of vascular permeability in urticaria. Isr Med Assoc J. 2013;15(4):173-7.
12. Braverman IM. Ultrastructure and organization of the cutaneous microvasculature in normal and pathologic states. J Invest Dermatol. 1989;93:2S-9S.
13. Criado PR, Valente NYS. Capítulo 96: Manifestações Dermatológicas das Trombofilias. In: Belda Jr W, Di Chiacchio N, Criado PR. Tratado de Dermatologia. 2.ed. Rio de Janeiro: Atheneu, 2014. p.1857-74.
14. Singh S, Swerlick RA. Structure and Function of the Cutaneous Vasculature. In: Freinkel RK, Woodley DT. The Biology of the Skin. 1.ed. New York: The Pathernon Publishing Group, 2000. p.177-89.
15. Murphy GF. Histology of the Skin. In: Elder DE, Elenitsas R, Johnson Jr BL, Murphy GF. Lever's histopathology of the skin. 9.ed. Philadelphia: Lippincoott Willians & Wilkins, 2005. p.37-58.

capítulo 2

Pseudovasculites (Vasculopatias)

INTRODUÇÃO

Os termos vasculopatia, pseudovasculite, síndromes vasculite-símile ou mimetizadores de vasculites são utilizados com intuito de classificar condições em que a vasculite verdadeira não se encontra presente, ou seja, entidades distintas das vasculites, as quais representam um grupo heterogêneo de doenças nas quais a inflamação e destruição da parede dos vasos sanguíneos constituem o evento primário.[16] O termo pseudovasculites tem sido empregado mais frequentemente na literatura e define um grupo de condições altamente variadas que, baseadas em uma combinação de achados clínicos, radiológicos, laboratoriais e histopatológicos, pode levar ao equívoco, por vezes, de que um verdadeiro processo de vasculite não é evidenciado.[1,2]

As pseudovasculites cutâneas podem ser representadas por doenças que produzem hemorragia (petéquias, púrpura ou equimoses) ou oclusão vascular parcial ou completa (as quais determinam livedo, cianose, ulcerações, necrose digital e/ou gangrena).[2] A superposição de mecanismos não é comum, porém, se presentes, um deles predomina.[2] Alguns sinais podem indicar a presença de uma pseudovasculite, entre eles, aterosclerose significativa, livedo racemosa, murmúrio cardíaco, ausência de marcadores de inflamação, biópsias cutâneas por vezes não conclusivas ou lesões vasculares isoladas em estudos de imagem.[1]

O diagnóstico tardio de uma pseudovasculite pode determinar a um manejo incorreto do doente e expô-lo a modalidades terapêuticas potencialmente deletérias, tais como o uso prolongado de corticosteroides sistêmicos e agentes citotóxicos.[12] O diagnóstico de uma doença do grupo das pseudovasculites necessita de um elevado índice de suspeita e deve sempre fazer parte do diagnóstico diferencial das vasculites.[2] A biópsia cutânea constituiu em um procedimento essencial, na distinção entre pseudovasculite e vasculite verdadeira, de forma que a ausência de evidência histopatológica de vasculite, particularmente após múltiplas biópsias, adequadamente executadas, deve conduzir a uma avaliação para o diagnóstico da presença de pseudovasculite, nesse contexto clínico.[2]

Revisando essas doenças denominadas pseudovasculites, nos tópicos apropriados iremos destacar algumas das nossas contribuições, ao longo dos anos e publicadas sob a forma de artigos ou capítulos de livros.

CLASSIFICAÇÃO DAS VASCULOPATIAS

Diferentes estímulos podem produzir respostas similares na parede dos vasos cutâneos, o que torna a diagnose da etiologia da injúria vascular dificultosa em se estabelecer.[2] Basicamente o dano vascular não inflamatório, que determina uma pseudovasculite, resulta em dois padrões de apresentação tissular: (i) hemorragia dérmica/hipodérmica decorrente da incompetência da parede do vaso sanguíneo ou então (ii) infarto cutâneo secundário à obstrução do lúmen vascular ou vaso-oclusão.[2] Assim, a distinção entre processos inflamatórios (vasculites) e não inflamatórios (pseudovasculites) desses vasos tem implicação prática em uma decisão terapêutica apropriada. O uso de anti-inflamatórios/imunossupressores nas vasculites é mandatório, porém o uso de anticoagulantes nesses quadros pode ser inútil e danoso. O mesmo ocorre com o uso de anti-inflamatórios nas síndromes vaso-oclusivas. O diagnóstico das síndromes vaso-oclusivas na pele é sugerido pelo achado de púrpura retiforme no exame dermatológico, porém não é sinal patognomônico.[1] A classificação das pseudovasculites é realizada de acordo com o mecanismo fisiopatológico, conforme o Quadro 2.1.[2]

Quadro 2.1 Pseudovasculites e seus mecanismos.

Mecanismos	Doenças ou manifestações clínicas
Hemorragia cutânea (incompetência vascular sanguínea, distúrbio da coagulação ou fibrinólise)	• Dermatites purpúricas pigmentadas (púrpura pigmentosa crônica) • Púrpura senil ou solar • Escorbuto • Púrpura trombocitopênica idiopática • Algumas erupções cutâneas induzidas por vírus (p. ex., síndrome purpúricas em luvas e meias), medicamentos (púrpura por corticosteroides) ou artrópodos (*Rickettsia*)
Infecções	• Endocardite infecciosa • Vasculite séptica (meningococcemia) • Fenômeno de Lúcio (edema e disfunção endotelial por causa da infecção celular pelo *Mycobacterium leprae*)
Embolia	• Mixoma atrial • Embolia por colesterol
Trombose	• Púrpura trombocitopênica idiopática • Síndrome antifosfolípide • Necrose cutânea pela varfarina • Necrose cutânea pela heparina • Vasculopatia livedoide • Púrpura fulminante • Coagulação intravascular disseminada • Gamopatias monoclonais (crioglobulinemia tipo I) • Anemia falciforme

(*Continua*)

Quadro 2.1   Pseudovasculites e seus mecanismos.   *(Continuação)*

Mecanismos	Doenças ou manifestações clínicas
Vasoespasmo (induzido por medicamento)	• Derivados do Ergot • Metisergida • Cocaína
Trauma vascular	• Síndrome hipotenar (Hammer)
Doença da parede vascular	• Calcifilaxia • Amiloidose • Arteriopatia por radiação • Hiperoxalúria primária

Muitas das condições ou doenças aqui relatadas foram objeto de descrição no nosso capítulo intitulado "Vasculopatias" no *Tratado de Dermatologia* editado por Walter Belda Junior, Nilton DiChiacchio e Paulo Ricardo Criado.[3]

DISTÚRBIOS DE OCLUSÃO POR TROMBOS

Necrose pela heparina

A necrose por heparina é rara e foi inicialmente descrita em 1970. Ela pode ocorrer após uso de heparina subcutânea ou intravenosa, além de locais distantes dos sítios de aplicação.

A trombocitopenia induzida pela heparina ocorre em 1% a 5% dos adultos expostos a heparina e 30% a 90% destes desenvolvem fenômenos trombóticos. Porém acredita-se que esta incidência seja menor, pois muitos casos de trombocitopenia pela heparina são diagnosticados somente após o evento trombótico.

A necrose é causada por um anticorpo que se liga à heparina e ao complexo heparina-fator 4 plaquetário, proteína expressa na superfície plaquetária. Esses anticorpos parecem ativar a plaqueta pela ligação do Fc com receptores Fc das plaquetas, levando a agregação e consumo plaquetários. Oclusão vascular envolvendo desde artérias até microvasos cutâneos pode ocorrer, levando a acidentes vasculares encefálicos, necrose de membros e necrose cutânea. Apesar de a heparina de alto peso molecular estar mais envolvida com necrose cutânea e trombocitopenia, ambas já foram relatadas com heparina de baixo peso molecular.[4,5]

A necrose ocorre, em média, 5 a 10 dias após o início da terapia com heparina, podendo ocorrer mais precocemente em pacientes previamente sensibilizados.[6] Existe também uma forma tardia, em que a necrose cutânea pode ocorrer até 3 semanas após a exposição.[7] Os anticorpos antiplaquetários podem não reaparecer com o uso subsequente após 100 dias. A necrose cutânea pode ocorrer sem evidência de trombocitopenia.

As lesões cutâneas são geralmente dolorosas, bem demarcadas, não inflamatórias e purpúricas e com morfologia retiforme. O consumo plaquetário faz parte desta síndrome, sem necessariamente haver trombocitopenia absoluta (< 150.000 plaquetas/mm^3).

A necrose por heparina leva a oclusão não inflamatória dos vasos, incluindo microvasos, veias ou artérias. Os *plugs* plaquetários são também denominados coágulos brancos, porém mesmo patologistas experientes podem ter dificuldade para diferenciar coágulo branco do coágulo vermelho ou trombo de fibrina.

O diagnóstico de necrose cutânea por heparina deve ser sempre lembrando em pacientes que desenvolvem necrose cutânea com história recente de uso de heparina, com ou sem plaquetopenia. Porém uma diminuição da contagem plaquetária é comum durante a terapia com heparina, não estando relacionado ao desenvolvimento desta síndrome. Outras síndromes oclusivas cutâneas associadas à trombocitopenia são: síndrome do anticorpo antifosfolípide, *purpura fulminans* secundária à sepse, púrpura trombocitopênica trombótica (apesar da necrose cutânea ser rara nesta última). A dosagem do anticorpo anti-heparina-fator 4 plaquetário pode ser feita, mas a decisão terapêutica muitas vezes é tomada antes do resultado.

O tratamento se baseia na suspensão da heparina e discussão com especialistas em coagulação, pois a seleção de uma estratégia de anticoagulação pode ser difícil. A utilização de novos anticoagulantes pode ser útil como argatrobam, danaparinoides, lepirudine. Os cumarínicos são contraindicados, pois a depleção inicial da proteína C poderá agravar a necrose.

Hemoglobinúria paroxística noturna (HPN)

A HPN, antigamente considerada uma anemia hemolítica, atualmente é definida como um raro distúrbio das células tronco-hematopoiéticas. Ela se deve à mutação do gene fosfatidil inositol glicano classe A (PIG A), que codifica o fosfatidil inositol glicose (GPI), uma proteína de ancoragem que protege as células sanguíneas da injúria mediada pelo complemento. A perda desse mecanismo de proteção leva à lise das hemácias e à ativação das plaquetas.

A HPN se caracteriza por anemia hemolítica intravascular, pancitopenia e fenômenos trombóticos. Tromboses venosas acometem mais de 40% dos pacientes,[8] sendo a mais comum a síndrome de Budd-Chiari (trombose de veias hepáticas). As manifestações cutâneas incluem bolhas hemorrágicas, petéquias, úlceras cutâneas e púrpura retiforme. O diagnóstico é feito por citometria de fluxo, o qual é um método quantitativo, mais específico e mais sensível.

O histopatológico revela microvasos ocluídos por trombo plaquetário. O diagnóstico diferencial e amplo, mais a presença de pancitopenia e hemólise, deve sugerir esse diagnóstico.

O tratamento é feito com corticosteroides e anticogulantes.[9] O papel da terapia antiplaquetária ainda não está definido, porém há relatos de caso com uso de terapia trombolítica. Recentemente um inibidor da cascata final do complemento (eculizumab) foi aprovado para uso em HPN dependente de transfusão.

Púrpura trombocitopênica trombótica (PTT)

A PTT foi inicialmente descrita em 1925, e se caracteriza por: febre, insuficiência renal, anemia hemolítica microangiopática com fragmentação de hemácias (esquizócitos), trombocitopenia e acometimento do sistema nervoso central. As mulheres são acometidas em 60% a 70% dos casos.[10]

A PTT pode ser primária ou idiopática e secundária. Os fatores precipitantes da PTT secundária são: colite hemorrágica infecciosa e outras infecções, gravidez, drogas (citarabina, mitomicina, tacrolimus, ticlopidina, ciclosporina), carcinoma metastático, doenças autoimunes do tecido conectivo e síndrome antifosfolípide.

Na PTT primária, ocorre a formação de anticorpos contra a ADAMTS 13, uma metaloprotease, responsável pela clivagem do fator de von Willebrand (vWF). Como resultado, há a formação de grandes multímeros de vWF no plasma, levando à agregação plaquetária e a microtrombos. Na forma hereditária, há uma mutação da ADAMTS 13, e na secundária, a fisiopatologia não é bem entendida, mas acredita-se que haja uma disfunção da ADAMTS 13.

Clinicamente há formação de púrpuras na pele e mucosas, por causa da plaquetopenia e raramente por oclusão dos vasos cutâneos.

Oclusão microvascular visceral é comum, vasos cutâneos são raramente acometidos. O tratamento é com plasmaférese com plasma fresco congelado. A retirada de drogas implicadas como indutoras da PTT é primordial.

Distúrbios de oclusão por crioglobulinemias

Crioglobulinas são imunoglobulinas que reversivelmente precipitam quando expostas ao frio. Estão presentes no plasma podendo levar a síndromes oclusivas na pele exposta ao frio.

As crioglobulinas podem causar doença por dois mecanismos: oclusão vascular ou vasculite mediada por imunocomplexos. A oclusão com mínima inflamação e necrose (púrpura retiforme) ocorre quando as crioglobulinas precipitam expostas ao frio (Figura 2.1). Doença por imunocomplexo leva à púrpura palpável.[11]

As crioglobulinemias são classificadas em tipo I, II e III. A crioglobulinemia tipo I é composta de imunoglobulina monoclonal (IgM ou IgG) sendo usualmente associada a doenças de células plasmáticas (mieloma múltiplo) ou linfoproliferativas. A tipo II (mista) consiste de anticorpo monoclonal (geralmente IgM, menos frequentemente IgG e raramente IgA) contra IgG policlonal, demonstrando atividade de fator reumatoide. A maioria destes pacientes apresenta sorologia para hepatite C positiva. A crioglobulinemia tipo III contém imunoglobulinas policlonais com atividade de fator reumatoide.

As lesões recentes mostram na histologia oclusão de vasos com material hialino ou hemácias.

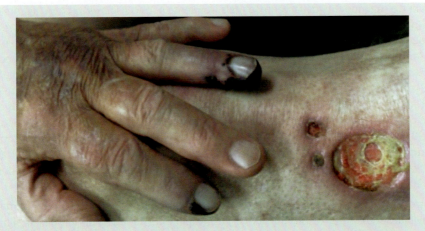

Figura 2.1 Paciente com crioglobulinemia por gamopatia monoclonal e oclusão vascular. Observar necrose de pontas digitais e ulcerações na perna.

O diagnóstico deve ser suspeitado em quadros súbitos de doença, predominantemente acral após exposição ao frio. A embolia por colesterol e a síndrome do anticorpo antifosfolípide podem apresentar quadro clínico semelhante, porém sem relação com o frio e poupando nariz e orelha. Eritema pérnio também deve ser diferenciado, porém a evolução é lenta e geralmente sem necrose.

O tratamento consiste em proteger as extremidades e evitar exposição ao frio, além do tratamento da doença de base.

Distúrbios por oclusão por microrganismos ou parasitas

Esta síndrome ocorre quando há invasão vascular por microrganismo, geralmente na vigência de imunossupressão grave. O estrongiloide é um dos parasitas que apresenta maior tropismo vascular em imunodeprimidos.[12]

O *ectima gangrenoso* é uma síndrome oclusiva por proliferação bacteriana na adventícia de vasos subcutâneos. A principal bactéria envolvida é a *Pseudomonas aeruginosa*, mas lesões tipo ectima gangrenoso são descritas com outras bactérias e também com fungos.[12] O ectima começa como uma mácula eritematosa, pouco dolorosa, que se torna tipicamente purpúrica, podendo apresentar bolhas, pústulas e padrão de púrpura retiforme. Na histologia, observa-se extensa infiltração bacilar perivascular e da adventícia, tipicamente poupando o lúmen e a íntima. Essa proliferação leva a um estreitamento progressivo do lúmen vascular com diminuição do suprimento sanguíneo para os cones vasculares da pele. Esse processo culmina na formação de coágulos dentro desses vasos e necrose cutânea. O tratamento antibiótico deve ser instituído imediatamente, porém o prognóstico é reservado em casos de neutropenia ou imunodeficiências persistentes.

Os fungos também invadem vasos em casos de imunodeficiência grave levando à necrose cutânea pelo mesmo mecanismo descrito anteriormente. Os fungos mais comumente implicados nesses processos são o *Aspergillus, Mucor, Absidia* e *Rhizopus.* Os três últimos são do filo Zigomicota.[11] Em diabéticos, a mucormicose pode causar lesões necróticas na face, decorrentes de infecções dos seios paranasais. Os fungos invadem a corrente sanguínea e, em seguida, a parede dos vasos; a formação de trombos ocorre ao redor dos fungos e no endotélio lesado. O *Fusarium* é o segundo fungo filamentoso mais frequente após o *Aspergillus* como agente causador de infecção fúngica invasiva nos imunocomprometidos. Os fatores de risco mais importantes são a neutropenia, a leucemia aguda e a terapia citotóxica. As portas de entrada para o fungo são o trato respiratório, o trato gastrointestinal e a pele. As manifestações cutâneas ocorrem em 60% a 80% dos casos e frequentemente representam a única fonte de substrato diagnóstico. A doença por *Fusarium* pode acometer os vasos sanguíneos cutâneos tanto determinando disfunção endotelial por invasão direta da parede vascular (conforme observado por nós em um doente com leucemia linfocítica crônica no Hospital do Servidor Público Estadual de São Paulo em 1999, publicado em 2000[13]) quanto ocasionando verdadeira vasculite leucocitoclástica também documentada pelo nosso grupo no Hospital das Clínicas da FMUSP em 2007 e publicado em 2008,[14] conforme Figura 2.2. A associação de Anfotericina B com Voriconazol tem melhorado a sobrevida destes doentes, como ocorreu com o nosso doente em 2007.[14]

Estrongiloidíase disseminada pode ocorrer em pacientes com infecção pelo nematódeo *Strongyloides stercoralis.* Lesões purpúricas, especialmente na região periumbilical, são muito raras[27] e algumas vezes são referidas como púrpura do tipo "impressões digitais". Histologicamente se observa extravasamento de hemácias, larvas dentro dos vasos e entre as fibras de colágeno. A mortalidade da estrongiloidíase disseminada é bastante alta.

Pseudovasculites (Vasculopatias) 25

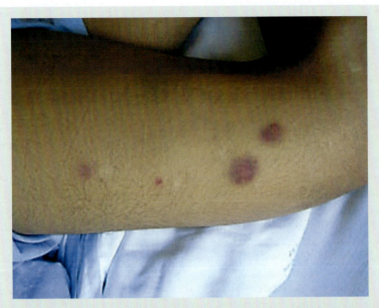

Figura 2.2 Lesões equimóticas e purpúricas em doente com Fusariose, relatado em Pincelli TPH, 2008.[14]

O fenômeno de Lucio é comum no México e América Central, mas raro em outras áreas. As lesões trombóticas são diferentes do eritema nodoso hansênico, pela ausência de febre, leucocitose e dor, menor resposta à talidomida, e restrição a pacientes com hanseníase virchowiana (multibacilar). As lesões agudas se apresentam como púrpura retiforme[15] e frequentemente evoluem para ulceração crônica. A histologia revela proliferação endotelial extensa e trombos nos vasos dérmicos e alguns vasos subcutâneos, com um discreto infiltrado inflamatório linfocítico. Existem alguns relatos de vasculite leucocitoclástica em lesões iniciais. A coloração de Ziehl-Neelsen revela múltiplos bacilos na parede dos vasos.[15,16]

Oclusão vascular por microrganismos deve ser uma hipótese em pacientes imunodeprimidos e com neutropenia grave. Lesões necróticas centro-faciais são típicas de invasão por fungos *Zigomicetos*. O fenômeno de Lucio é visto primariamente em portadores de hanseníase virchowiana do México e América Central.

O tratamento é baseado na recuperação imunológica, quando possível e na terapia antimicrobiana baseada na identificação do organismo invasor. Tiabendazol é o tratamento de escolha para estrongiloidíase disseminada, mas a duração pode ser prolongada pela dificuldade de erradicar a doença em imunodeprimidos.

OCLUSÃO VASCULAR POR ÊMBOLOS

Embolia por colesterol

A embolia por colesterol (EC) é também conhecida como síndrome dos dedos azuis e primariamente uma doença de homens de 50 anos ou mais[32]. Em estudos de autopsia, a EC foi encontrada em 15% a 20% dos óbitos em maiores de 60 anos, portadores de aterosclerose.[17]

Em virtude da baixa incidência da EC, estes dados sugerem que a EC seja uma doença sub diagnosticada.

A EC ocorre pela fragmentação de uma placa ateromatosa ulcerada em pacientes com doença aterosclerótica avançada, às vezes desconhecida. Apesar de a fragmentação espontânea da placa poder ocorrer, a EC geralmente sucede-se a um dos três seguintes eventos: *Cateterização arterial* que leva à ruptura da placa e EC dentro de horas a dias após o cateterismo. *Anticoagulação prolongada* que leva à lise do coágulo tornando a placa friável. A EC nestes casos geralmente ocorre 1 a 2 meses após o início da anticoagulação. O terceiro evento seria a *terapia trombolítica* para infarto do miocárdio ou acidentes vasculares encefálicos (AVE) que tipicamente ocorrem horas a dias após a terapia.

Clinicamente ocorre alteração do *status* mental, hipertensão arterial súbita, febre, perda de peso e mialgia. Ataque isquêmico transitório, AVE, insuficiência renal, úlceras gastrointestinais e pancreatite hemorrágica também podem ocorrer. A doença leva a grande morbidade e o envolvimento multissistêmico pode levar à morte dos pacientes. Os achados cutâneos acometem 35% dos pacientes,[18] e estes incluem: livedo reticular (49%), gangrena periférica (35%), cianose (28%), ulceração (17%), nódulos (10%) e púrpura (9%). Pelo fato de essa revisão ter sido realizada com pacientes com diagnóstico de EC pós-morte (41%), a incidência dos achados cutâneos pode estar subestimada. Esse fato é sugerido por outro estudo de oito pacientes com insuficiência renal aguda de causa desconhecida, cuja história clínica sugeria EC. Todos os oito tinham livedo reticular, cuja biópsia não revelava EC e, em dois casos, o livedo reticular somente era observado na posição ortostática e não na posição supina. Além disso, supostamente a púrpura retiforme é encontrada em uma frequência bem maior que 9% na EC,[18] já que a púrpura retiforme é uma acentuação purpúrica do livedo reticular, podendo ser relatada apenas como livedo reticular em alguns trabalhos. As extremidades inferiores são mais acometidas, porém quando a placa originária está no arco aórtico ela pode acometer as extremidades superiores.

Eosinofilia do sangue periférico é comum e acomete mais de 80% dos casos e pode estar relacionada ao componente C5 da cascata do complemento.[16] Outros achados laboratoriais são: leucocitose, aumento da velocidade de hemossedimentação (VHS), creatinina, ureia, amilase, eosinofilúria e diminuição do complemento sérico.[17,18]

A biópsia do livedo reticular deve ser cirúrgica com representação da gordura subcutânea e retirada da porção branca do livedo. Na presença de lesões purpúricas, estas devem ser preferencialmente biopsiadas, podendo ser feitas com *punch*.

A histologia revela oclusão dos pequenos vasos, geralmente arteríolas, na junção derme-subcutâneo, com fendas no lúmen vascular que correspondem à dissolução dos cristais de colesterol por causa da diafanização do material por xilol, o qual é um solvente de gordura. Na fase inicial, há infiltrado de eosinófilos e neutrófilos, seguido por mononucleares em 3 a 6 dias, podendo algumas vezes observar fibrose intimal. Lesões em diferentes fases podem ser encontradas no mesmo paciente, consistente com EC recorrente.

Início súbito de púrpura retiforme com livedo reticular distal mais extenso deve sugerir EC, as síndromes oclusivas ao frio devem ser diferenciadas quando somente lesões distais estão presentes.

O tratamento é de suporte, ao menos que endarterectomia ou bypass cirúrgico possa retirar a fonte de êmbolos. AAS e outros antiplaquetários, estatinas, descontinuação da anticoagulação, início da anticoagulação em pacientes com insuficiência renal grave, corticosteroides sistêmicos, infusão de análogos de prostaciclinas (Iloprost) têm obtido sucesso em relatos de casos, mas ainda não há nenhuma terapia padrão.[18,20,21]

Êmbolos cardíacos

Além da endocardite aguda bacteriana ou fúngica, embolia cutânea tem sido descrita com o mixoma atrial, endocardite marântica, cristais de globulinas e síndrome hipereosinofílica.

Os mixomas atriais são raros e tipicamente acometem indivíduos entre a 3ª e a 6ª décadas de vida. Estão associados à febre, fraqueza, perda de peso, artralgias, obstrução ao fluxo sanguíneo cardíaco, simulando uma doença valvular e fenômenos embólicos.[11] Os achados cutâneos são pápulas acrais purpúricas, lesões anulares, serpiginosas ou digitiformes, equimoses, livedo reticular, necrose de dedos, fenômeno de Raynaud, petéquias nas extremidades e *flush* malar.

A endocardite marântica ocorre por causa do depósito de fibrina e outros elementos sanguíneos nas válvulas cardíacas, similar à endocardite de Libman-Sacks (relacionada à síndrome do anticorpo antifosfolípide) ou endocardite reumática aguda. A endocardite infecciosa também é fonte de embolização, principalmente a endocardite bacteriana aguda, já que na subaguda as lesões cutâneas são devidas a depósitos de imunocomplexos.

A vasculopatia cristalglobulínica é uma síndrome rara que ocorre pela cristalização de IgG ou cadeias leves dentro dos vasos, com formação de trombos. Na pele, observam-se púrpura e necrose nas regiões acometidas.

OCLUSÃO VASCULAR POR DISTÚRBIOS CONGÊNITOS OU ADQUIRIDOS RELACIONADOS COM A COAGULAÇÃO

Estes distúrbios incluem a púrpura fulminante (*purpura fulminans*) neonatal e do adulto, além da relacionada à sepse e à necrose por cumarínicos.

Púrpura fulminante

A "*purpura fulminans*" foi um termo utilizado em 1800 para descrever uma síndrome com púrpura extensa em pacientes gravemente doentes, geralmente crianças com infecção aguda ou convalescente. Hoje a púrpura engloba os dois tipos descritos anteriormente e é aplicado para doentes sépticos com qualquer manifestação purpúrica (púrpura retiforme, púrpura palpável, equimose ou petéquia). A púrpura fulminante neonatal pode ser decorrente da deficiência homo ou heterozigótica ou de disfunção grave das proteínas C ou S e é discutida no tópico referente às trombofilias. A púrpura fulminante relacionada à sepse ocorre por causa da disfunção (< 20%) ou deficiência grave de proteína C.[22] Nas púrpuras que se apresentam tardiamente nos doentes sépticos, observam-se anticorpos anti-proteína S.[23-25]

Em nossa atuação na carreira dermatológica, tivemos a possibilidade de acompanhar uma doente imunossuprimida com quadro de púrpura retiforme com características de púrpura fulminante decorrente da sepse por *Candida albicans*, relatada em 2004[25] (Figura 2.3) e uma criança com equimoses que progrediam para púrpura retiforme e necrose cutânea decorrente de deficiência congênita da proteína C do sistema de anticoagulação, com tromboses cutâneas, a cada quadro infeccioso de vias aéreas superiores que ocorria ao longo da sua vida, a qual foi relatada pelo nosso grupo em 2007 (Figura 2.4).[26]

Necrose pela varfarina

A varfarina atua inibindo a gama-carboxilação dos fatores de coagulação dependentes de vitamina K (II, IV, IX, X, proteína C e S), no fígado. A proteína C e o fator VII são os de menor meia-vida, o fator VII é um amplificador da cascata de coagulação, tornando o sistema pró--coagulante redundante, por sua vez, a proteína C é crucial para o sistema anticoagulante, formando o complexo proteína C-trombomodulina-proteína S que inativa os fatores VIII e V da cascata de coagulação. Com a queda abrupta da proteína C há uma preponderância do sistema pró-coagulante sobre o anticoagulante levando à trombose e necrose cutânea.[27] Esta fisiopatologia é corroborada por alguns fatores, como início das manifestações clínicas coincidindo com a queda dos níveis de proteína C, reversão do quadro clínico com a reposição de concentrado de proteína C e baixos níveis de atividade da proteína C na vigência das lesões.

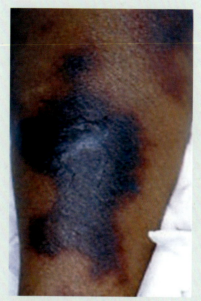

Figura 2.3 Púrpura retiforme em doente séptica com púrpura fulminante candidemia.

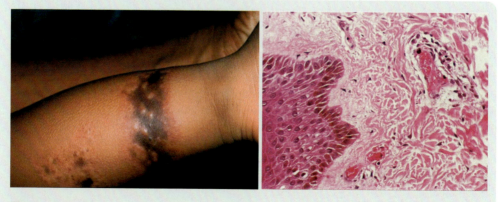

Figura 2.4 Púrpura retiforme em criança febril portadora de deficiência congênita da proteína C. Imagem clínica (à esquerda) e histopatologia demonstrando trombos ocluindo os vasos da derme superficial (à direita).

Pseudovasculites (Vasculopatias)

A necrose por varfarina ocorre usualmente do 2º ao 5º dia do início do tratamento na ausência de heparina, e ocorre mais facilmente com doses maiores de varfarina.[11,28] A incidência é quatro vezes maior em mulheres, com um pico na sexta e sétima décadas de vida. Apesar de 1/3 dos casos ocorrerem em portadores de deficiência parcial de proteína C, a maioria dos casos ocorre em pessoas com atividade normal da proteína C.

As áreas afetadas geralmente são áreas com proeminente tecido gorduroso adjacente, como coxas, quadril e mamas. A dor é, geralmente, o primeiro sinal, seguido de eritema bem demarcado, o qual se torna hemorrágico e então necrótico. Púrpura retiforme pode ser vista no interior ou nas bordas das lesões (Figura 2.5). A histologia revela trombose da maioria dos vasos dérmicos. O tratamento é feito por administração de vitamina K e heparina em dose terapêutica. O concentrado de proteína C deve ser considerado sempre que disponível.

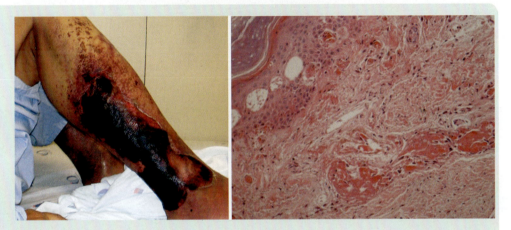

Figura 2.5 Necrose cutânea pela varfarina e oclusão dos vasos da derme por trombose.

Síndrome antifosfolípide

Estabelece uma entidade complexa, que envolve anticorpos contra constituintes das membranas celulares endoteliais ou fatores de coagulação, a qual paradoxalmente pode determinar tromboses venosas e arteriais *in vivo* e prolongamento do tempo de tromboplastina parcialmente ativada *in vitro*, a qual abordamos no tópico relativo às trombofilias.

OCLUSÕES VASCULARES ENVOLVENDO FISIOPATOGENIA MÚLTIPLA

Síndrome de Sneddon

Esta síndrome rara foi descrita em 1965.[29] É caracterizada por livedo reticular ou racemosa acompanhado de sintomas neurológicos decorrentes de doença vascular cerebral. A incidência estimada é de quatro casos por 1 milhão de habitantes por ano.[30,31]

A síndrome de Sneddon é em alguns pacientes uma manifestação da síndrome antifosfolípide, porém, em outros, é uma vasculopatia distinta afetando artérias menores e arteríolas maiores na pele e no cérebro.

Clinicamente caracteriza-se por livedo persistente, frequentemente livedo racemosa (trama incompleta) (Figura 2.6) e geralmente extenso, hipertensão arterial lábil e doença do sistema nervoso central (ataque isquêmico transitório, acidentes vasculares encefálicos ou demência). Existe uma predominância feminina, com início na terceira ou quarta décadas de vida. Perda fetal e fenômeno de Raynaud podem estar presentes. O livedo pode preceder os sintomas neurológicos por muitos anos.

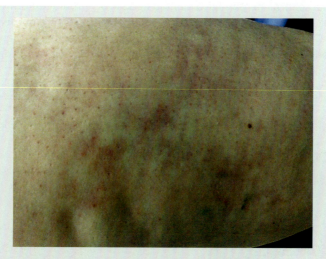

Figura 2.6 Livedo racemosa em doente com síndrome de Sneddon.

Em um estudo comparativo, o grupo anticorpo antifosfolípide negativo apresentou menor prevalência do que o grupo anticorpo antifosfolípide positivo de convulsões, regurgitação mitral e trombocitopenia (< 150.000 plaquetas) e maior prevalência de livedo reticular de padrão alargado com anéis maiores de 1 cm de diâmetro.[29]

Uma amostra de biopsia de 1 a 2 cm, de pele aparentemente normal, no centro do livedo, tem sensibilidade de 27% com uma biópsia, 53% com duas e 80% com três. Os achados característicos são: tumefação endotelial, hiperplasia subendotelial miointimal e oclusão parcial ou completa das arteríolas envolvidas.[32]

Livedo reticular persistente ou livedo racemosa fazem parte também de outras síndromes. Em um grupo de 32 pacientes com livedo racemosa generalizado e acidentes vasculares encefálicos, 16 tinham distúrbios autoimunes, trombofilias, aterosclerose ou mixoma atrial.[33] A dosagem de anticorpos antifosfolípides e anticorpos antiprotrombina[34] devem fazer parte da avaliação inicial de pacientes com sinais e sintomas da síndrome de Sneddon. O tratamento da síndrome de Sneddon é primariamente com varfarina, apesar de esta não ser sempre efetiva.[27] O índice de normatização internacional (*international normalized ratio* – INR) entre 2 e 3 é suficiente para controle dos eventos trombóticos. O uso de imunossupressores e corticoterapia sistêmica parece não prevenir os eventos neurológicos. Alguns autores na atualidade preconizam condutas investigativas gerais e terapias diferenciadas se presentes ou não anticorpos antifosfolípides ou mesmo sinais de lúpus eritematoso sistêmico (Figuras 2.7 e 2.8).[35]

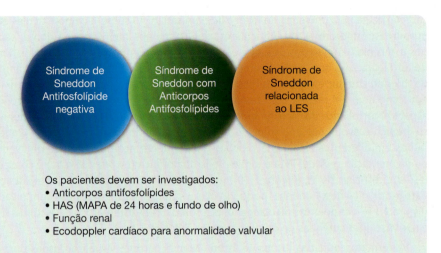

Figura 2.7   Investigação dos doentes com síndrome de Sneddon.

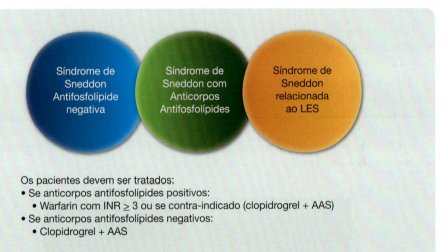

Figura 2.8   Abordagem terapêutica nos doentes com síndrome de Sneddon.

Vasculopatia livedoide

A vasculopatia livedoide (VL), também conhecida sob diversas denominações, tais como vasculite livedoide, vasculite hialinizante segmentar, vasculite com atrofia branca, PURPLE (úlceras purpúricas dolorosas com distribuição reticulada nas extremidades inferiores) ou livedo reticular com úlceras de verão ou de inverno,[36] constitui uma doença que foi primeiramente descrita em 1967 por Bard e Winkelmann.[37] Acomete principalmente jovens de idade média, com uma relação de gênero de 3♀:1♂.[36,38]

A VL é uma vasculopatia oclusiva crônica que se apresenta inicialmente com máculas purpúricas e dolorosas localizadas nas extremidades inferiores, bilateralmente nas pernas, provocando frequentemente edema no terço inferior dos membros.[36,38] Do ponto de vista clínico, caracteriza-se pela presença de lesões que em seu início surgem como máculas e/ou pápulas purpúreas, puntiformes ou lenticulares, dolorosas, nos membros inferiores, especialmente nos tornozelos e dorso dos pés, que em seguida geralmente sofrem ulceração, por vezes múltiplas (Figura 2.9), que, individualmente, medem em torno de 4 a 6 mm de diâmetro, podendo, porém, confluir em grandes úlceras de forma geográfica, as quais cicatrizam lentamente, em torno de 3 a 4 meses, com bordas "estreladas", cor marfínea e centro atrófico, dando o aspecto morfológico da "atrofia branca" (*atrophie blanche*) (Figura 2.9).[38] A doença tem curso crônico e evolui por episódios ou exacerbações de intensidade variável. Podem coexistir lesões em diferentes estágios evolutivos e geralmente acompanham-se de livedo racemosa ou pigmentação residual livedo-símile. A atrofia branca (*atrofie blanche*) é consequência das lesões cicatriciais da VL (Figura 2.10), um padrão de resposta cicatricial tecidual, mas não é patognomônica desta doença, podendo ocorrer na dermatite de estase sem ulceração prévia (Figura 2.11), nas doenças do colágeno, tais como lúpus eritematoso e vasculites (Figura 2.12), e nas vasculites cutâneas de pequenos vasos.[36,38,39]

A dermatoscopia das lesões de atrofia branca permite visualizar lesões purpúricas, indicando áreas de dano vascular, em que a biópsia cutânea pode evidenciar a trombose dos vasos da derme e hemorragia, ao lado de áreas cicatriciais de reparação tecidual, ou por necrose cutânea prévia (VL e vasculites, com anóxia) ou por baixa saturação de oxigênio local (hipóxia), levando à remodelação tecidual (estase venosa crônica) (Figuras 2.13 e 2.14).

O livedo racemoso (definido pela presença de trama reticulada interrompida) é frequentemente associado com VL. Geralmente ocupa os membros inferiores, podendo em alguns pacientes acometer os membros superiores.

A dor é uma característica constante nos doentes que experimentam episódios que culminam com ulcerações, dificultando suas atividades diárias e causando sofrimento intenso, por causa de seu caráter isquêmico. Alguns pacientes apresentam quadro de hipoestesias ou hiperestesias, caracterizado como mononeurite múltipla. Possivelmente, o envolvimento do sistema nervoso periférico ocorre em virtude de áreas de isquemia multifocal decorrentes da deposição de fibrina e trombina nos *vasa nervorum*.[40]

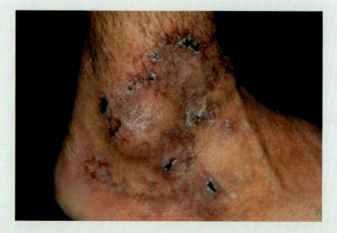

Figura 2.9 Vasculopatia livedoide: ulcerações e equimoses necróticas na perna e dorso do pé, simultaneamente presentes com cicatrizes discrômicas e tipo atrofia branca, de eventos trombóticos dérmicos prévios no mesmo paciente.

Pseudovasculites (Vasculopatias) 33

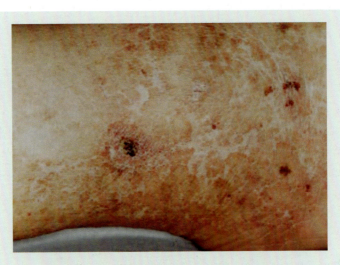

Figura 2.10 Lesões cicatriciais de atrofia branca na VL.

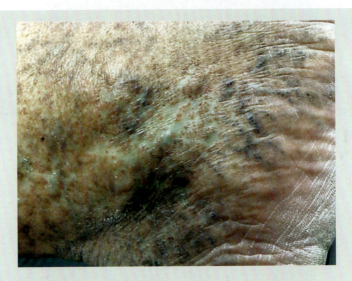

Figura 2.11 Lesões cicatriciais de atrofia branca na estase venosa crônica.

A patogênese da VL ainda não está totalmente esclarecida, acredita-se que essa vasculopatia seja mediada por distúrbios da coagulação[39-44] ou da fibrinólise. A VL foi associada, em alguns relatos, à atividade fibrinolítica anormal, disfunção plaquetária, aumento do inibidor do ativador do plasminogênio tecidual,[42] criofibrinogenemia,[41] hiper-homocisteinemia,[41] deficiência de antitrombina III,[44] mutação do fator V de Leiden,[45] e anticorpos antifosfolípides.[46] A resposta clínica favorável, dos pacientes, a fibrinolíticos,[42] anticoagulação[39,41] e drogas antiplaquetárias é uma evidência adicional do papel dos distúrbios de coagulação na patogênese da VL. A patogênese é motivo ainda de grande debate, uma vez que sucessivamente se relatam diversos fatores de trombofilia em diferentes coortes de estudo de doentes, bem como tam-

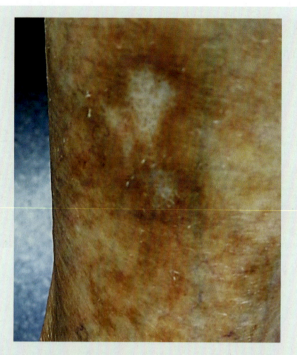

Figura 2.12 Lesões de atrofia branca em doente com ulceração prévia por vasculite leucocitoclástica crioglobulinêmica.

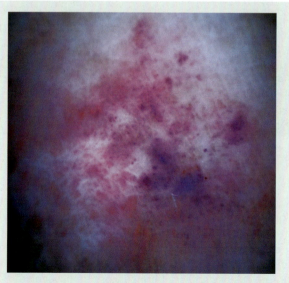

Figura 2.13 Dermatoscopia (DermLite, California, USA) de lesão de atrofia branca demonstrando cicatrizes nacaradas, ao lado de púrpura, indicando área de atividade em doente com VL.

Pseudovasculites (Vasculopatias) 35

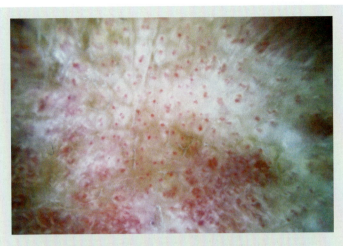

Figura 2.14 Dermatoscopia (DermLite, California, USA) de lesão de atrofia branca demonstrando cicatrizes nacaradas ora isoladas, ora confluentes, onde no centro de cada unidade podem-se visualizar vasos sanguíneos neoformados de padrão globular ou em alças glomeruloides.

bém é relatada a presença de autoanticorpos, especialmente antifosfolípides e deposição de imunorreagentes nos vasos em estudos de imunofluorescência direta. Fatores como autoimunidade, área anatômica de predisposição (pés e pernas) e estados de hipercoagulabilidade (trombofilias) podem se imbricar na origem da afecção, conforme propomos na Figura 2.15.

Os achados histológicos são característicos e usualmente revelam vasculopatia hialinizante segmentar envolvendo especialmente os vasos dérmicos superficiais, por vezes também os da derme profunda, com espessamento da parede dos vasos, proliferação endotelial, ocasional extravasamento de hemácias e trombose focal (Figura 2.16). Sendo assim, são achados histopatológicos cardinais da VL os seguintes aspectos: deposição de material fibrinoide na luz vascular, hialinização da parede do vaso, infartos teciduais e ausência de vasculite verdadeira. Não há evidência de leucocitoclasia em grande parte da literatura indexada.[38,39]

O grande desafio na diagnose histopatológica da VL é a obtenção de amostra de pele adequada, que represente desde a epiderme até a junção dermo-hipodérmica. Em essência, o acometimento vascular na VL ocorre na derme superficial e média e, por vezes, na derme profunda. No entanto, a representação da junção dermo-hipodérmica se faz necessária uma vez que há situações nas quais clinicamente as lesões apresentam-se como VL, porém representam uma manifestação morfológica da poliarterite nodosa cutânea.

Há casos diagnosticados como VL, porém alguns representavam uma poliarterite nodosa cutânea subjacente, e uma pequena proporção ainda tem mononeurite múltipla. Na reavaliação histopatológica de biópsias profundas, observa-se a presença de vasculite necrotizante de vasos de médio calibre na derme reticular e hipoderme, enquanto na derme superficial havia apenas vasos trombosados sem processo inflamatório, com características típicas de VL. Como exemplo dessa situação de reclassificação diagnóstica de VL como poliarterite nodosa cutânea, com lesões VL-símile, demonstramos a iconografia de um dos nossos casos atendidos em nosso ambulatório de vasculites na Divisão de Dermatologia do HC-FMUSP (Figura 2.17).

A imunofluorescência direta geralmente demonstra deposição de imunoglobulina, fibrina e componentes do complemento (Figura 2.18).[48] Nos estágios iniciais, há depósitos de fibrina

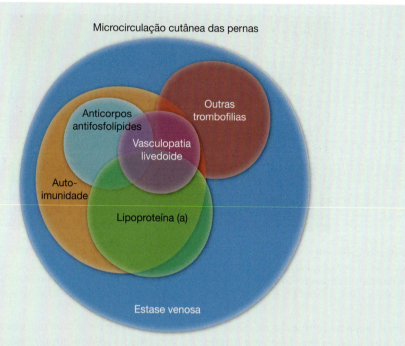

Figura 2.15 Elementos hipoteticamente imbricados na determinação das lesões da vasculopatia livedoide (VL).

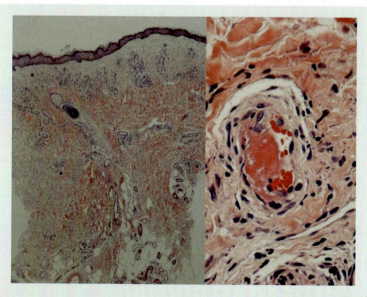

Figura 2.16 Histopatologia da VL. À esquerda: comprometimento dos vasos da derme superficial (HE, 40× OM). À direita: detalhe de um pequeno vaso ocluído por trombo fibrino-plaquetário e hemácias, com discreto infiltrado inflamatório perivascular (HE, 400× OM).

Pseudovasculites (Vasculopatias) 37

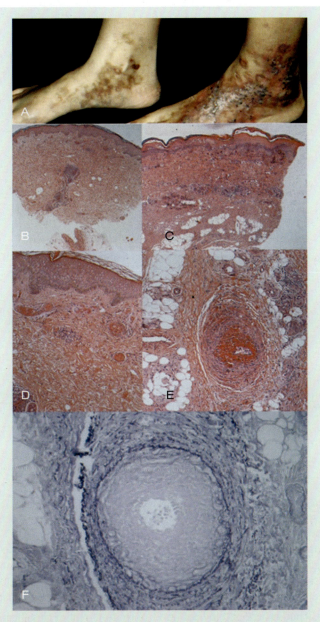

Figura 2.17 Caso inicialmente classificado como VL pela trombose dos vasos da derme superficial e média, porém ao aprofundarem-se os cortes seriados na histopatologia observou-se endarterite obliterante na hipoderme, compatível com fase regenerativa de poliarterite nodosa cutânea. **(A)** Aspecto clínico sugerindo vasculopatia livedoide. **(B)** Histopatologia (coloração hematoxilina-eosina, HE, aumento 40×) trombose de vasos da derme superficial e processo inflamatório de vasos da derme profunda e junção dermo-hipodérmica. **(C)** detalhe similar ao B. C. Aumento 100× (HE) com vasos trombosados na derme superficial e pauci-inflamatório. **(D)** vasos na derme superficiais trombosados (100×, HE). **(E)** Arterite na junção dermo-hipodérmica (400×, HE). **(F)** cololaração de fucsina-resorcina para evidenciar a lâmina elástica interna demonstrando ser uma arteríola acometida pelo processo, afirmando a diagnose de poliarterite nodosa.

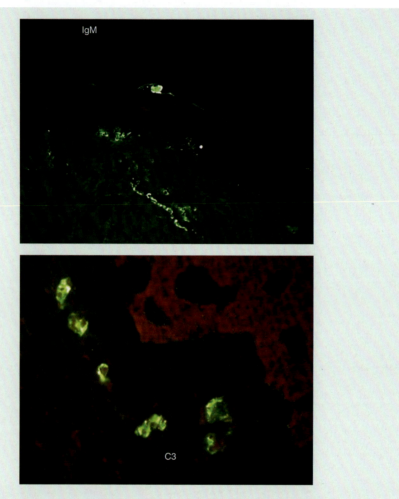

Figura 2.18 Imunorreagentes nos vasos da derme superficial em doentes com VL.

na parede dos vasos e, nas fases tardias, os depósitos de imunoglobulinas e complemento são detectados.[47] Alguns autores têm interpretado o achado frequente da IgM nos estudos de IFD na VL como consequência do sequestro dos grandes complexos de imunoglobulina M, a qual tem peso molecular muito alto, pelos depósitos de fibrina nos vasos danificados.[48]

Portanto, os achados histopatológicos na VL permitem melhor classificá-la como vasculopatia e não vasculite necrotizante mediada por imunocomplexos devido a:[49]

1. ausência de leucócitos polimorfonucleares neutrófilos e fragmentação nuclear na vizinhança dos vasos dérmicos no início do processo;
2. ausência de permeação da parede vascular por leucócitos;
3. deposição de fibrina e hialinização da parede vascular;
4. níveis séricos normais do complemento na maioria dos doentes e ausência de imunocomplexos circulantes detectáveis.

Dentro da nossa produção acadêmica, ao longo dos anos, passamos a nos dedicar ao estudo da VL, por constituir uma dermatose ainda pouco explorada em vários aspectos clínicos, fisiopatogênicos e terapêuticos. A dedicação a este tema nos conduziu à possibilidade de auxiliar melhor o tratamento dos doentes portadores desta afecção que acaba determinando sofrimento pela dor, pelas características inestéticas de suas sequelas, afastamento laboral, gastos financeiros individuais e ao sistema de saúde, o que interfere intensamente na qualidade de vida.

No Quadro 2.2, sumarizamos nossa contribuição bibliográfica com artigos publicados em periódicos nacionais e internacionais até a presente data. Ressaltamos que grande parte destes estudos, publicados sob a forma de artigos em periódicos decorrentes de orientações oferecidas a ex-residentes do Hospital das Clínicas da Faculdade de Medicina da Universidade de São Paulo, sob a forma de trabalhos de conclusão de curso ou projetos de pós-graduação em senso estrito ou, ainda, resultado do estabelecimento de parcerias internacionais com pesquisadores da América do Norte e Europa.

Quadro 2.2 Sumário de artigos publicados ao longo da nossa atuação acadêmica, envolvendo diferentes campos de estudo na VL.

Autores e referência bibliográfica	Título do artigo	Ano	Periódico	Comentários
Criado PR, Lavor IM, Landman.[50]	Vasculopatia livedoide associada a anticorpos anticardiolipina	2001	Revista Brasileira de Clínica e Terapêutica	Os autores descreveram uma doente com positividade de anticorpos anticardiolipina IgG e IgM
Jorge AD, Fantini BC, Rivitti EA, Benabou JE, Vasconcellos C, Criado PR.[51]	Análise da frequência de trombofilia em pacientes com atrofia branca de Milian	2007	Anais Brasileiros de Dermatologia	Quatorze pacientes, em estudo retrospectivo foram submetidos a exames laboratoriais incluindo pesquisa de fator V (Leiden), protrombina mutante, dosagem de antitrombina, proteína S e C, pesquisa de anticorpos anticardiolipina e anticoagulante lúpico, dosagem de homocisteína e pesquisa da mutação dametilenotetraidrofolatoredutase. Dos nove doentes cujos critérios de inclusão foram preenchidos para análise da frequência de trombofilia, foram encontrados quatro com fatores relacionados à trombofilia: deficiência da antitrombina (um caso), deficiência da proteína S (um caso), mutação da metilenotetraidrofolatorredutase com hiper-homocisteinemia (um caso) e presença de anticorpo anticardiolipina (um caso). Primeira série de casos estudados no Brasil sob esse aspecto.

(Continua)

Quadro 2.2 Sumário de artigos publicados ao longo da nossa atuação acadêmica, envolvendo diferentes campos de estudo na VL. *(Continuação)*

Autores e referência bibliográfica	Título do artigo	Ano	Periódico	Comentários
Di Giacomo TB, Hussein TP. Souza DG, Criado, PR.[52]	Frequency of thrombophilia determinant factors in patients with livedoid vasculopathy and treatment with anticoagulant drugs – a prospective study	2010	Journal of the European Academy of Dermatology and Venereology	Foram avaliados prospectivamente 34 doentes portadores de VL quanto a presença de trombofilias, sendo que 18 deles apresentaram anormalidades laboratoriais associadas a estas condições de hipercoagulabilidade (52%). Treze destes doentes receberam terapia anticoagulante, com 11 deles obtendo resposta favorável ao tratamento, ou com varfarina ou com heparina sódica ou enoxiparina. Primeira série de doentes no Brasil avaliada com tratamento anticoagulante, e uma das maiores da literatura indexada.
Vasconcelos R, Criado PR, Belda Junior W.[53]	Livedoid vasculopathy secondary to high levels of lipoprotein(a)	2011	British Journal of Dermatology	Descrevem-se duas pacientes femininas com níveis séricos elevados da lipoproteína (a), a qual é considerada um fator de risco cardiovascular, pelas propriedades aterogênicas, pró-coagulantes e antifibrinolíticas.
Criado PR, Rivitti EA, Sotto MN, Carvalho JF.[54]	Livedoid vasculopathy as a coagulation disorder	2011	Autoimmunity Reviews	Extensa revisão da literatura indexada no Pubmed/Medline publicada sobre vasculopatia livedoide e estados de hipercoagulabilidade (trombofilia) desde os anos de 1990.
Criado PR, Rivitti EA, Sotto MN, Valente NYS, Aoki V, Carvalho JF.[55]	Vasculopatia livedoide: uma doença cutânea intrigante	2011	Anais Brasileiros de Dermatologia	Revisão da literatura sobre VL e seus diferentes aspectos clínicos, histopatológicos, laboratoriais e terapêuticos.
Alavi A, Hafner J, Dutz J, Mayer D, Sibbald RG, Criado PR, Senet P, Callen JP, Phillips TJ, Romanelli M, Kirsner RS.[56]	Livedoid vasculopathy: An in-depth analysis using a modified Delphi approach	2013	Journal of the American Academy of Dermatology	Primeiro consenso internacional sobre VL. Realizado sob a forma de questionário método Delphi modificado.

(Continua)

Pseudovasculites (Vasculopatias)

Quadro 2.2 Sumário de artigos publicados ao longo da nossa atuação acadêmica, envolvendo diferentes campos de estudo na VL. *(Continuação)*

Autores e referência bibliográfica	Título do artigo	Ano	Periódico	Comentários
Criado PR, Halpern I, Sotto MN, Alavi A, Kirsner RS.[57]	Unilateral livedoid vasculopathy associated with involutional phase of cutaneous infantile hemangioma: the connection to coagulation disorders	2013	International Journal of Lower Extremity Wounds	Primeira descrição de caso de VL surgindo anos após a regressão de hemangioma capilar na mesma perna e pé de uma criança, portadora de dois estados trombofílicos. Especula-se que o território capilar abundante mesmo em regressão tenha favorecido a expressão clínica dos estados trombofílicos latentes, fortalecendo o conceito de *locus minoris resistentiae* como terreno para o estabelecimento clínico da doença.
Criado PR, Giacomo TB, Aoki V, Souza DPGE.[58]	Direct immunofluorescence findings and thrombophilic factors in livedoid vasculopathy how do they correlate?	2013	Clinical and Experimental Dermatology	Avaliação da expressão de imunofluorescência direta em doentes com VL, demonstrando o predomínio de C3, seguido por IgM na maioria dos doentes estudados.
Alavi A, Hafner J, Dutz J, Sibbald RG, Criado PR, Senet P, Callen JP, Phillips TJ, Romanelli M, Kirsner RS.[59]	Atrophie blanche	2014	Advances in Skin & Wound Care	Revisão da literatura diferenciando os conceitos sobre atrofia branca e VL.
Gascon MRP, Carvalho JF de, Barros AM, Alavi A, Criado PR.[60]	Quality-of-life impairment in patients with livedoid vasculopathy	2014	Journal of the American Academy of Dermatology	Primeiro estudo sobre qualidade de vida em VL, utilizando-se dois instrumentos de avaliação, o questionário de qualidade de vida em dermatologia (DLQI) e o SF-36, validados previamente no Brasil. Este estudo demonstrou que, particularmente durante os episódios de atividade da doença, os índices de qualidade de vida foram piores que a maioria das dermatoses onde os mesmos já foram aplicados em avaliação.

(Continua)

Quadro 2.2 Sumário de artigos publicados ao longo da nossa atuação acadêmica, envolvendo diferentes campos de estudo na VL.
(Continuação)

Autores e referência bibliográfica	Título do artigo	Ano	Periódico	Comentários
Criado PR, Alavi A, Kirsner RS.[61]	Elevated levels of coagulation factor VIII in patients with venous leg ulcers	2014	International Journal of Lower Extremity Wounds	Descrevem-se dois doentes com VL e uma com úlcera de estase, com elevação da atividade do fator VIII da coagulação, um fator de trombofilia, que até então não havia sido documentado na literatura associado com VL.
Criado PR, Souza DPGE, Valente NYS, Alavi A, Kirsner RS.[62]	Livedoid vasculopathy and high levels of lipoprotein (a): response to danazol	2015	Dermatologic Therapy	Apresentam-se três doentes portadoras de VL e elevação dos níveis de lipoproteína (a), as quais foram tratadas com danazol. De forma original, demonstra-se, além do efeito terapêutico de sucesso na doença, a redução progressiva dos níveis da lipoproteína (a) ao longo do tratamento, o que leva a hipótese do seu envolvimento na patogenia da doença.

Muitas lacunas de conhecimento ainda existem sobre diferentes aspectos da VL, entre elas, listamos algumas:

- Os achados de imunofluorescência direta são secundários ao aprisionamento de imunorreagentes no processo de coagulação intravascular, ou se relacionam com a deposição de autoanticorpos ainda não detectados, que atuariam em um processo inflamatório/autoimune no início da doença, não só na vasculatura da derme, mas também na junção dermo-hipodérmica?
- Qual a incidência estimada da doença no nosso meio, uma vez que a literatura Norte-americana estima 1 caso para cada 100.000 habitantes/ano?[56]
- A mononeurite múltipla observada em alguns doentes é similar àquela encontrada também na poliarterite nodosa cutânea (natureza trombótica ou vasculítica da *vasa nervorum*)? Dada a presença de lesões elementares comuns, tais como livedo, púrpura, ulcerações e cicatrizes do tipo atrofia branca, em ambas entidades, seriam estas, então, parte de um mesmo espectro de doença vascular cutânea, com intensidade de fenômenos de trombose mais acentuados na VL e inflamatórios na poliarterite nodosa cutânea?
- Existem fatores de predisposição genética à doença, tais como subtipos do sistema HLA ou polimorfismos gênicos?
- Há uma disfunção endotelial como causa primária da doença? Caso haja, poderia ocorrer por diferentes anticorpos antifosfolípides presentes muito doentes, direcionados a diferentes epítopos na célula endotelial ou moléculas a ela agregadas?

Considerações sobre o endotélio, hemostasia e disfunção endotelial na vasculopatia livedoide

O endotélio recobre toda superfície interna do sistema vascular, sendo composto por uma monocamada de células.[63] O endotélio vascular é muito versátil e multifuncional, apresentando muitas propriedades de síntese e metabólicas, incluindo a regulação da trombose e trombólise (fibrinólise), aderência plaquetária, modulação do fluxo e tônus vascular, além da regulação dos fenômenos imunes e respostas inflamatórias, controlando as interações dos leucócitos com a parede vascular.[63] Perturbações na estrutura endotelial e sua função podem resultar em condições patológicas. A célula endotelial apresenta inúmeras funções a serem exploradas no campo da investigação da VL (Figura 2.19).

Disfunção hemostática, aterosclerose e resposta imune e inflamatória alteradas são exemplos onde as células endoteliais exercem papel crítico.[63] Esses mediadores são liberados em resposta a uma variedade de estímulos químicos, tais como a presença de trombina, bradicinina e ADP, bem como alterações nas forças hemodinâmicas, na pressão sanguínea ou no fluxo.[63]

A superfície do endotélio saudável voltada ao lúmen vascular é tanto anticoagulante como antitrombótica: as células endoteliais (CEs) secretam uma variedade de moléculas importantes para a regulação da coagulação sanguínea, como para a função plaquetária.[63] Os vasos danificados ou expostos a certas citocinas ou estímulos pró-inflamatórios muda este balanço das CEs do estado de anticoagulante/antitrombótico para o fenótipo pró-coagulante/pró-trombótico.[64]

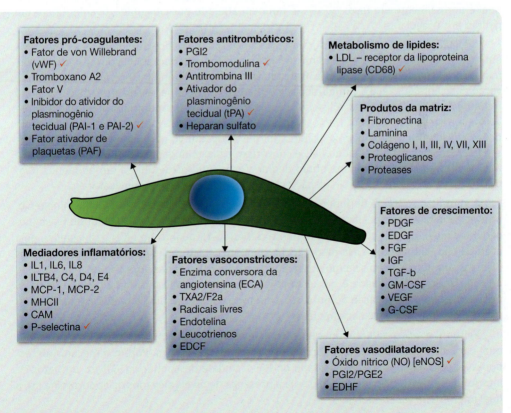

Figura 2.19 Célula endotelial e atividade funcional multifacetada. Os elementos com símbolo (✓) são exemplos de possíveis moléculas envolvidas na disfunção endotelial na VL.

Os principais agentes antiplaquetas secretados pelas CEs são as prostaciclinas (PGI2) e o óxido nítrico (NO). Ambos inibem a agregação plaquetária.[64] PGI2 e NO são naturalmente liberados pelas células endoteliais, porém sua síntese é aumentada em resposta a uma variedade de agonistas, notadamente por moléculas envolvidas no processo de coagulação (p. ex.: bradicinina e trombina), ou secretada pelas plaquetas agregadas (p. ex.: ATP) e assim serve para limitar a extensão intravascular do trombo formado.[64] A existência de algum distúrbio na liberação do NO pelo endotélio dos doentes com VL, levando a uma maior agregação plaquetária e trombose local, poderia justificar os fenômenos vaso-oclusivos na VL. Yang et al.[65] avaliaram a função vascular por meio da medida da vasodilatação fluxo-mediada (VFM) da artéria braquial em 16 portadores de VL versus 16 pacientes controles e observaram a presença de disfunção endotelial no grupo da VL, podendo a diminuição da biodisponibilidade do NO ser a principal razão dessa disfunção. Alteração da VFM já foi também observada na aterosclerose, hipertensão arterial, diabetes mellitus, doenças cardiovasculares, doenças autoimunes[66] e síndrome do anticorpo antifosfolípide.[67]

O endotélio também participa da fibrinólise pela liberação do ativador do plasminogênio tecidual (t-PA) e uroquinase, determinando a transformação do plasminogênio em plasmina, a qual degrada o trombo, por digerir a rede de fibrina.[64] O t-PA é naturalmente liberado pela CEs, enquanto a uroquinase é apenas sintetizada pelas CEs ativadas.[64]

O inibidor natural do t-PA, denominado inibidor do plasminogênio ativado tipo 1 (PAI-1) é também naturalmente secretado pelas células endoteliais. O balanço entre t-PA e PAI-1, o qual é normalmente em favor do tPA, é também alterado por citocinas, novamente em um padrão pró-coagulante.[64]

A regulação e o controle do sistema fibrinolítico são mediados por interações específicas entre os seus componentes e pela síntese e liberação dos ativadores e inibidores (PAI) do plasminogênio pelas células endoteliais. Desordens no sistema fibrinolítico resultam de uma ativação deficiente que leva a complicações trombóticas ou de uma ativação excessiva, levando a complicações hemorrágicas. A lise do coágulo e o reparo do vaso iniciam-se imediatamente após a formação do "tampão" hemostático. Os dois principais ativadores do sistema fibrinolítico, o ativador do plasminogênio urinário (uPA) e o ativador do plasminogênio tecidual (tPA), são liberados pelas células endoteliais e convertem o plasminogênio adsorvido ao coágulo de fibrina em plasmina. A plasmina então degrada os polímeros de fibrina em pequenos fragmentos, que são retirados da circulação pelo sistema fagocítico-mononuclear.

A inibição do sistema fibrinolítico ocorre tanto no nível dos ativadores do plasminogênio, através de inibidores específicos (*Plasminogen Activator Inhibitor* – PAI; inibidor do plasminogênio tecidual), que bloqueiam diretamente o tPA(PAI-1), quanto no nível da plasmina, pela ação da alfa$_2$-antiplasmina. Na manutenção da homeostase sanguínea, a interação entre os diversos componentes do sistema fibrinolítico permite que apenas uma pequena quantidade de cada enzima seja ativada e que esta ativação se restrinja ao local da alteração do vaso, evitando assim a propagação do processo para todo o leito vascular, o que acarretaria a coagulação de todo leito vascular sanguíneo.

Agirbasil et al.[83] relataram um aumento da estabilidade do PAI-1 em pacientes com VL, o qual pode contribuir diretamente com a fisiopatologia da doença. Porém o mecanismo responsável pelo aumento da estabilidade do PAI-1 ainda é desconhecido. Talvez, um fator de interferência na estabilidade do PAI-1 seja a presença de níveis elevados da lipoproteína (a), a qual interfere na via fibrinolítica.

A lipoproteína (a) foi descrita primeiramente em 1963 por Berge e tem ganhado considerável interesse clínico desde a descoberta de sua forte associação com doenças cardiovasculares.[69,70,72]. A Lp (a) é uma molécula complexa que consiste de uma lipoproteína de baixa densidade (LDL) ligada a uma glicoproteína [Apo(a)][73] (Figura 2.20).

A Apo(a) é estruturalmente similar ao plasminogênio, estando seus respectivos genes interligados no cromossomo 6q26-27.[71,72] Ambas as proteínas contêm estruturas conhecidas como domínios Kringles. Os Kringles 1 e 4 do plasminogênio contêm sítios de ligação a lisina (LBS) que interagem com os resíduos de lisina na fibrina, antes da formação da plasmina. Essas características permitem que a Apo(a) possa competir com o plasminogênio de uma forma lisina-dependente, inibindo a fibrinólise e promovendo a trombose na parede dos vasos[70] (Figura 2.21).

A Apo(a) contém dez tipos de repetições similares ao plasminogênio no domínio Kringle 4 (K-IV), um desses, o K-IV tipo 2, está presente em número variável, determinado pelo polimorfismo genético.[73] O polimorfismo do gene que codifica a Apo(a) permite variação do seu peso molecular, que vai de 200 a 800 kilodaltons (kDa).[73] As isoformas menores são as que possuem maior ação antifibrinolítica, sendo considerada um fator de risco cardiovascular independente[74] (Figura 2.22).

O gene da Apo(a) é formado por dois alelos e a expressão combinada dos dois irá determinar o nível sérico da Lp(a), por meio da taxa de síntese da Apo(a). A síntese da Apo(a) é determinada por um mecanismo complexo e ainda não totalmente esclarecido.[73] Spence e

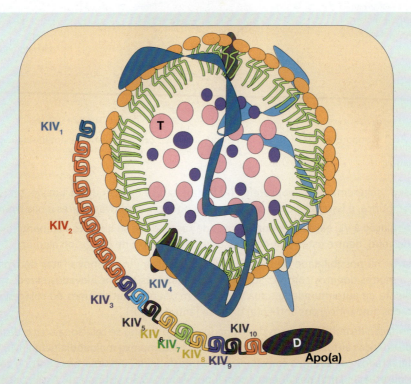

Figura 2.20 Estrutura da lipoproteína (a). Core central de lipoproteína de baixa densidade (LDL), contendo ésteres de colesterol (EC) e triglicérides (TG), conectada à ApoB-100, a qual se liga a Apo(a) por pontes de bissulfeto (S-S). A Apo(a) possui vários domínios Kringles (K), sendo os KI e IV similares ao plasminogênio, e uma porção terminal protease inativa (P).

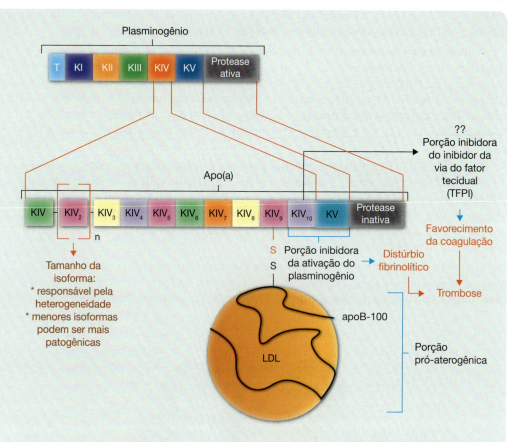

Figura 2.21   Lipoproteína(a) e suas possíveis propriedades pró-coagulantes e antifibrinolíticas.

Koschinsky[75] sugerem que a lipoproteína (a) [Lp(a)] parece exercer dupla função: aterosclerótica e trombótica, e isso justificaria seu papel nas doenças cardiovasculares e nas tromboses.

Com relação à VL, existem apenas relatos de casos, onde se observou aumento dos níveis séricos de Lp(a), dentre estes dois dos nossos artigos e outro de um grupo alemão.[53,62,76]

Todavia, há possibilidade de que a Lp(a) se constitua em um novo fator de trombofilia comum a muitos doentes com VL. Sua presença em níveis séricos elevados parece propiciar um ambiente de autoimunidade, uma vez que, em doenças autoimunes do colágeno, foram identificados autoanticorpos anti-Lp(a) oxidada [anti-oxiLp(a)].[77]

A formação de autoanticorpos direcionados contra a Lp(a) se relaciona com o desenvolvimento de doenças autoimunes.[77] Anticorpos contra o complexo maloandialdeído (MDA)-Lp(a) foram detectados em doentes com síndrome antifosfolípide, e anticorpos contra o complexo beta$_2$glicoproteína I-Lp(a) nos doentes com lúpus eritematoso sistêmico.[77] Assim, a Lp(a) nestas duas doenças foi reconhecida como um "antígeno", possivelmente por causa de alterações decorrentes de oxidação e glicosilação.[77] De modo interessante, a associação da Lp(a) com genótipos específicos do HLA-DR tem sido discutida, de forma controversa.[77] Dahlén[78] demostrou a associação de 30 doentes com doenças infecciosas concomitantes e níveis elevados de

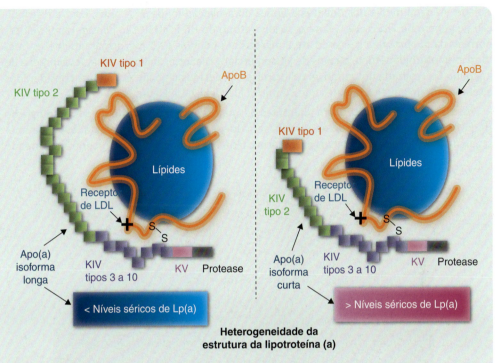

Figura 2.22 Variação no número de domínios K-IV tipo 2 determinando isoformas distintas da lipoproteína (a) e tendência a níveis séricos elevados ou normais.

Lp(a). Este autor sugere que um processo autoimune possa ocorrer especialmente em pessoas com níveis herdados elevados da Lp(a) e determinados genótipos de HLA-DR, desencadeado por uma infecção concorrente.[78]

Como a quase totalidade dos trabalhos da literatura, indexada na base de dados Pubmed/Medline, aborda o envolvimento sérico da lipoproteína(a) em processos patológicos cardiovasculares na macrovasculatura, particularmente aorta e seus ramos, bem como carótidas e artérias cerebrais e nenhum na microvasculatura cutânea, exceto em modelos de cicatrização de feridas (ulcerações), de etiologia não relacionada a VL, procedemos a este estudo em nossos doentes. Em 38 biópsias cutâneas de 38 doentes com VL, observamos a deposição de Lp(a) no endotélio de vasos da derme, utilizando-se de técnica de imuno-histoquímica, como parte da orientação do estudo visando a tese de doutoramento de uma de nossas colaboradoras (Dra. Danielle Priscila de Souza Espinel) (Figuras 2.23A e 2.23B). A intensidade de expressão da Lp(a) na pele biopsiada, entre os dos doentes com VL, variou de forma não correlacionada aos níveis séricos, porém a expressão foi frequentemente positiva ou mais intensa (Figura 2.24), em relação a pele utilizada como pele "controle", proveniente de seis doentes portadores de outras afecções dermatológicas submetidas a cirurgia nas pernas ou pele aparentemente sã biopsiada em três voluntários sadios, todos sem elevação sérica da lipoproteína (a).

Em nossa casuística de 38 doentes com VL a média dos níveis séricos destes doentes foi de 40,04 mg/dL, acima dos 30 mg/dL considerado como ponte de corte para risco cardiovascular isolado. A idade média dos doentes à época da avaliação foi de 37,5 anos, com a distribuição de gênero de 28♀ e 10♂. Em nosso laboratório do HC-FMUSP, são considerados valores normais da lipoproteína sérica de até 9 mg/dL para homens e 11 mg/dL para mulheres (método imunoturbidimétrico, através de kit comercial – DiaSorin, Sallugia, Itália. A calibração do aparelho foi realizada utilizando os calibradores fornecidos pelo kit. Os valores considerados alterados foram aqueles maiores que 30 mg/dL) (Tabela 2.1 e Figura 2.25).

Avaliando-se 61 doentes com diferentes dermatoses no ambulatório de dermatologia do HC-FMUSP, no mesmo período do estudo, sem doença cardiovascular detectada na anamnese, além de dados dos respectivos prontuários, o qual denominamos grupo-controle, pareado

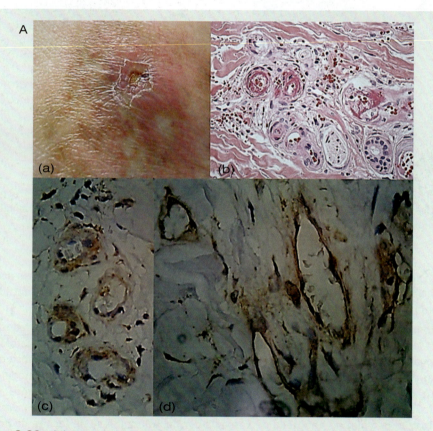

Figura 2.23 **(A)** Vasculopatia livedoide (VL). (a) máculas livedo-símile na região maleolar da perna e típicas cicatrizes aporcelanadas de atrofia branca circundadas de eritema e telangiectasias ao lado de ulceração puntiforme de atividade da doença. (b) exame histopatológico de biópsia cutânea demonstrando trombose e deposição de fibrina em vasos sanguíneos da derme em um doente (hematoxilina-eosina, OM 100×). (c) técnica de imuno-histoquímica aplica a biópsia de uma lesão, utilizando-se anticorpo monoclonal de camundongo [8F6A9, 8H5C5, Abcam™] contra lipoproteína (a) (diluição 1:200), cuja reação foi revelada pela técnica da LAB-fosfatase alcalina com naphthol-AS-BI fosfato (Sigma, St. Louis, MO, USA) demonstrando imunomarcação nas células endoteliais dos vasos sanguíneos da derme, confirmando a deposição da lipoproteína (a) no endotélio de da pele de doentes com VL, pela primeira vez (OM, 1.000×). (d) detalhe dos vasos sanguíneos da derme com endotélio marcado com lipoproteína (a) (OM, 1.000×).

(Continua)

Pseudovasculites (Vasculopatias) 49

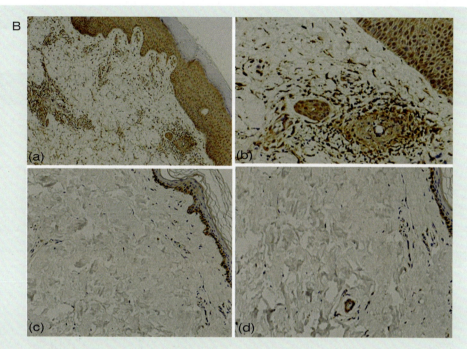

Figura 2.23 **(B)** Expressão tecidual da lipoproteína (a) na pele lesada de doente com VL, por meio de técnica de imuno-histoquímica e na pele de paciente controle (imagens A e B) (OM 250× e 500×), pele sã (imagens C e D) (OM 250× e 500×), de pacientes voluntários sem lipoproteína (a) sérica elevada.

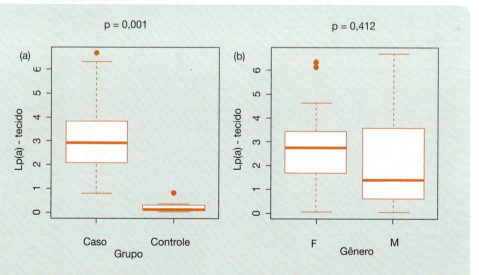

Figura 2.24 *Box-plot* da expressão cutânea da Lp(a) na lesão cutânea de VL (a) por grupo de doentes (caso) e controles e (b) por gênero (F: feminino, M: masculino). A média dos valores foi dez vezes maior entre os doentes (3,036 ± 1,424), em relação aos controles sadios (0,219 ± 0,245). O teste de Mann-Whitney test foi empregado para comparar as diferenças entre os grupos e os gêneros. Houve diferença estatística apenas entre os grupos (doentes com VL e controles sadios).

Tabela 2.1 Dados demográficos e lipoproteína (a) [Lp(a)] em 38 doentes com VL no ambulatório do HC-FMUSP (2012 a 2014).

Doentes	Gênero	Etnia	Idade (anos)	Valores séricos da Lp(a) (mg/dL)
1	♀	B	34	7
2	♀	P	37	7
3	♀	B	28	7
4	♂	B	27	7
5	♀	P	22	7
6	♀	P	55	7
7	♀	P	39	9
8	♀	P	35	9
9	♂	P	30	10
10	♂	P	47	11
11	♀	P	28	13
12	♀	P	55	13,8
13	♀	A	26	17
14	♀	P	53	19
15	♂	P	25	19
16	♀	B	51	20
17	♀	B	48	22
18	♀	P	61	22
19	♀	P	34	24
20	♂	P	25	26
21	♀	P	38	30
22	♀	P	49	33
23	♀	N	39	34
24	♀	P	35	41
25	♀	N	40	42
26	♀	P	60	46
27	♂	P	24	48
28	♀	B	33	51
29	♀	P	23	57
30	♀	B	15	58
31	♂	P	50	65

(Continua)

Pseudovasculites (Vasculopatias)

Tabela 2.1 Dados demográficos e lipoproteína (a) [Lp(a)] em 38 doentes com VL no ambulatório do HC-FMUSP (2012 a 2014). *(Continuação)*

Doentes	Gênero	Etnia	Idade (anos)	Valores séricos da Lp(a) (mg/dL)
32	♂	P	16	68
33	♂	P	55	75
34	♀	N	44	83
35	♂	P	40	83
36	♂	P	46	106
37	♀	N	27	155
38	♀	P	32	170
Total	27♀ e 11♂	26P, 7B, 4N, 1A	37,5 anos (média)	40,04 mg/dL (média)

♀ = mulheres; ♂ = homens; P = pardos; B = brancos; N = negros; A = amarelos.

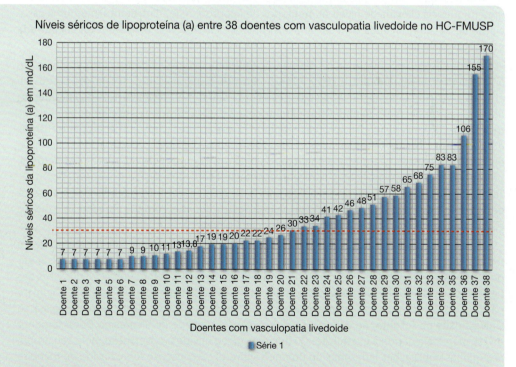

Figura 2.25 Níveis séricos da lipoproteína (a) [Lp(a)] entre 38 doentes com VL. Observa-se que 17 doentes (44,73%) entre os 38 estudados apresentaram valores superiores a 30 mg/dL (linha vermelha tracejada horizontal), índice de risco cardiovascular estabelecido pela literatura. A média dos valores de Lp(a) entre os 38 doentes foi de 38,23 mg/dL (7 a 170 mg/dL).

em gênero e idade, determinamos os níveis séricos da Lp(a), de modo que a média dos valores foi de 38,41 mg/dL (7 a 133 mg/dL), e 32 indivíduos do grupo-controle (52,45%) apresentaram valores maiores que 30 mg/dL.

Desta forma, entre doentes com VL e doentes com outras dermatoses, na nossa população estudada, os valores séricos da Lp(a) não diferiram do ponto de vista estatístico. Estes nossos achados suportam o conceito de que do ponto de vista sérico a Lp(a) não parece ser um fator determinante da ocorrência da VL, porém no nível tecidual pode colaborar no microambiente de pró-coagulabilidade e/ou antifibrinólise.

De Carvalho e Calleiro[93] em 2009, na Divisão de Reumatologia do HC-FMUSP, realizaram estudo transversal incluindo 46 pacientes (93,5% do sexo feminino) com síndrome antifosfolípide primária (SAFP) (critérios de Sapporo). Foram avaliados os dados demográficos e clínicos, medicações, anticorpos antifosfolípides, além da medida dos níveis séricos em jejum da lipoproteína (a). Os níveis de lipoproteína (a) (> 30 mg/dL) foram vistos em 43,5% dos pacientes com SAFP, com média de 42 ± 43,5 mg/dL. Comparando-se o grupo com níveis maiores que 30 mg/dL com o grupo de pacientes com níveis menores ou iguais a esse valor, não foram observadas diferenças significativas em relação a dados demográficos, manifestações da doença (eventos arteriais, venosos, obstétricos, plaquetopenia), eventos cardiovasculares (infarto agudo do miocárdio, angina, acidente vascular cerebral), comorbidades, estilo de vida, uso de medicações (corticosteroide atual e pregresso, estatina, cloroquina), bem como à frequência de positividade de anticorpos antifosfolípides[93]. Assim os pacientes com SAFP apresentaram uma frequência elevada de níveis aumentados de lipoproteína(a). Entretanto, nenhuma associação dessa anormalidade com as variáveis clínicas e laboratoriais estudadas foi encontrada nesta coorte de doentes.

Em um estudo populacional na Alemanha, utilizando a base de dados *Lipids Analytic Cologne* (LIANCO) realizado entre 1999 e 2002, cerca de 5.000 pacientes foram recrutados na área da cidade de Colônia, em hospitais e clínicas privadas.[80] Os níveis séricos da Lp(a) foram determinados pelo método imunoturbidimétrico em 3.904 indivíduos, resultando em valores médios de 19,0 mg/dL (45,0 interquartil range).[80] Estes autores concluem que polimorfismos no gene promotor da interleucina 6 (IL-6)-174G/C aumenta o risco de se apresentar Lp(a) elevada na população, fato este ainda não avaliado em doentes com diferentes dermatoses, por nós incluídos como pacientes-controle no nosso estudo, tão pouco entre doentes com VL. Talvez isto possa ser uma das explicações para a elevada concentração média da Lp(a) tanto em nosso grupo controle de estudo quanto nos nossos doentes com VL, em relação a outros estudos populacionais, como no grupo Alemão de Colônia.

Nossa participação no consenso internacional sobre a VL, realizado com o método Dephi modificado,[56] sugeriu a classificação da doença segundo aspectos de associação causal em dois grupos: (i) idiopática e (ii) secundária (conectivopatias autoimunes, infecção por vírus das hepatites B e C, HIV, insuficiência venosa crônica e estados trombofílicos). Recebi o convite para participar deste consenso internacional pela Doutora Afsaneh Alavi, dermatologista da Universidade de Toronto, no Canadá, responsável pela unidade de úlceras no Departamento de Dermatologia daquela instituição. O convite ocorreu devido à observação, pelo seu grupo, das minhas publicações indexadas no Pubmed sobre VL. O consenso foi realizado de maneira inovadora e criativa por meio de um questionário *online* Delphi modificado, para este propósito, no qual diferentes especialistas de vários países propunham conceitos sobre etiopatogenia, clínica, diagnose e terapêutica sobre a doença, a fim de resultar em um artigo, revisado por todos integrantes, que acabou sendo publicado no Journal of the American Academy of

Dermatology. Neste artigo de consenso, de forma espontânea, vários dos colegas sugeriram como referências alguns dos meus artigos previamente publicados sobre o tema, bem como figuras clínicas ilustrativas do nosso acervo na Divisão de Dermatologia do HC-FMUSP.

Recentemente, Monshi *et al.*[81] propuseram uma avaliação menos subjetiva da graduação da atividade da VL para avaliações terapêuticas, em particular, conforme Quadro 2.3. Adotamos esta escala em nosso estudo sobre a avaliação terapêutica do danazol em doentes com VL.[62]

Quadro 2.3 Graduação da atividade clínica da VL.

Parâmetro	Avaliação	Pontuação
Livedo (racemosa)	Ausente/presente	0/1
Atrofia branca	Ausente/presente	0/1
Ulceração	Pele intacta/erosão/ulceração	0/1/2
Dor	Nenhuma/moderada/intensa	0/1/2

As notas somadas e um escore de 6 define a maior atividade/gravidade da doença.

A qualidade de vida é intensamente reduzida entre os doentes com VL. Nesta área, nosso grupo colaborou com o primeiro estudo avaliando a interferência da doença, em 24 pacientes, com 12 doentes em sua fase de atividade clínica (dor, ulcerações, púrpura), como com outros 12 pacientes em sua fase intercrítica (cicatrizes, discromia, ausência de dor ou ulceração), por meio dos instrumentos previamente validados no Brasil, para este fim, como o índice de qualidade de vida em dermatologia (*Dermatology Life Quality Index* – DLQI), como com o questionário SF-36 (36-Item Short-Form Health Survey). Observamos que a média total do escore do DLQI foi de 11,57 (± 9,2), sendo as áreas mais impactadas aquelas referentes aos sintomas e sentimentos, atividades diárias e laborais ou do estudo.[60] Os doentes com doença ativa tiveram pior impacto na qualidade de vida e DLQI de 17,83 (± 6,73) (Figura 2.26A). Com o questionário SF-36 os fatores mais impactantes na qualidade de vida foram a extensão do acometimento físico e a presença da dor (Figura 2.26B). Os escores de qualidade de vida na VL são altos quando comparados a outras dermatoses crônicas, tais como hanseníase, psoríase, dermatite atópica e vitiligo, conforme podemos observar na Figura 2.26C.

Uma das associações relativamente frequentes entre os doentes com VL é com a presença de estados de hipercoagulabilidade, também definidos como trombofilias, herdadas ou adquiridas.[55] Nosso interesse por este tema foi despertado quando do atendimento de uma doente com VL e níveis séricos elevados de anticorpos anticardiolipina em 2001.[50]

Em 2001, Tran *et al.*[82] constituíram uma das primeiras séries de doentes com VL estudados em relação à presença de trombofilias. De 21 doentes avaliados, 11 foram considerados idiopáticos (64%) e em sete doentes detectaram-se trombofilias. Anticorpos antifosfólipides (3 doentes) e um doente com cada uma das seguintes alterações: aumento da agregação plaquetária, diminuição da atividade da antitrombina, criofibrinogênio e mutação do Fator V (Leiden).

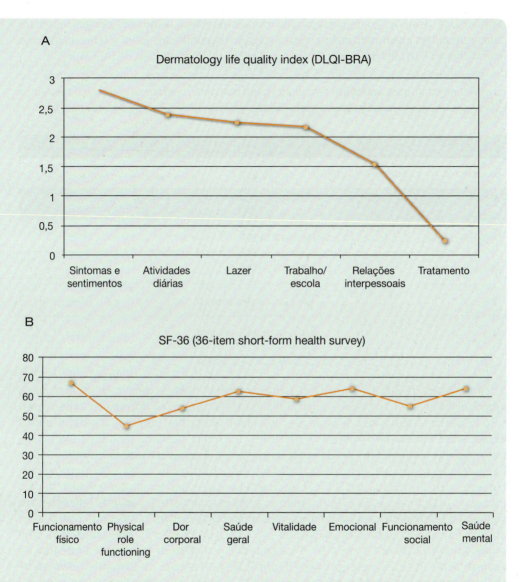

Figura 2.26 Escores dos diferentes resultados de questionários de qualidade de vida em dermatologia (DLQI) aplicados em diferentes doenças dermatológicas, publicados na literatura, comparados com os nossos resultados publicados em 12 doentes com VL com lesões ativas e outros 12 pacientes com doença em remissão (período intercrítico). **A**. DLQI e os diferentes domínios comprometidos **(A)**. Índice de qualidade de vida em dermatologia entre os pacientes com VL. **(B)** SF-36 e aspectos de pontuação dos domínios comprometidos pela doença. Valores obtidos com a aplicação do questionário SF-36 (36-Item Short-Form Health Survey) nos doentes com VL nos diferentes domínios.

(Continua)

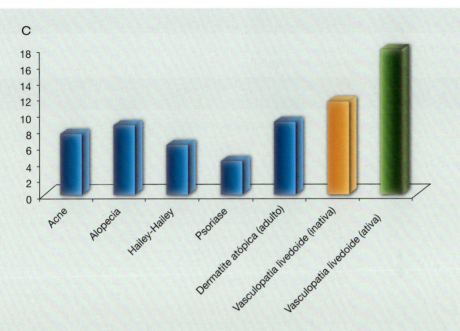

Figura 2.26 *(Continuação)* **(C)** Comparação da qualidade de vida de doentes com VL em período intercrítico (remissão, com laranja) e em atividade (cor verde), em relação a outras doenças dermatológicas publicadas na literatura indexada.

Em 2006, Hairston *et al.*,[43] em estudo retrospectivo, na Mayo Clinic (Rochester, EUA), foram os primeiros a documentar uma série de 32 doentes com VL e trombofilias. Os autores encontraram mutação do Fator V (Leiden) heterozigoto em 2 (22,2%) de 9, diminuição da atividade da proteína C ou proteína S em 2 doentes (13,3%) de 15 testados, mutação do gene da protrombina (G20210A) em um paciente (8,3%) de 12 avaliados, anticoagulante lúpico positivo em 5 (17,9%) de 28 doentes. Os anticorpos anticardiolipina foram encontrados em 8 (28,6%) de 28 pacientes, e níveis elevados da homocisteína em 3 (14,3%) de 21 pacientes.[43]

Em 2007, nosso grupo[51] publicou estudo retrospectivo de 14 doentes com VL e associações com trombofilias. Constituiu a primeira série de casos sobre o tema no Brasil. Os 14 pacientes foram submetidos a exames laboratoriais incluindo pesquisa de fator V (Leiden), protrombina mutante, dosagem de antitrombina, proteína S e C, pesquisa de anticorpos anticardiolipina e anticoagulante lúpico, dosagem de homocisteína e pesquisa da mutação da metilenotetraidrofolatorredutase (MTHFR). Dos 9 doentes cujos critérios de inclusão foram preenchidos para análise da frequência de trombofilia, foram encontrados 4 com fatores relacionados à trombofilia: deficiência da antitrombina (um caso), deficiência da proteína S (um caso), mutação da metileno tetraidrofolatorredutase (MTHFR) com hiper-homocisteinemia (um caso) e presença de anticorpo anticardiolipina (um caso).

Em 2010, realizamos um estudo prospectivo enfocando a presença de trombofilias nos doentes com VL e o uso de terapia anticoagulante.[52] Foram avaliados 34 doentes quanto à presença de trombofilias, sendo que 18 deles apresentaram anormalidades laboratoriais associadas a estas condições de hipercoagulabilidade (52%) (Quadro 2.4). Treze destes doentes receberam terapia anticoagulante, com 11 deles obtendo resposta favorável ao tratamento,

Quadro 2.4 Casos investigados prospectivamente de VL e sua associação com condições relacionadas à trombofilia no HC-FMUSP.

Doente	Gênero	Idade	Achados laboratoriais	Tratamento
1	F	30	Mutação heterozigota do fator V (Leiden)	Prednisona
2	F	26	Sem alterações detectadas	Ciclosporina
3	F	63	Sem alterações detectadas	Pentoxifilina
4	F	24	Deficiência da proteína C e da proteína S	Varfarina/enoxaparina na gravidez
5	M	68	Aumento da β2 microglobulina e da fração gamablobulina/HTLV1 positivo	Diosmina+hesperidina
6	F	45	Sem alterações detectadas	AAS2/Pentoxifilina/Ciclosporina/ Ácido nicotínico/Enoxaparina/ Dalteparina
7	F	41	Anticorpos anticardiolipina IgM e IgG	Pentoxifilina
8	F	60	Aumento do fibrinogênio/proteína C reativa elevada	Pentoxifilina/PUVA[3]
9	M	39	Sem alterações detectadas	AAS/pentoxifilina/heparina
10	M	41	Mutação heterozigota do fator V (Leiden)	Varfarina/colchicina/cloroquina/ AAS/pentoxifilina
11	F	37	Fator antinúcleo positivo (1/40) e ANCA (1/20)	Heparina/Dalteraparina/Ciclosporina/Diosmina+hesperidina/ Pentoxifilina
12	M	83	Mutação do gene da protrombina	Não tratado
13	F	27	Sem alterações detectadas	Não tratado
14	M	48	Anticoagulante lúpico positivo Anticorpos anticardiolipina IgM	Dalteparina/pentoxifilina/ prednisona
15	M	68	Hiper-homocisteinemia Mutação heterozigota do Fator V (Leiden)	Varfarina
16	F	47	Mutação heterozigota do Fator V (Leiden)	Varfarina/prednisona/pentoxifilina
17	F	29	Deficiência da antitrombina III e aumento da lipoporteína (a)	Varfarina/colchicina/pentoxifilina

(Continua)

Quadro 2.4 Casos investigados prospectivamente de VL e sua associação com condições relacionadas à trombofilia no HC-FMUSP. *(Continuação)*

Doente	Gênero	Idade	Achados laboratoriais	Tratamento
18	F	68	Deficiência da proteína S	Diosmina + hesperidina/AAS
19	M	42	Anticorpos anticardiolipina IgM e IgG	Prednisona
20	F	37	Sem alterações detectadas	Prednisona/Pentoxifilina
21	F	25	Fator antinúcleo positivo (1/80) VHS elevado	Pentoxifilina/PUVA
22	F	20	Sem alterações detectadas	Enoxaparina
23	F	56	Mutação heterozigota do fator V (Leiden)	Pentoxifilina
24	F	41	Sem alterações detectadas	Pentoxifilina/AAS/Enoxaparina
25	F	50	Fator antinúcleo positivo (1/40)	Heparina/ciclosporina/pentoxifilina/AASS
26	M	80	Mutação homozigota da MTHFR[6] Hiper-homocisteinemia Proteína C reativa e VHS elevados	Complexo B e ácido fólico
27	M	26	Anticorpos anticardiolipina IgM	Não tratado
28	F	31	Mutação heterozigota do fator V (Leiden)	Enoxaparina
29	M	27	Sem alterações detectadas	Ciclosporina
30	F	42	Deficiência da proteína S	Não tratado
31	F	50	Anticorpos anticardiolipina IgM	Não tratado
32	F	73	Anticorpos anticardiolipina IgM/deficiência da antitrombina III	Não tratado
33	F	41	Sem alterações detectadas	Não tratado
34	F	26	Sem alterações detectadas	Não tratado

M = masculino; F = feminino; idade = em anos; AAS = ácido acetilsalicílico; PUVA = Psoralênico + ultravioleta A.

ou com varfarina ou heparina sódica ou enoxiparina. Tratou-se de um estudo prospectivo, com número expressivo de doentes, à época da publicação, uma das maiores séries de doentes da literatura indexada. Também constituiu a primeira série de doentes no Brasil avaliada com tratamento anticoagulante, e permitiu ampliar a demonstração de anormalidades relacionadas a estados de hipercoagulabilidade nesse grupo de doentes, justificando o tratamento anticoagulante entre eles. Neste estudo, também procedemos à realização de exames para o rastreamento de doenças infecciosas com as hepatites virais B e C, HIV e paraproteínas, conforme posteriormente recomendado no consenso internacional sobre a VL publicado em 2013, do qual fomos convidados a participar como coautores.[57]

A relação de causalidade entre a presença de trombofilia e VL não foi ainda firmemente definida, porém é inequívoca sua associação, conforme extensa revisão dos casos publicados na literatura indexada na base de dados Pubmed/Medline desde o início dos anos 1980, compilada pelo nosso grupo em um artigo de revisão publicado em 2011, Quadro 2.5.[54]

Assim sugere-se frente a doentes com o diagnóstico estabelecido de VL uma abordagem propedêutica e laboratorial, conforme descrito no Quadro 2.6 e discutido em artigo de revisão por nós publicado em 2011.[55]

Quadro 2.5 Publicações de VL associada com condições de hipercoagulabilidade (trombofilia) recuperadas da literatura indexada no Medline (Pubmed) de 1980 a fevereiro de 2010.

Autor	Referência número	Ano	Número de casos	Trombofilia detectada
Goerge et al.	76	2010	1	Elevação dos níveis da (Apo) lipoproteína (a)
Tabata et al.	83	2010	1	Anticorpos IgM anticomplexo fosfatidilserina-protrombina (anticorpo antifosfolípide)
Sopeña et al.	84	2010	1	Síndrome antifosfolípide soronegativa em doente com LES
Di Giacomo et al.	67	2010	34	Estudo prospectivo. Dezoito doentes (52%) com alterações de trombofilia: Anticorpos antifosfolípides em 6 doentes (17,64%); mutação heterozigota do fator V (Leiden) em 6 doentes (17,64%); deficiência de proteína C e/ou S em 3 doentes (8,82%); hiper-homocisteinemia em 2 doentes (5,88%), sendo um com mutação da MTHFR e outro associado à mutação do fator V (Leiden); mutação do gene da protrombina (G20210A) em um doente; elevação dos níveis de fibrinogênio em um doente e associação entre mutação do gene da protrombina (G20210A) e anticorpo anticardiolipina IgM.
Osada et al.	56	2010	1	Anticorpos anticardiolipina IgM e IgG

(Continua)

Quadro 2.5 Publicações de VL associada com condições de hipercoagulabilidade (trombofilia) recuperadas da literatura indexada no Medline (Pubmed) de 1980 a fevereiro de 2010.
(Continuação)

Autor	Referência número	Ano	Número de casos	Trombofilia detectada
Antunes *et al.*	99	2010	1	Mutação do gene da protrombina (G20210A) e níveis elevados do ativador do inibidor do plasminogênio tecidual tipo 1 (PAI-1), decorrente de polimorfismo homozigoto do promoter 4G/4G do PAI-1.
Tsai *et al.*	100	2009		Polimorfismo do gene da MTHFR
Kavala *et al.*	149	2008	1	Mutação do fator V (Leiden)
Irani-Hakime *et al.*	101	2008	1	Mutação do fator V (Leiden) associada à mutação do gene da protrombina (G20210A) e mutação homozigota da MTHFR (C677T) com hiper-homocisteinemia
Davis & Wysokinski	102	2008	1	Mutação do fator V (Leiden) associada à mutação do gene da protrombina (G20210A)
Anavekar & Kelly	103	2007	1	Mutação heterozigota do gene da protrombina (G20210A)
Kawakami *et al.*	90	2007	1	Crioglobulinemia essencial
Cardoso *et al.*	91	2007	1	Mutação homozigota da MTHFR (C677T) sem hiper-homocisteinemia e síndrome de Sjögren
Deng *et al.*	42	2006	1	Mutação do gene da protrombina (G20210A) e níveis elevados do ativador do inibidor do plasminogênio tecidual tipo 1 (PAI-1), decorrente de polimorfismo homozigoto do promoter 4G/4G do PAI-1.
Hairston *et al.*	43	2006	45	Estudo retrospectivo. 21 doentes (46,6%) com alterações de trombofilia: Mutação heterozigota do fator V (Leiden) em 2 de 9 doentes; deficiência da proteína C e/ou S em 2 de 15 doentes; mutação do gene da protrombina (G20210A) em 1 de 12 doentes; elevação da homocisteína em 3 de 21 doentes; anticorpos anticardiolipina em 8 de 28 doentes e anticoagulante lúpico em 5 de 28 doentes.
Rampf *et al.*	91	2006	1	Mutação homozigota da MTHFR (C677T) sem hiper-homocisteinemia
Amato *et al.*	93	2006	1	Elevação dos níveis de fibrinogênio
Meiss *et al.*	94	2006	1	Hiper-homocisteinemia decorrente de insuficiência renal

(Continua)

Quadro 2.5 Publicações de VL associada com condições de hipercoagulabilidade (trombofilia) recuperadas da literatura indexada no Medline (Pubmed) de 1980 a fevereiro de 2010.
(Continuação)

Autor	Referência número	Ano	Número de casos	Trombofilia detectada
Juan et al.	95	2006	12	Três doentes com crioglobulinemia
Browing et al.	96	2006	1	Criofibrinogenemia e hiper-homocisteinemia
Lewerenz et al.	97	2004	1	Mutação heterozigota do fator V (Leiden) e síndrome da plaqueta viscosa
Gotlib et al.	98	2003	1	Gene da protrombina mutante
Hairston et al.	39	2003	2	Um dos doentes com mutação do fator V (Leiden)
Hegemann et al.	99	2002	2	Deficiência de antitrombina
Calamia et al.	100	2002	1	Mutação do fator V (Leiden)
Cocuroccia et al.	101	2002	2	Mutação do fator V (Leiden) (1) Hiper-homocisteinemia (1)
Magy et al.	102	2002	1	Mutação heterozigota do fator V (Leiden) e anticoagulante lúpico
Tran et al.	82	2001	7	Anticorpos antifosfolípides (3); hiperagregabilidade plaquetária (1); criofibrinogênio (1); diminuição de atividade de antitrombina (1); mutação do fator V (Leiden) (1)
Boyvat et al.	103	2000	1	Deficiência heterozigota da proteína C
Grasland et al.	46	2000	1	Anticorpos anticardiolipina
Biedermann et al.	104	2000	1	Mutação do fator V (Leiden)
Acland et al.	36	1999	4	Síndrome antifosfolípide
Gibson et al.	105	1999	*	Hiper-homocisteinemia
Wakelin et al.	106	1998	1	Anticorpos anticardiolipina
Klein & Pittelkow	107	1992	6	Anticorpos anticardiolipina, aumento nos níveis do inibidor do plasminogênio tecidual (PAI-1) e diminuição nos níveis do ativador do plasminogênio tecidual (tPA)

Quadro 2.6 Exames para investigação diagnóstica da VL.

Abordagem diagnóstica	Exames complementares
Doenças autoimunes do tecido conectivo	FAN, ANCA, anti-DNA dupla hélice, Anti-Ro, Anti-La, FR, C3, C4, CH50, hemograma completo, urina tipo I, além do exame físico.
Paraproteinemia	Dosagem da Imunoglogulinas (IgM, IgG, IgA e IgE), eletroforese de proteínas, imunofixação, dosagem de cadeias kappa e lambda, além do exame físico.
Neoplasias	DHL, Hemograma completo e anamnese dos diversos aparelhos, além do exame físico.
Doença vascular periférica	Palpação dos pulsos e estudo pelo ultrassom doppler arterial e venoso
Trombofilias	I. Adquiridas: • Anticorpos anticardiolipina (IgM e IgG) • Anticoagulante lúpico • Anticorpos anti-$\beta_2$glicoproteína I • Crioglobulinas, criogulutininas, criofibrinogênio • Homocisteína (deficiência de ácido fólico, vitamina B_{12} e B_6, insuficiência renal crônica, anemia perniciosa, uso de antagonistas do ácido fólico, antagonistas da vitamina B_6, idade avançada) II. Congênitas: • Mutação fator V (Leiden) • Mutação da protrombina • Mutação da MTHFR, hiperhomocisteinemia decorrente e defeito da cystathione-β-synthase e methionine-synthase • Polimorfismo do promotor do inibidor do ativador do plasminogênio tecidual (PAI-1) • Níveis séricos do ativador do plasminogênio tecidual (tPA-a) e do inibidor do ativador do plasminogênio tecidual (PAI-1) • Dosagem da Lipoproteína(a) • Dosagem da antitrombina • Dosagem da proteína C e proteína S III. De causa incerta: • Níveis do fibrinopeptídeo A • Dosagem de D-dímeros • Atividade plaquetária

A estes exames acrescentamos o rastreamento de doenças infecciosas como as hepatites virais B e C, HIV, conforme abordado no consenso internacional publicado em 2013, do qual participamos,[57] além da dosagem dos Fatores VIII e IX da coagulação, que, quando elevados, podem constituir condição de trombofilia.

Em 2014, relatamos um doente com VL e elevação da atividade do FVIII, além de ser portador de mutação do Fator V (Leiden) heterozigota e hiper-homocisteinemia, o que exemplifica que, em vários doentes com VL, diferentes trombofilias podem coexistir[76]. Dada a extensa lista de exames relacionados às trombofilias conhecidas na atualidade, muitos casos de VL talvez permaneçam idiopáticos ou não associados a estados de hipercoagulabilidade, pela limitação técnica da indisponibilidade de um painel laboratorial completo na maioria das instituições que atendem estes doentes, além do custo monetário elevado para a execução dos mesmos.

O diagnóstico diferencial da VL principal parece ser com a poliarterite nodosa cutânea, pela similaridade de lesões dermatológicas que podem ocorrer, bem como a existência em ambas de uma porcentagem de doentes que apresentam à época do diagnóstico ou em período de tempo posterior a ele, o desenvolvimento de mononeurite múltipla.[40,108-97] Morfologicamente, as ulcerações reticulares nas pernas e pés conduzem ao diagnóstico diferencial com diferentes condições, as quais podem até se encontrar associadas a VL e podem ser consultadas no Quadro 2.7.

A abordagem terapêutica da VL é variada. Seu caráter recorrente dificulta até mesmo a avaliação da eficácia de determinado fármaco ou medida, uma vez que a melhora da condição pode ser resultante da história natural da doença. No entanto, um parâmetro que pode auxiliar na avaliação terapêutica destes doentes é o sintoma da dor.

A dor na VL tem caráter isquêmico (por infarto cutâneo focal) conforme demonstrado por Hairston et al.,[43] através da aferição da tensão cutânea do oxigênio (TcPO$_2$), a qual se mostrou reduzida nos seus doentes. Assim, a dor costuma estar presente em todos indivíduos, afetando profundamente suas atividades sociais e laborais, por vez os afastando até do convívio familiar. George et al.[6] utilizaram a escala visual de avaliação da dor em uma criança, para quantificar de forma menos subjetiva a melhora da VL, sob tratamento de anticoagulação com heparina de baixo peso molecular. O método foi relevante e teve o curso paralelo à cicatrização das lesões.[6]

Não é infrequente assistirmos doentes nos quais a VL apresenta-se refratária ao tratamento, especialmente em casos com ulcerações extensas e numerosas, intensamente dolorosas e de difícil cicatrização.[39]

Várias modalidades terapêuticas têm sido empregadas, com variado grau de sucesso.[112] O uso de corticosteroide tópico, sistêmico e intralesional é de pouca ou nenhuma eficácia.[112] No entanto, todas modalidades de tratamento propostas para a VL são embasadas no relato de casos isolados ou série de casos, estando infelizmente ausentes estudos clínicos de boa qualidade (prospectivos, randomizados e placebo controlados), que preencham os critérios da Cochrane.[113] Provavelmente isto se deve em parte à relativa raridade da afecção, somado ao fato de ser doença debilitante e de grande morbidade, dificultando tais estudos do ponto de vista ético, especialmente o uso de placebo.

Uma vez que há um potencial envolvimento de mecanismos trombogênicos ou deficiência do processo fibrinolítico,[39,43,112,114] as várias terapias objetivam modular ou interferir nos distúrbios hemostáticos microcirculatórios. Os principais grupos de drogas utilizadas na VL apresentam-se a seguir.

Quadro 2.7 Condições cujo diagnóstico diferencial se faz com a vasculopatia livedoide (VL).

Doenças ou condição	Sugestões à diagnose
Vasculite livedoide	Anamense, exame físico e histopatologia
Síndrome antifosfolípide	Anticorpos anticardiolipina IgG, anticoagulante lúpico e anticorpos anti--$\beta_2$glicoproteína I. Trombose de repetição: história obstétrica de perdas fetais
Paraproteínemia	
• Crioglobulinemia • Criglobulinas ao frio • Criofibrinogenemia • Macroglobulinemia • Hiperglobulinemia	Dosagem das imunoglobulinas, cadeias kappa e lambda, crioglobulinas, aglutininas ao frio e criofibrinogênio
Condições genéticas que predispõem à trombose (trombotilia hereditária)	
• Mutação do fator V (Leiden) • Definiciência da proteína C e/ou S. proteína Z • Hiperhomocisteinemia • Mutação do gene da protrombina • Mutação do promotor do inibidor do ativador do plasminogênio tecidual (PAI-1) • Elevação da (apo)lipoproteína (a)	Amplificação do gene, por PRC, seguido da análise do polimorfismo de tamanho do fragmento de restrição (PCR – RFLP) para mutação pontual R506Q do gene fator V Pesquisa de proteínas C e S livres e totais Níveis plasmáticos de homocisteína e metabólitos relacionados estão elevados (acima de 13,9 micro mol por litro). Pesquisa por PCR das mutações A1298C e C677T da MTHFR PCR-RFLP para mutação pontual G2021A do gene da protrombina (Fator F2) Polimorfismo genético do inibidor do ativador de plasminogênio 1 (PAI-1) por PCR. O polimorfismo 4G/5G foi associado com concentrações plasmáticas do PAI-1. O alelo 4G associa-se com concentrações significativamente mais elevadas de PAI-1 do que o alelo 5G, principalmente na presença de valores elevados de triglicerídeos. Dosagem sérica da (apo) lipoproteína(a)
Poliarterite nodosa cutânea	Livedo racemoso, nódulos subcutâneos nas pernas, mononeurite múltipla, ulcerações
Poliarterite nodosa sistêmica	Idem + hipertensão arterial e insuficiência renal

(Continua)

Quadro 2.7 Condições cujo diagnóstico diferencial se faz com a vasculopatia livedoide (VL).
(Continuação)

	Doenças ou condição	Sugestões à diagnose
Vasculites	Poliangeíte microscópica	Púrpura palpável, lesões tipo púrpura retiforme e ulcerações reticuladas, mononeurite múltipla, pANCA positivo, doença pulmonar e renal
	Vasculites granulomatosas	Púrpura palpável, lesões tipo púrpura retiforme e ulcerações reticuladas, pANCA ou cANCA positivo, doença pulmonar renal
	Vasculites dos pequenos vasos	
	• Crioglobulimemia mista essencial	Púrpura palpável, crioglobulinas presentes
	• Doenças autoimunes do tecido conectivo	Púrpura palpável, consumo do complemento sérico, FAN, anti-DNA positivo, alterações renais, etc.
Insuficiência venosa crônica		Varizes, dermatite ocre, edema dos MMII, ultrassom doppler venoso alterado
Doença arterial periférica		Palidez cutânea, claudicação, ulcerações dolorosas, ultrassom doppler arterial alterado
Ulcerações pelo uso de hidroxiureia		Uso de hidroxiureia (ex.: policitemia vera)

Drogas estimuladoras da atividade fibrinolítica endógena

Inicialmente utilizou-se a associação da fenformina (antidiabético) e etilestrenol, a qual aumentava a atividade fibrinolítica endógena pela ação no aumento da atividade das enzimas do plasminogênio.[112] A fenformina foi retirada do mercado norte-americano pelos efeitos adversos e o etilestrenol é um esteroide anabolizante com alguma atividade progestágena e androgênica, cujo uso no Brasil é sujeito a controle especial.[115] Ambas as drogas quando utilizadas de forma isolada não são efetivas. Outra droga, esteroide androgênico, com atividade fibrinolítica utilizada na VL é o danazol, 200 mg VO ao dia.[106,116-118] Em relação ao uso do danazol, nosso grupo tem experiência no seu emprego para o tratamento da VL, com poucos efeitos adversos e resultados positivos, conforme publicamos parte da nossa casuística em 2015, salientando a melhora da atividade da doença em paralelo a redução dos níveis da Lp(a), a qual se encontra bem elevada nestes doentes antes do tratamento[62] (Figura 2.27, Quadro 2.8 e Tabela 2.2).

Pseudovasculites (Vasculopatias)

Quadro 2.8 Aspectos gerais de posologia, efeitos adversos e mecanismos de ação do danazol.

Danazol

- Esteroide de fraca ação androgênica
- Comprimidos de 100 mg
- Dose preconizada 200 mg/dia
- Efeitos androgênicos:
  - Seborreia
  - Hirutismo
  - Acne
  - Alopecia
  - Amenorreia
- Hepatotoxicidade
- Afeitos no crescimento do tecido prostático
- Ações:
  - ↑ produção do tPA e ↓ produção do PAI (melhora fibrinólise)
  - ↓ lipoproteína a (Lpa)
  - ↑ proteína anticoagulantes (proteína C, S e antitrombina)
  - ↓ expressão P-selectina (CD62 nas plaquetas)
- Contra-indicações:
  - Gravidez
  - Câncer da próstata
  - Hepatopatia

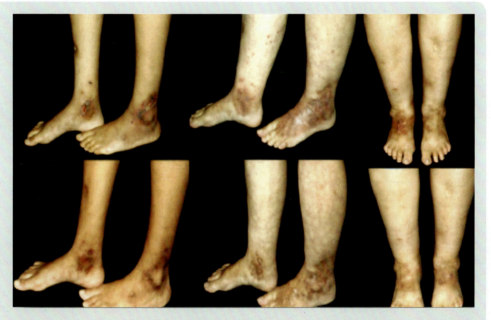

Figura 2.27 Série de pacientes tratados com danazol 200mg ao dia antes e após o uso da medicação.[2]

Tabela 2.2 Dados demográficos e resposta terapêutica ao danazol dos pacientes relatados em Criado, 2015.[62]

Doente	Idade/gênero	Duração da doença em anos	Avaliação de trombofilias	Tratamentos prévios	Tratamento atual	Ts	Th	Escore clínico de atividade (pré: pós tratamento)	IFD	Lp(a) (mg/dL) (pré: pós tratamento)	% de redução da Lp(a) após danazol
1	28/F	10	Elevação Lp(a)	Prednisona/metotraxato, pentoxifilina e AAS	Pentoxifilina, danazol/6 meses	8	20	5:1	1	131:33	75
2	36/F	15	Elevação Lp(a) e deficiência antitrombina III	Varfarina/pentoxifilina e AAS; ciclosporina	Pentoxifilina, danazol/7 meses	3	8	6:2	2	51:17	56
3	52/F	20	Elevação Lp(a)	Enoxiparina/pentoxifilina	Pentoxifilina, danazol/12 meses	3	8	5:1	1	33:16	52
4	63/F	30	Elevação Lp(a)	Prednisona/metotraxato, pentoxifilina e AAS	Pentoxifilina, oxigenioterapia hiperbárica, danazol/6 meses	2	6	5:1	1	69:9	87

F = feminino; Lp(a) = lipoproteína (a); AAS = ácido acetilsalicílico; Ts = tempo para início da cicatrização da úlcera; Th = tempo para cicatrização total das úlceras; IFD = imunofluorescência direta (quantidade de imunorreagentes na parede do vaso dérmico).

O inibidor do ativador do plasminogênio tecidual (PAI-1) é um importante inibidor do sistema fibrinolítico.[42] Ele é constituído por uma glicoproteína de cadeia única sintetizada no fígado, tecido adiposo e nas células endoteliais.[42] O PAI-1 é o inibidor primário tanto do tPA e do ativador do plasminogênio tipo uroquinase.[42] A síntese do PAI-1 é induzida sob a regulação de mediadores, como a endotoxina, IL-1, TNF-alfa, TGF-2 e lípides.[116] A descoberta de polimorfismos genéticos do promotor do PAI-1 esclareceu mais informações sobre sua função.[42] O gene do PAI-1 tem vários *loci* polimórficos.[42] O polimorfismo mais importante é a inserção-deleção 4G/5G dos pares de base 675 no início do promotor,[42] o que afeta a ligação com proteínas nucleares envolvidas na regulação da transcrição gênica.[42] O alelo 4G parece ligar-se apenas ao estimulador; sendo assim o genótipo 4G/4G determina uma maior síntese do PAI-1, enquanto o alelo 5G liga-se tanto ao estimulador como ao supressor, resultando em baixo nível de transcrição.[42] A presença do genótipo 4G/4G do PAI-1 confere aumento cerca de 25% maior dos seus níveis séricos, em relação ao genótipo 5G/5G, contribuindo assim para redução da fibrinólise.[42]

Assim, atualmente tem-se recorrido ao uso do fator ativador do plasminogênio tecidual recombinante (rt-PA) (Alteplase – ACTILYSE®) em baixa dose.[42,107] Klein e Pittelkow[107] utilizaram o rt-PA na dose de 10 mg EV a cada 4 horas durante 14 dias. Deng et al.[42] utilizaram o rt-PA na dose de 10 mg EV ao dia durante duas semanas, porém associado à heparina SC 5000 UI a cada 12 horas e AAS 81 mg/dia.

Drogas inibidoras da formação do trombo (antiplaquetas)

Drogas inibidoras da síntese de prostaglandinas, as quais modulam a agregação plaquetária inibindo-a, são utilizadas no tratamento da VL: ácido acetilsalicílico (AAS), dipiridamol, cilostazol ou o grupo das tienopiridinas (clopidogrel, hidrocloreto de ticlopidina, associados ou não ao AAS).[112]

O cilostazol, comprimidos de 50 mg ou 100 mg, tem apresentado bons resultados no tratamento dos doentes com VL. É um inibidor da fosfodiesterase III, com efeito vasodilatador periférico e antiagregante plaquetário. Geralmente iniciamos com dose de 50 mg a cada 12 horas via oral e, se necessário, aumentamos para 10 mg a cada 12 horas até a cicatrização das ulcerações. Tem contraindicação na insuficiência cardíaca congestiva e doentes com risco de sangramento ou gestantes.

Osada et al.[108] utilizaram o sarpogrelato (*sarpogrelate hydrochloride*) uma droga antagonista do receptor 5-hidroxitriptamina$_{2A}$ (5HT$_{2A}$) e, consequentemente, da serotonina. O sarpogrelato tem ação antiplaquetárias e anti-vasoconstritoras, tendo sido usado na dose diária de 300 mg, via oral. No entanto o doente apresentou neuropatia periférica durante o tratamento, a qual só regrediu com a introdução da varfarina.[108]

Drogas vasodilatadoras

A nifedipina, cilostazol (inibidor da fosfodiesterase III) e ácido nicotínico já foram empregados.[112] Interessante ressaltar que o ácido nicotínico, medicamento preconizado há muitos anos na literatura para o tratamento da VL, hoje é reconhecido como uma das únicas medicações capazes de reduzir os níveis elevados da lipoproteína (a) em doentes com esta dislipidemia.

No final dos anos de 1950, demonstrou-se que havia um aumento da atividade fibrinolítica após a injeção de ácido nicotínico com a atividade máxima ocorrendo entre 10 e 15 minutos.[119] A nicotinamida, em contraste com o ácido nicotínico, não apresentou tais efeitos.[119] O ácido nicotínico, adicionado *in vitro* ao plasma não tinha efeito também. O efeito rápido observado *in vitro* indica que o ácido nicotínico influencia a atividade do sistema fibrinolítico diretamente ou possivelmente por via do seu acelerado efeito nos ácidos graxos livres do plasma.[119] A ativação do plasminogênio em plasmina, a enzima que "dissolve por lise" a fibrina, constitui o passo cardinal da fibrinólise.[119] A ativação ocorre pelo ativador do plasminogênio tecidual (tPA).[119] O tPA é inativado pelo inibidor do ativador do plasminogênio 1 (PAI-1), o qual é sintetizado pelo fígado, tecido adiposo e células endoteliais. O ácido nicotínico diminui a expansão de células Hep G2, resultando em diminuição da síntese do PAI-1.[119] O PAI-1 é um fator de risco para doença cardiovascular e está intimamente associado à hipertrigliceridemia.[119]

O ácido nicotínico aumenta os níveis de HDL e diminui os da Lp(a).[119] O PAI-1 e o tPA foram reduzidos em 31% e 15%, respectivamente com o uso da droga, além de reduzir os níveis de fibrinogênio em 15%.[119] Em conclusão, o ácido nicotínico no passado entendido como um agente vasodilatador no tratamento da VL atualmente tem efeitos comprovados de ação favorável sobre três fatores de risco trombogênicos [PAI-1, fibrinogênio e lipoproteína (a)], todos eles descritos associados à doença em diferentes publicações.

Drogas hemorreológicas

São medicamentos que têm como objetivo diminuir a viscosidade do sangue, aumentar a flexibilidade das hemácias e aumentar assim o aporte circulatório. São empregados com esta finalidade a pentoxifilina, 400 mg a cada 8 horas, via oral, e o cloridrato de buflomedil.[119] O buflomedil apresenta um efeito inibitório na agregação plaquetária e melhora a deformabilidade dos eritrócitos com fluibilidade anormal. Embora o mecanismo pelo qual o buflomedil induz estes efeitos ainda não tenha sido definido, dados iniciais sugerem que estão envolvidos, em parte, um fraco efeito antagonista não específico do íon cálcio (somente *in vitro*) e um efeito de bloqueio dos receptores alfa, não específico. A dose oral recomendada é de 150 mg, 3 a 4 vezes ao dia, ou 300 mg, 2 vezes ao dia.

Moduladoras da resposta linfocitária

A fototerapia sistêmica com PUVA (UVA+ 8-metoxipsoraleno oral) tem sido empregada por alguns autores.[120,121] O PUVA foi iniciado com dose da UVA de 4J/cm^2, aplicado 2 a 3 vezes por semana, e com incrementos de 0,5 a 1J/cm^2 a cada tratamento, conforme tolerância.[120]

Terapias de mecanismos ainda pouco esclarecidos

Outros fármacos utilizados em relatos de casos foram a imunoglobulina intravenosa,[122-125] ciclosporina,[52,125] oxigenioterapia hiperbárica[95,126] e iloprost endovenoso.[102]

A Imunoglobulina endovenosa (IgEV) parece-nos uma alternativa terapêutica de exceção dado o seu alto custo. Foi usada na dose de 0,5g/kg/dia durante 3 dias consecutivos.[122] Na dermatologia, a IgEV tem sido usada em várias doenças autoimunes, predominantemente doenças bolhosas, como pênfigo vulgar e penfigoide bolhoso, e também nas colagenoses, como nas vasculites.[127] O modo de ação não está completamente entendido. A IgEV é geralmente bem tolerada. Efeitos adversos, como cefaleia, calafrios, febre, náuseas, vômitos, dispneia e taquicardia, ocorrem em menos de 5% dos pacientes tratados.[122] São raros os episódios de reação anafilática, falência renal e anemia hemolítica.[122] Monshi *et al*.[81] a empregaram em 11 doentes, na dose de 2 g/kg/dia, com resultados favoráveis: remissão completa das ulcerações e dor em 17 de 29 episódios de atividade (59%) depois de três ciclos da droga e em 25 de 29 episódios (86%) depois de 6 ciclos de tratamento, com um número total de remissões de (93%). Kim *et al*.[128] utilizou a IgEV em 7 doentes com resultados similares.

A ciclosporina A (CsA) foi utilizada por Leclerc *et al*.[125] no tratamento da VL em 5 doentes com bons resultados, sendo atribuído a estes autores a primeira descrição do seu uso na VL. O mecanismo de ação ainda é desconhecido. Sabe-se que a CsA atua como imunossupressora da atividade linfocitária, no entanto parece a princípio que o linfócito não exerce papel relevante na fisiopatogenia da VL. O fator tecidual (TF) é um componente vital no desencadeamento da cascata de coagulação; estudos demonstraram que a CsA inibe a expressão do TF em monócitos,[129] através da inibição da transcrição gênica do TF,[130,131] o que poderia contribuir para seu efeito benéfico na VL. Na Clínica Dermatológica do HC-FMUSP, também têm-se obtido resultados variáveis com o uso de CsA em doses similares àquelas utilizadas na psoríase (3 a 5 mg/kg/dia), como em um dos doentes que compôs a casuística do nosso artigo publicado em 2010.[52] Entretanto, observa-se que, com a suspensão da droga, a recidiva da doença é frequente. A toxicidade renal e os efeitos imunossupressores da droga impedem o seu uso de forma contínua no tratamento da VL, prestando-se, porém, para tratamentos de resgate na falência de outras modalidades terapêuticas.

A oxigenioterapia hiperbárica (OTH) consiste na administração de uma fração inspirada de oxigênio próxima de um (oxigênio *puro* ou *a* 100%) em ambiente com uma pressão superior (geralmente 2 a 3 vezes) à pressão atmosférica ao nível do mar.[132] Este aumento de pressão irá resultar num aumento da pressão arterial e tecidual de oxigênio muito significativos (perto de 2.000 mmHg e 400 mmHg respectivamente) o que fundamenta a maioria dos efeitos fisiológicos e terapêuticos do oxigênio hiperbárico.[132] Em consequência da lei de *Henry*, ao respirar oxigênio puro em meio hiperbárico, verifica-se um aumento da pressão arterial de oxigênio que pode superar os 2.000 mmHg a um valor ambiental de três atmosferas absolutas (ATA). O volume de oxigênio dissolvido e transportado pelo plasma, que é mínimo à pressão atmosférica, aumenta mais de 22 vezes.[132] Assim, se calcularmos o conteúdo plasmático de oxigênio (oxigênio dissolvido no plasma), verificamos que, no nível do mar, a quantidade de oxigênio que o plasma transporta é em torno de 0,3 mL/dL, enquanto, a três ATA, o oxigênio dissolvido é de aproximadamente 6 mL/dL. Este último valor é suficiente para os consumos celulares em repouso sem necessidade de qualquer contribuição do oxigênio ligado à hemoglobina.[132]

Nos tecidos lesionados hipóxicos, a OTH, ao contribuir para a reversão desta hipóxia, estimula também a formação da matriz de colágeno, essencial para a angiogênese e cicatrização.[132] Sabe-se que a alternância hiperóxia/normóxia constitui um estímulo angiogênico significativo.[132] Outro dos efeitos já bem estabelecidos da OTH é o da melhoria da perfusão microvascular.[132] Este efeito estará provavelmente relacionado com um estímulo da síntese de Óxido Nítrico (NO) pelo oxigênio hiperbárico.[132] Em média realizam-se sessões diárias de 90 a 120 minutos.

No ambulatório de vasculites, da Divisão de Dermatologia do HC-FMUSP, observamos 4 doentes portadores de VL, nos quais se indicou a OTH (dados ainda não publicados), a qual foi realizada em clínicas conveniadas aos planos de saúde destes doentes. Os doentes submeteram-se durante o tratamento a 20 a 25 sessões até a cicatrização completa das lesões (Figura 2.28). A dor obteve alívio completo entre a sétima e décima segunda sessões.

Atualmente no Brasil, a OTH teve sua cobertura pelos planos de saúde privados regulamentada pela Agência Nacional de Saúde Suplementar (ANS), através da Resolução Normativa nº 211 de 2010.[133] Entretanto, ainda é preciso executar estudos de boa qualidade científica para conformar a eficácia da OTH na VL.

Tsutsui *et al*.[134] demonstraram marcada redução da expressão da trombomodulina (TM) nas células endoteliais de 4 doentes com VL. Outro mecanismo que aumenta a agregação plaquetária é a expressão deficiente da trombomodulina, que também ativa a proteína C do sistema de anticoagulação. Sabendo-se que a prostaglandina I_2 (PGI_2) estimula a expressão da TM no endotélio, estes autores utilizaram o beraprost sódico, análogo da PGI_2, no tratamento da VL, na dose de 120 mcg/dia, EV, inicialmente, e, posteriormente, na dose de 60 mcg/dia, EV, associado ao AAS em baixa dose, como manutenção, obtendo melhora clínica nos 4 doentes.

Drogas anticoagulantes

Devido aos mecanismos trombogênicos potencialmente envolvidos na VL, tratamentos baseados em medicamentos anticoagulantes têm sido frequentemente utilizados. Os anticoagulantes orais antagonistas da vitamina K, especialmente a varfarina têm sido empregados por vários autores.[41,52,88,89,91,96,135,136] O INR (*International Normalized Ratio*) geralmente é mantido entre 1,5 e 2,0.[41,96] No entanto, o uso de anticoagulantes orais é às vezes de difícil manejo, dadas as interações medicamentosas frequentes e a interferência da dieta do paciente (oferta de vitamina K nos alimentos). Isto torna a manutenção dos níveis do INR trabalhosa, tornando

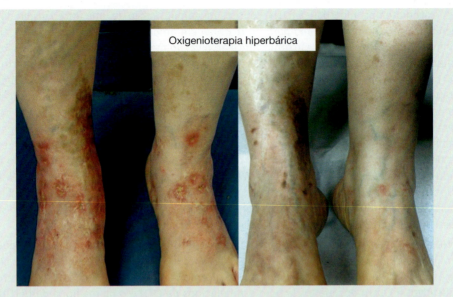

Figura 2.28   Efeito terapêutico da oxigenioterapia hiperbárica em uma das nossas pacientes.

o uso destes agentes reservado a situações especiais, tais como indivíduos com VL e episódios de trombose recorrentes, por causa de mutações genéticas relacionadas a trombofilias ou síndrome antifosfolípide.

Quando se opta pelo uso da varfarina, o clínico deve utilizar doses baixas no início do tratamento, não excedendo 1 a 2 mg ao dia, com incrementos diários lentos de 1 a 2 mg até se alcançar a dose necessária para atingir o INR desejado, ou associá-la, em dose de 5 mg ao dia nos primeiros 3 a 5 dias com heparina subcutânea.[137] Esta prática tem sido utilizada para se evitar o consumo rápido das proteínas de anticoagulação vitamina K-dependentes (proteína C, S e antitrombina), o que pode determinar o quadro de "necrose cutânea induzida por cumarínicos", efeito adverso raro que ocorre em 0,01% a 1% dos doentes que utilizam estas drogas. A varfarina tem sido mantida pelo nosso grupo[67] até cerca de 1 a 2 meses após a cicatrização das lesões, quando então é cessada e reintroduzida se necessário, evitando-se assim os riscos de sangramento inerentes à anticoagulação prolongada.

Outra modalidade de anticoagulação, a qual nós temos dado preferência, é o uso de heparina via subcutânea. Vários autores têm utilizado mini doses de heparina ou mesmo doses plenas de anticoagulação.[29,42,52,76,91,94,97,139-141]

Tanto a heparina não fracionada (UFH, *unfractionated heparin*) quanto as heparinas de baixo peso molecular (*Low-molecular Weight Heparins* – LMWHs) têm emprego estabelecido na prevenção e tratamento do tromboembolismo venoso (TEV) e como terapia adjuvante nas síndromes ateroembólicas.[142] As LMWH estão substituindo as UFH na terapêutica anticoagulante devido a um número de vantagens, que incluem um perfil farmacocinético mais previsível e facilidade do uso.[142] Entre as LMWH há diferenças, uma vez que são compostos heterogêneos produzidos por processos distintos e, portanto, com propriedades bioquímicas e farmacológicas diferentes. Entre as LMWH utilizadas mais frequentemente encontram-se a enoxiparina e a dalteparina.

A enoxiparina apresenta peso molecular de 4.500 daltons, com bioavaliabilidade de 90 a 92% e meia-vida de eliminação de 4,5 horas.[142] As doses profiláticas preconizadas da enoxiparina em variam de: (i) 30 mg, 2 vezes ao dia, via SC, ou 40 mg ao dia, nos casos de cirurgia de quadril; (ii) 30 mg, 2 vezes ao dia, via SC, iniciando 12 a 42 horas após cirurgia de joelho; (iii) 40 mg, 1 vez ao dia, via SC, nos doentes agudamente doentes, e (iv) 40 mg, 1 vez ao dia, 2 horas antes de cirurgia abdominal.[142] Nos doentes ambulatoriais com trombose venosa profunda com ou sem embolia pulmonar, a dose preconizada é de 1 mg/kg, via SC, 2 vezes ao dia, com varfarina associada.[142]

A dalteparina tem peso molecular de 6.000 daltons, com bioavaliabilidade de 87% e meia-vida de eliminação de 3 a 5 horas.[142] As doses profiláticas preconizadas da dalteparina em variam de: (i) 5.000UI, 1 vez ao dia, via SC, no pós-operatório, nos casos de cirurgia de quadril; (ii) 2.500 UI ou 5.000 UI, 1 vez ao dia, via SC, 1 a 2 horas antes de cirurgia abdominal; (iii) 5.000 UI, 1 vez ao dia, via SC nos doentes agudamente doentes; e (iv) 200 UI/kg (máximo de 18.000 UI), 1 vez ao dia, via SC, por um mês, e então 150 UI/kg (máximo de 18.000 UI), 1 vez ao dia, via SC, por 5 meses, para profilaxia secundária em doentes com câncer em tratamento.[142] Nos doentes ambulatoriais com trombose venosa profunda com ou sem embolia pulmonar, a dose preconizada é de 1 mg/kg, via SC, 2 vezes ao dia, com varfarina associada.[142]

As doses indicadas das UFH e das LWMH mais adequadas ao tratamento da VL ainda não estão estabelecidas.[39,52] Hairston et al.[39] utilizaram enoxiparina em dois doentes na dose de 2 mg/kg/dia e, posteriormente, 1 mg/kg/dia. DiGiacomo et al.[52] utilizaram doses de enoxiparina 40 mg/dia (5 doentes) (Figura 11), dalteparina (3 doentes) 5.000 UI/dia e heparina não fracionada (3 doentes) 5.000 UI a cada 12 horas. Em 1991, Yang et al.[48] trataram 27 pacientes portadores de Atrofia Branca de Milian, durante um estudo observacional de 7 anos, com heparina não fracionada 5.000 UI ao dia, em 70% destes doentes. Os autores observaram significante alívio da dor nestes doentes.[48]

Hesse e Kutzner[114] em 2008 relataram sua experiência no tratamento de 22 doentes com Atrofia Branca de Milian ulcerada: 16 doentes receberam dalteparina (2.500 UI), 1 vez ao dia, durante 14 dias e então a cada 2 dias até a cicatrização das ulcerações; 4 doentes foram tratados com nadroparina (2.850 UI; 0,3 mL), em esquema de dose similar à dalteparina; 2 casos receberam enoxiparina. Todas estas doses foram abaixo da dose para profilaxia de trombose.[114] O tempo médio de uso das LWMH neste estudo foi de cerca de 7 semanas, sendo que, após 3 meses, 19 dos 22 doentes tinham cicatrizado suas úlceras e estavam assintomáticos.[114]

Goerge et al.[76] descreveram um doente pediátrico portador de VL, no qual a única condição predisponente à trombose era a presença de níveis elevados da lipoproteína (a) [Lp(a)]. A criança foi tratada com LWMH (enoxiparina), tendo regressão do quadro ulceroso e álgico. A Lp(a) compete com o plasminogênio por se ligar aos seus resíduos lisina e, assim, bloquear sua capacidade fibrinolítica e a proteólise pericelular. Assim, altas concentrações da Lp(a) no plasma podem representar uma fonte potencial de atividade antifibrinolíticas.[143]

As heparinas, especialmente as LMWH, apresentam efeito antitrombóticos: (i) via efeito anti-Fator Xa da cascata de coagulação; (ii) aumentando também a atividade fibrinolítica por elevar a atividade do ativador do plasminogênio tecidual (tPA) e (iii) liberando o inibidor da via do fator tecidual (TFPI).[114] As LMWH também demonstram efeito anti-inflamatório, que é detectado mesmo com níveis teciduais 12 a 50 vezes menores.[114,144] A enoxiparina apresenta ação inibidora sobre a expressão da P-selectina (CD-62P),[114] reduz a expressão do ICAM-1 nas células endoteliais, diminui de maneira dose-dependente a expressão de metaloproteinases da matriz, exercendo assim suas funções anti-inflamatórias.[114,145]

Os efeitos adversos do uso da enoxiparina são similares àqueles das heparinas não fracionadas.[97] Estes paraefeitos incluem episódios hemorrágicos de grau menor e maior (incluindo sangramento intracraniano ou retroperitoneal) e plaquetopenia.[97] A monitorização do tempo de tromboplastina parcialmente ativada (TTPA) com as LWMH não é necessária.[97] Tão pouco necessita a monitorização do INR, como necessário com a varfarina.[97] No entanto, os doentes devem ser orientados quanto à possibilidade de eventos hemorrágicos ao receber tratamento anticoagulante, bem como serem observadas rigidamente as contraindicações de anticoagulação antes de se iniciar o tratamento.[97] Além disso, o risco de osteoporose deve ser avaliado ao se utilizar o tratamento com heparina, em decorrência de este efeito ser a principal complicação do tratamento, orientando-se assim a suplementação da dieta com cálcio.[97]

As recomendações do "The Thrombosis Task Force" do Comitê Britânico de padronizações em Hematologia orientam que, ao se reintroduzir o uso de heparina dentro de um período de 100 dias, a contagem de plaquetas deve ser monitorizada cuidadosamente no primeiro dia de uso[146]. Embora o uso concomitante das heparinas com antiagregantes plaquetários (AAS) seja evitado, dada a possibilidade de maior risco de sangramento, a gravidade do quadro de VL pode indicar seu uso conjunto.[97]

Em relação ao custo do tratamento com as heparinas, especialmente as LWMH, ele geralmente é elevado se comparado a outras abordagens como o uso do AAS combinado à pentoxifilina, à varfarina, a vasodilatadores, entre outros. No entanto, para doentes com doença resistente a outras abordagens, os benefícios do tratamento da VL, com as LWMH, superam os custos por propiciar a possibilidade de um retorno às atividades sociais e laborais, diminuição da necessidade de internação ou cuidados de curativos e melhora na qualidade de vida.[97,114] Porém trata-se de um tratamento de autorização comercial ainda não liberada e com ausência de estudos baseados em evidência.[97] Pode ser, contudo uma alternativa terapêutica viável no tratamento da VL, especialmente com a vantagem de tratar doentes com trombofilia documentada.[114]

Em nosso estudo publicado em 2010,[52] com 13 doentes de VL recebendo terapia anticoagulante, 8 foram tratados com heparina via subcutânea (4 com enoxiparina, 2 com dalteparina e 2 com heparina regular) sem intercorrência e com efetiva melhora na dor e cicatrização das ulcerações (Tabela 2.3 e Figura 2.29). Esta constituiu a maior casuística à sua época de realização em relação à anticoagulação, contribuindo para a consolidação da terapia anticoagulante na VL, sendo citado por vários autores internacionais em publicações posteriores.

Os antagonistas da vitamina K (fenprocoumon, varfarina e acenocoumarol) são amplamente utilizados na prevenção de desordens tromboembólicas. Estes agentes determinam a inibição dos fatores de coagulação vitamina K-dependentes (FII, FVII, FIX e FX).[147] São administrados via oral, metabolizados por enzimas hepáticas do citocromo P450 (especialmente da subfamília CYP2C9) e excretados como metabólitos inativos na bile. Apesar do custo relativamente baixo, há desvantagens que incluem o início de ação mais lento, índice terapêutico estreito (complicações hemorrágicas), bem como numerosas interações com drogas e alimentos.[147] No Quadro 2.9, podemos consultar as diferentes terapias anticoagulantes empregadas no tratamento da VL, cujos artigos publicados estão indexados no Medline (Pubmed).

A medicina tem incorporado ao arsenal de terapêuticas anticoagulantes, novas drogas de uso oral, com perfil de segurança em relação a eventos hemorrágicos, maior do que os tradicionais antagonistas da vitamina K (AVK). As conhecidas limitações farmacodinâmicas e farmacocinéticas dessa classe de medicamentos impulsionaram as pesquisas em direção ao desenvolvimento de novas moléculas anticoagulantes que fossem igualmente eficientes

Pseudovasculites (Vasculopatias) 73

Tabela 2.3 Casuística dos 13 doentes tratados com drogas anticoagulantes no artigo publicado em 2010.[52]

Paciente n.	Paciente 1	Paciente 2	Paciente 3	Paciente 4	Paciente 5	Paciente 6	Paciente 7	Paciente 8	Paciente 9	Paciente 10	Paciente 11	Paciente 12	Paciente 13
Gender	F	M	F	F	F	M	F	F	F	M	F	M	F
Age (years)	45	39	47	20	41	48	29	31	24	41	37	68	50
Diasse time (years)	3	4	2	1	5	8	2	7	3	4	2	1	4
Associated conditions	Nenhum	Nenhum	Deep venous thrombosis	Nenhum	Nenhum	Nenhum	Nenhum	Nenhum	Nenhum	Nenhum	Nenhum	Nenhum	Nenhum
Laboratorial findings	Nenhum	Nenhum	Factor V Leiden	Nenhum	Nenhum	Anticardiopin IgM; IgG antibodies	Nenhum	Factor V Leiden	Protein C and S deficiency	Factor V Leiden	ANA (1/40 ANCA (1/20)	Hyperhomocisteinaemia/Factor V Leiden	ANA (1/40)
Previous treatment	ASA/Pentoxifylline nicotinic acid/ cyclosporine	ASA/pentoxifylline	Pentoxifylline	Nenhum	ASA/pentoxifylline	Pentoxifylline/oral corticosteroides	Nenhum	Nenhum	Nenhum	Pentoxifylline/ASA/Chioroquine colchicine	Diosmine hesperidn/pentoxifylline/cyclosporine	None	Cyclosporine/pentoxifylline/ASA
Anticoaguiant-drug	Exoxaparin 40 mg/day, dalteparin 5000 UI/day	Heparin 5000 UI 12/12h	Warfarin	Enoxaparin 40 mg/day	Enoxaparin 40 mg/cay	Delteparin 5000 UI/day	Warfarin	Enoxaparin 40 mg/day	Warfarin + enoxaparin during pregnancy	Warfarin	Daltepain/heparin 5000 UI/day	Warfarin	Heparin 5000 UI 12/12 h

(*Continua*)

Tabela 2.3 Casuística dos 13 doentes tratados com drogas anticoagulantes no artigo publicado em 2010.[52] *(Continuação)*

Paciente n.	Paciente 1	Paciente 2	Paciente 3	Paciente 4	Paciente 5	Paciente 6	Paciente 7	Paciente 8	Paciente 9	Paciente 10	Paciente 11	Paciente 12	Paciente 13
Gender	F	M	F	F	F	M	F	F	F	M	F	M	F
Symptoms improvement	1 semana	2 semanas	3 semanas	1 semana	1 semana	2 semanas	1 semana	2 semanas	3 semanas	1 semana	4 semanas	2 weeks	1 week
Healing time for skin lesions	2 meses	2 meses	3 meses	3 meses	3 meses	2 meses	3 meses	2 meses	3 meses	1 meses	2 meses	2 meses	2 meses
Adverse effects	Nenhum	Nenhum	Nenhum	Nenhum	Allergy to heparin	Nenhum	Nenhum	Nenhum	Nenhum	Nenhum	Nenhum	Nenhum	Nenhum
Time under anticoagulantes	7 meses	9 meses	11 meses	3 meses	3 meses	8 meses	19 meses	2 meses	6 meses	2 meses	4 meses	4 meses	3 meses
Follow-up	Remission for 9 months	Remission for 6 months	Remission for 9 months	Remission for 6 months	Treatment interrupted due to adverse effect	Remission for 6 months	Treatment interrupted due to recurrence	Remission for 8 months	Remission for 9 months	Remission for 9 months	Treatment interrupted due to recurrence	Remission for 7 months	Remission for 9 months

ASA, acetysalicyc acid.

Pseudovasculites (Vasculopatias)

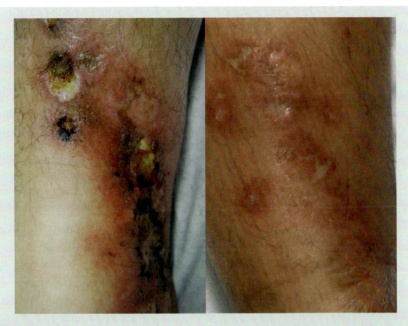

Figura 2.29 Efeito clínico com o tratamento da VL com enoxiparina 1 mg/kg/dia durante 90 dias, em doente portadora de anticoagulante lúpico e mutação heterozigota do Fator V (Leiden).

e que pudessem conter as seguintes características teoricamente ideais:[148] administração via oral em dose única diária; janela terapêutica ampla; início de ação rápido; a não necessidade de monitorização laboratorial regular; farmacocinética e farmacodinâmica previsíveis; rápida reversibilidade em caso de sangramento (com antídoto); pouca interação alimentar e medicamentosa, e baixo custo.[149] No Brasil, por parte da Agência Nacional de Vigilância Sanitária (Anvisa), foi aprovado o uso do etexilato de dabigatrana, um inibidor direto da trombina por via oral, na profilaxia do tromboembolismo venoso (TEV), e da rivaroxabana, um inibidor direto do fator X ativado por via oral, na profilaxia e no tratamento do TEV.[148]

Kerk et al.[149] em 2013 relatou pela primeira vez o uso da rivaroxabana em 2 doentes com VL com bons resultados e sem efeitos adversos. A ele seguiu o relato do grupo da Mayo Clinic (USA),[150] também demonstrando bom resultado em um doente tratado com esta droga. Drabik et al.[151] publicaram um estudo prospectivo de fase II com o uso da rivaroxabana em 20 doentes com VL, em 2014. Estes autores acessaram os efeitos terapêuticos da droga com a escala análoga visual de dor (VAS) em intervalos entre o início do tratamento e 12 semanas após, obtendo resultados favoráveis com mínimos efeitos adversos.

A rivaroxabana de uso oral surge como um novo potencial instrumento terapêutico no tratamento desafiador dos doentes impactados pela VL.

Como mais uma contribuição ao entendimento da VL, em seus aspectos etiopatogênicos e terapêuticos, aqui sugerimos uma abordagem racional ao seu tratamento. Trata-se de uma abordagem individualizada no tratamento da VL, pautada em aspectos particulares, como fatores predisponentes (trombofilias como anticorpos antifosfolípides, hiper-homocisteinemia), hábitos pessoais (tabagismo, uso de adesivos de nicotina), acesso a medicamentos ou intervenções terapêuticas de alto custo e gravidade clínica. Além disso, acreditamos que as abordagens requerem passos progressivos de complexidade, as quais resumimos na Figura 2.30.

É de importância ao doente e também ao sistema de saúde considerar não só os riscos das terapias propostas no tratamento da VL, bem como a estimativa dos valores monetários envolvidos em diferentes modalidades terapêuticas, o que podemos observar no Quadro 2.10.

Ao finalizar a revisão crítica do tema VL, a qual constitui uma das nossas principais vertentes de estudo, em decorrência da nossa prática no ambulatório de Vasculites da Divisão de Dermatologia do HC-FMUSP, podemos afirmar que, com nossas pesquisas e artigos publicados, pudemos contribuir para o melhor conhecimento sobre aspectos relacionados à patogenia da doença, qualidade de vida dos pacientes e terapêutica, de forma pioneira em nosso meio e inclusive internacionalmente, o que resultou em nosso reconhecimento como investigadores da doença e estabelecimento de parcerias na publicação de artigos em relevantes periódicos, com autores europeus, americanos e canadenses. Destacamos, entre nossa produção, os seguintes aspectos:

a) coletamos e publicamos a maior série descrita de pacientes com VL no hemisfério sul e sua associação com diferentes estados de hipercoagulabilidade;
b) também descrevemos em uma coorte considerável de doentes o uso de heparina de baixo peso molecular e antagonistas da vitamina K, com resultados efetivos e seguros;
c) de forma inédita, na literatura indexada, demonstramos a deterioração da qualidade de vida nos doentes portadores de VL, com índices piores do que grande parte de outras doenças dermatológicas;
d) estudamos uma coorte de doentes com VL e elevados níveis de lipoproteína(a), que apresentaram melhora clínica e redução paralela dos seus níveis séricos, com o uso do danazol, fato este que não havia sido demonstrado na literatura;
e) também observamos a expressão endotelial da lipoproteína(a) por método de imuno-histoquímica, o que pode contribuir para a compreensão dos fenômenos de coagulação vascular e neoangiogênese na fase de cicatrização da doença;
f) correlacionamos os achados de imunofluorescência direta com aspectos que podem se relacionar à presença de anticorpos antifosfolípides e ativação do complemento, dado este pela primeira vez levantado pelo nosso grupo e publicado em periódico internacional;
g) acreditamos que por meio de artigos de revisão, tanto no nosso meio, quanto no exterior, difundimos mais conhecimento sobre o diagnóstico e manejo da VL, o que pode muito provavelmente beneficiar vários pacientes.

Quadro 2.9 Dados da literatura referentes ao uso de terapias anticoagulantes empregadas na VL.

Tratamento	Dose e posologia	Autores	Ano	Número de doentes	Presença de trombofilia
Heparina					
Heparina não fracionada	5.000 UI via SC a cada 3 dias	Jetton & Lazarus[140]	1983	1	ND
	5.000 UI via SC a cada 12 horas	Heine & Davis[139]	1986	1	ND
	5.000 UI via SC ao dia	Yang et al.[50]	1991	19	ND
		Lewerenz et al.[97]	2004	1	Síndrome da plaqueta viscosa e mutação do fator V (Leiden)
	5.000 UI via SC a cada 12 horas, após o uso de rtPA 10 mg/dia EV, durante 2 semanas	Deng et al.[42]	2006	1	Homozigose do promotor (4G/4G) do inibidor do ativador do plasminogênio tecidual (PAI-1)
	5.000 UI, via Sc; 2 doentes a cada 12 horas e 1 doente uma vez ao dia	DiGiacomo et al.[52]	2010	3	Ausente
Heparinas de baixo peso molecular (LWMH)	Enoxiparina 30mg, via SC, a cada 12 horas	Hairston et al.[39]	2003	1	Mutação do fator V (Leiden)
	Enoxiparina 1 mg/kg via SC a cada 12 horas	Hairston et al.[39]	2003	1	Ausente
		Francès e Barete[77]	2004	2	ND

(Continua)

Quadro 2.9 Dados da literatura referentes ao uso de terapias anticoagulantes empregadas na VL. *(Continuação)*

Tratamento	Dose e posologia	Autores	Ano	Número de doentes	Presença de trombofilia
	Enoxiparina SC (40 mg/dia) + pentoxifilina e ácido fólico, vitaminas B_6 e B_{12}	Meiss et al.[94]	2006	1	Hiper-homocisteinemia por insuficiência renal crônica
	Dalteparina 2.500 UI ao dia, via SC, 14 dias e depois a cada 2 dias	Hesse e Kutzner[114]	2008	16	ND
	Nadroparina 2.850UI ao dia, via SC	Hesse e Kutzner[114]	2008	4	ND
	Enoxiparina	Hesse e Kutzner[114]	2008	2	ND
	Enoxiparina 20mg/dia, via SC. Metilprednisolona 32mg/dia, VO	Cardoso et al.[91]	2007	1	Síndrome de Sjögren e mutação da MTHFR com níveis normais da homocisteína
	Enoxiparina	Goerge et al.[76]	2010	1	Elevação níveis lipoproteína (a)
	Dalteparina	DiGiacomo et al.[52]	2010	3	1 doente com anticorpos anticardiolipina IgM e IgG
	Enoxiparina 40 mg/dia, via SC	DiGiacomo et al.[52]	2010	5	1 doente com mutação do fator V (Leiden) e 1 doente com deficiência da proteína C e S

Pseudovasculites (Vasculopatias) 79

Varfarina	Deng et al.[57]	2006	1	Homozigose do promotor (4G/4G) do inibidor do ativador do plasminogênio tecidual (PAI-1)
	Browing e Callen[96]	2006	1	
	Anavekar e Kelly[89]	2007	1	Criofrinogenemia e hiperhomocisteinemia
	Davis e Wysokinski[88]	2008	1	Mutação heterozigota do fator V (Leiden)
	Kavala et al.[135]	2008	1	Mutação do fator V (Leiden)
	Osada et al.[41]	2010	1	Ausente
	DiGiacomo et al.[52]	2010	5	Dois doentes com mutação do fator V (Leiden)
	Kerk et al.[149]	2013	3	Elevação da lipoproteína (a)
Rivaroxabana	Dose 10 a 20 mg ao dia, via oral			
	Winchester et al.[150]		2	Elevação da lipoproteína (a)
	Drabik et al.[151]		20	Não definido

Doenças dos Vasos e Hipercoagulabilidade na Pele

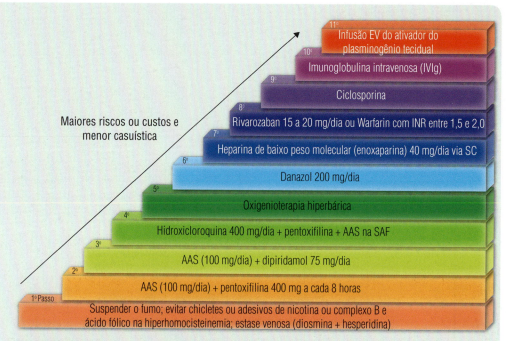

Figura 2.30 Abordagem terapêutica em passos da VL.

AAS = ácido acetilsalicílico; SAF = síndrome antifosfolípide; RNI = relação normatizada internacional; SC = via subcutânea; EV = via endovenosa; IVIg = imunoglobulina endovenosa.

Quadro 2.10 Medicações empregadas na VL e análise de riscos e custos monetários ao seu emprego.

Medicamentos/ intervenção	Início de ação	Riscos	Custos ‡	Referências do uso
Oxigenioterapia hiperbárica	↗↗↗	*	20 a 30 sessões = R$ 7.000,00 ($2.102,10) a R$ 10.500,00 ($ 3.153,15)	Br J Dermatol. 2006;154(2):251-5. Br J Dermatol. 2003 ;149(3):647-52.
Danazol	↗↗	**	Ao mês = R$ 168,21 reais ($ 50,51). Em 3 meses = R$ 504,64 ($ 151,53)	Dermatol Ther 2015 (epub ahead) Br J Dermatol. 1998;139(5):935-7. Dermatology. 1997;194(3):251-5. Arch Dermatol. 1996;132(7):749-51.

(Continua)

Quadro 2.10 Medicações empregadas na VL e análise de riscos e custos monetários ao seu emprego. *(Continuação)*

Medicamentos/ intervenção	Início de ação	Riscos	Custos ‡	Referências do uso
Rivaroxaban	↗↗	***	Em 12 semanas = R$ 663,60 ($201,09) com 15 mg/dia e R$ 510,72 ($154,76) com 20 mg/dia	Br J Dermatol. 2013;168(4):898-9. Br J Dermatol. 2014 Sep 25. doi: 10.1111/bjd.13428. JMIR Res Protoc. 2014 Dec 10;3(4):e73. doi: 10.2196/resprot.3640
Enoxaparina	↗↗↗	***	30 dias (40 mg/dia) = R$ 1.051,23 ($ 315.68)	J Eur Acad Dermatol Venereol. 2010;24(11):1340-6. Arch Dermatol. 2004 Aug;140(8):1011. Arch Dermatol. 2003 Aug;139(8):987-90.
Ciclosporina	↗	***	(200 a 300 mg/dia = ao mês R$ 502,80 a R$ 754,20). Por 3 meses = R$ 1.508,40 a R$ 2.262,60 ($ 452,97 a $ 679,45).	Lês Nouvelles Dermatologiques. 2000;19:356-60.
Gamaglobulina endovenosa	↗	***	Por ciclo = R$ 39.556,36 ou $ 11. 878,78. Total de 6 ciclos = R$ 237.338,16 ($ 71.272,68)	J Am Acad Dermatol. 2014;71(4):738-44. Br J Dermatol. 2002;147(1):166-9. J Am Acad Dermatol. 2004; 51(4):574-9.

Tempo de ação (↗ = rápido; ↗↗ = moderado; ↗↗↗ = um pouco lento); riscos envolvidos (* = mínimo; ** = requer monitorização e existem possíveis efeitos adversos; *** = riscos moderados e agravos a saúde possíveis); ‡ = valores estimados em abril de 2015, com câmbio de 1 dólar americano valendo em torno de R$ 3,40.

Papulose atrófica maligna (Doença de Degos)

A papulose atrófica maligna é uma doença vaso-oclusiva rara, que tipicamente afeta a pele, trato gastrintestinal e sistema nervoso central.[11] Ocorre tipicamente entre a 2ª e 4ª décadas de vida. A incidência parece ser igual entre homens e mulheres.

A patogênese parece estar relacionada a distúrbios de coagulação, apesar do mecanismo preciso ainda ser incerto. Anormalidades da agregação plaquetária e inibição da fibrinólise têm sido relatados,[152-157] o que poderia justificar a presença de trombos plaquetários e de fibrina na derme, mesentério e sistema nervoso central. No entanto a ausência de coagulopatias em alguns pacientes sugere que o distúrbio possa ser no nível da microvasculatura. Anticorpos antifosfolípides estão presentes em alguns casos, isoladamente ou associados ao lúpus eritematoso sistêmico.[158] A presença de lesões tipo doença de Degos em portadores de doenças autoimune do tecido conectivo sugere um mecanismo autoimune.[48-51] No entanto não se demonstram, usualmente, imunocomplexos ou complemento em estudos de imunofluorescência nos tecidos acometidos.[163,164] Infiltrado linfocítico perivenular pode ser observado nas lesões tardias, porém vasculite leucocitoclástica e arterite não são relatados.[152,153,165] Depósito de mucina pode ser observado em todas as fases da doença, sendo mais proeminente nas lesões tardias.

Na pele, costuma manifestar-se com lesões assintomáticas, predominantemente no tronco e extremidades, de número variável. Em geral poupa as palmas, plantas, face, couro cabeludo e genitais. Surge inicialmente como máculas rosadas, as quais rapidamente dão origem a pápulas eritematosas firmes, de 2 a 5 mm de diâmetro. Após 2 a 4 semanas, a pápula evolui com depressão central.[166] De forma individual, as lesões são constituídas em duas zonas: uma porção central deprimida, de cor aporcelanada, centro escamoso e um halo periférico róseo ou violáceo, de 1 a 2 mm de diâmetro, no qual há delicadas telangiectasias. Por vezes, a borda desaparece, permanecendo apenas uma cicatriz branca varioliforme. Raramente as lesões excedem 2 cm de diâmetro. A membrana mucosa mais acometida é a ocular. Pode afetar a esclera, episclera, coroide e nervo óptico. Os achados cutâneos tipicamente precedem o acometimento sistêmico.

Um prognóstico desfavorável é pronunciado pelo acometimento do trato gastrintestinal que geralmente se apresenta após semanas, meses ou anos de manifestações puramente cutâneas, com dor abdominal, náusea, melena e diarreia. A laparoscopia revela infartos em diferentes partes do intestino delgado, que também podem ser encontradas no esôfago, estômago, cólon e reto. O acometimento intestinal pode levar a perfuração, peritonite e morte.

Sinais e sintomas neurológicos ocorrem em cerca de 22% dos pacientes, principalmente como resultado de infartos cerebrais e medulares.

Exames de autópsia têm revelado infartos em múltiplos sistemas: miocárdio, rins, bexiga, pulmões, pleura, fígado e pâncreas, que geralmente são assintomáticos até a fase final da doença.

A histologia da pele revela, caracteristicamente, epiderme atrófica com uma leve hiperqueratose e na derme adjacente um esparso infiltrado inflamatório linfocitário com edema, depósito de mucina e leve esclerose, além de ocasionalmente necrose.

Lesões Degos-símile podem ser observadas em doenças autoimunes do tecido conectivo.[162] A síndrome do anticorpo antifosfolípide também pode apresentar lesões Degos-símile, sendo primordial excluir esse diagnóstico, principalmente em pacientes com lúpus e outras doenças autoimunes do tecido conectivo.

O tratamento ainda não está estabelecido, apesar de haver relatos de melhora com AAS associado ou não à pentoxifilina.[167]

Em 2000, participamos da publicação do caso clínico de uma paciente de 43 anos, que apresentava doença de Degos com envolvimento cutâneo exclusivo.[168]

SÍNDROMES MICROVASCULARES OCLUSIVAS NÃO CLASSIFICADAS EM GRUPOS ESPECIAIS

Aterosclerose obliterante

A prevalência da doença arterial periférica é de aproximadamente 10% na população geral com mais de 45 anos. Os maiores fatores de risco são idade > 40 anos, diabetes mellitus e tabagismos. Hipertensão arterial, sexo masculino, sedentarismo, dislipidemia e hiper-homocisteinemia são também fatores de risco importantes. A doença arterial periférica aumenta o risco de morte por doença cardiovascular.[169]

A aterosclerose ocorre por deposição de placas de colesterol, debris necróticos e células inflamatórias na parede dos vasos levando a estreitamento progressivo com baixo fluxo sanguíneo e trombose local. A evolução é crônica, apresentando claudicação intermitente, em 1/3 dos casos, neurite periférica e diminuição ou ausência dos pulsos periféricos. A elevação da perna produz palidez, com retorno mais demorado à cor anterior e eritema reflexo. Como consequência da isquemia, a pele apresenta-se seca, escamosa e há alopécica, podendo-se observar calosidade plantar. Traumatismos leves podem levar a úlceras de difícil cicatrização, localizadas geralmente em áreas de proeminência óssea como os dedos e região do calcanhar, em oposição às úlceras de estase, que se situam nos tornozelos. Quando há oclusão completa de vasos, surge área de gangrena que pode atingir um ou vários pododáctilos ou área maior. A região apresenta-se lívida, bem demarcada, fria, dolorosa, às vezes com borda eritematosa. Com a progressão, ocorrem necrose e ulceração. No diagnóstico, além da investigação da diabetes mellitus e alterações lipídicas, o doppler de membros inferiores e arteriografia irão revelar o nível e o grau da obstrução.

O tratamento se baseia principalmente no restabelecimento do fluxo sanguíneo. O paciente deve ser encaminhado ao cirurgião vascular para revascularização por angioplastia ou bypass cirúrgico. Medidas adicionais também são necessárias como:[169] dieta sem gordura, controle do diabetes, hipertensão e cessação do tabagismo e drogas hipolipemiantes (estatinas). Apesar de os dados não serem conclusivos, o AAS é prescrito para todos os pacientes. Outros antiagregantes, como clopidogrel, podem ser mais benéficos que o AAS. Outras intervenções como controle da dor, aquecimento do membro, antibióticos e cuidados locais (em casos de úlceras) são necessários.

Este grupo de doentes, embora com frequência procure um cirurgião vascular, tem no dermatologista um especialista importante a contribuir, quer na exclusão de diagnósticos diferenciais, quer no auxílio multidisciplinar no tratamento das úlceras e no manejo da dor, a qual frequentemente as acompanha.

Tromboangeíte obliterante (Doença de Buerger)

A doença de Buerger é uma vasculopatia oclusiva e inflamatória de vasos de pequeno e médio calibre, distinta das outras formas de oclusão vascular, devido a diferenças no aspecto patológico dos vasos, e no tipo de população afetada.[170,171] Foi descrita em 1908 por Leo Buerger em Nova Iorque (EUA) em indivíduos jovens, entre os quais havia em comum o hábito do tabagismo intenso.

A etiologia é desconhecida, porém se cogita que represente um processo inflamatório autoimune desencadeado pelo tabagismo. A doença atinge exclusivamente, adultos jovens (25 a 40 anos) do sexo masculino, porém mulheres podem ser acometidas.

A histologia revela espessamento da parede dos vasos com invasão destes por linfócitos, plasmócitos, eosinófilos e monócitos levando à trombose. O infiltrado pode envolver veias e nervos. As alterações são focais e no estágio tardio há fibrose dérmica.[169,171]

O sintoma mais comum é a claudicação intermitente, dor no membro afetado desencadeada pela deambulação ou exercício e que desaparecem com o repouso (claudicação do pé é o mais característico). Contudo a dor pode ocorrer no repouso ou associada à neuropatia isquêmica, ulceração e tromboflebite. Os sintomas são agravados pelo frio. O quadro é geralmente unilateral, com redução dos pulsos na região acometida. Os pulsos proximais estão conservados, enquanto os distais (pedial dorsal, tibial posterior e radial) são perdidos no estágio inicial da doença. A pele pode apresentar palidez, cianose e diminuição da temperatura. Ulceração ou gangrena pode ocorrer precocemente no curso da doença, particularmente após traumatismos, e comumente se inicia em torno das unhas (paroníquia crônica dolorosa) ou ponta dos dedos. Pode haver alterações tróficas, tromboflebites e edema. Além da tromboflebite recorrente, que determina cordões eritematosos superficiais, pode haver trombose venosa profunda associada.[170] Alguns casos cursam com eritema nodoso. A evolução é crônica, durante meses a anos, com períodos de quiescência.

Os critérios diagnósticos são: tabagismo, idade < 50 anos, ausência de fatores de risco para aterosclerose, oclusões distais (infra-poplítea), acometimento de membros superiores e tromboflebite migratória.[172,173]. Autoanticorpos, particularmente anticélulas endoteliais, estão presentes em altos títulos na fase de atividade da doença e podem ser usados para monitorizar a atividade da doença.[170] A velocidade de hemossedimentação (VHS) geralmente é elevada e a arteriografia frequentemente conduz ao diagnóstico, com estenoses e oclusões múltiplas das artérias distais e várias colaterais.

Os principais diagnósticos diferenciais a serem considerados são: ergotismo, êmbolos de colesterol, a aterosclerose de "início na juventude", a vasculopatia diabética e vasculite associada à doença autoimune do tecido conectivo.

O tratamento consiste no repouso, proibição do fumo, aquecimento do membro e assistência especializada de um cirurgião vascular. Nenhum tratamento medicamentoso tem resultados conclusivos, porém estudo com análogos da Prostaciclina mostrou melhores resultados na cicatrização das úlceras e alívio da dor quando comparado com o AAS.[174] Pela natureza de acometimento distal difuso, a cirurgia reconstrutiva arterial tem pouca aplicação. A simpatectomia é uma alternativa em alguns casos. Na presença de gangrena a amputação é necessária. Nos pacientes que persistem com o tabagismo o prognóstico é pior.

Tromboflebite superficial

Tromboflebite é a inflamação de veia superficial com formação de trombo e consequente oclusão. A trombose de uma veia superficial geralmente ocorre devido a um fluxo lento dentro de uma veia varicosa, e pode ocorrer de forma isolada. Também deve ser considerada a coexistência de uma trombose venosa profunda (TVP) silenciosa.[175,176] Por outro lado, a tromboflebite que ocorre em veias superficiais aparentemente normais deve alertar a possibilidade de malignidade subjacente ou trombofilia. Quando se localiza na safena e/ou seus ramos superficiais, caracteriza-se por lesões eritemato-nodulares ou cordão infiltrativo em trajeto venoso. Há dor moderada, edema do membro e pode haver sinais flogísticos. As tromboflebites superficiais podem ocorrer em veia varicosa ou não:

- **Tromboflebite superficial associada à veia varicosa:** é a forma mais comum. Apresenta-se sob a forma de eritema e calor sobre nódulos subcutâneos palpáveis, dolorosos em cordão. Um aspecto de eritema e infiltração, celulite-símile, pode ocorrer dificultando sua distinção de um quadro infeccioso. Não há linfadenite ou edema periférico, a não ser que haja TVP subjacente. O estudo pelo ultrassom doppler está indicado para diagnóstico e exclusão de TVP associada.

- **Tromboflebite superficial não associada à veia varicosa:** pode ocorrer após injeção intravenosa, inserção de cateter intravenoso com ou sem infecção (tromboflebite séptica). O dano ao endotélio induzido por agulhas ou drogas (agentes quimioterápicos) leva à flebite e consequente trombose. O extravasamento de substâncias perivenular tem o mesmo efeito. Quando este tipo de tromboflebite é recorrente ou disseminado, deve-se pesquisar a associação com doenças sistêmicas como câncer, estados de hipercoagulabilidade (deficiência de proteína C, proteína S, síndrome antifosfolípide, mutação do fator V de Leiden, hiper-homocisteinemia, antitrombina III, gravidez nos dois últimos trimestres, estados pós-operatórios, uso de anticoncepcionais hormonais) (Figura 2.31) ou outras doenças como doença de Behçet ou doença de Buerger.

Nas tromboflebites superficiais, o tratamento sintomático pode ser o único empregado, a menos que haja TVP associada. Anti-inflamatórios não hormonais orais podem ser úteis e anticoagulação não é necessária, a menos que haja extensão para a junção safenofemoral, safeno-poplítea ou TVP associada.

Em 2011, publicamos um caso inusitado em que a paciente, sem a presença de trombofilias detectadas, procurou atendimento médico com uma lesão tumoral na coxa, porção medial, a qual, sob exame ultrassonográfico com doppler, revelou se tratar de tromboflebite. A excisão cirúrgica da lesão cutânea demonstrou a presença de um trombo gigante com eliminação transcutânea, fato este por nós não encontrado até então na literatura indexada no Pubmed/Medline (Figuras 2.32 e 2.33).[177]

SÍNDROMES MICROVASCULARES NÃO TOTALMENTE OCLUSIVAS

Livedo reticular e livedo racemosa

O livedo reticular é um achado extremamente comum e usualmente resulta de uma resposta vasoespástica fisiológica ao frio ou a doenças sistêmicas. O livedo reticular apresenta um padrão de descoloração cianótica, ou eritematocianótica, que assume um aspecto rendilha-

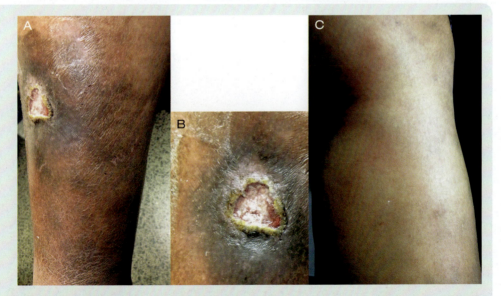

Figura 2.31 Paciente de 32 anos com trombose venosa profunda recanalizada e úlcera da perna. Na investigação, demonstrou ter hemoglobina S e aumento do Fator VIII e do Fator IX da coagulação. **(A)** úlcera da perna, **(B)** detalhe da úlcera e **(C)** tromboflebite na perna contralateral (eritema linear).

do. É denominado *livedo reticular* quando a trama reticulada ocorre de forma completa com interligação nítida, que delimita internamente áreas da pele com aspecto normal, ou mesmo pálidas. Quando a trama reticulada não é constituída por linhas que confluem e fecham, ou seja, a trama é quebrada ou incompleta, então é denominada *livedo racemosa* (Figura 2.34), o qual, em geral, se acompanha de estados não fisiológicos ou doenças.

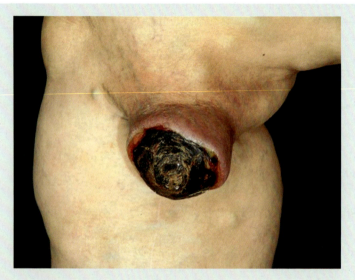

Figura 2.32   Trombo gigante com eliminação transcutânea.

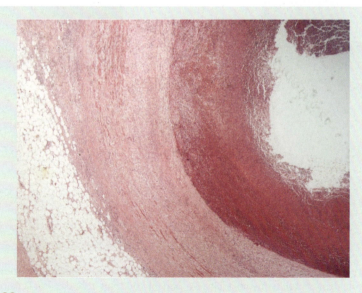

Figura 2.33   Histopatologia da lesão tumoral demonstrando tromboflebite.

Pseudovasculites (Vasculopatias)

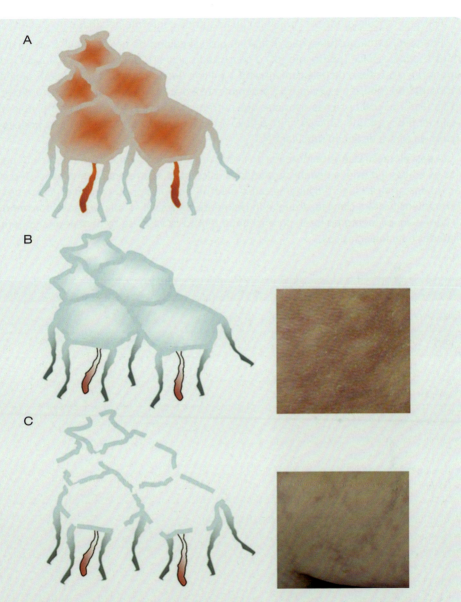

Figura 2.34 Formas de Livedo. **(A)** Circulação normal na pele (derme): a arteríola supre de sangue arterial o centro de um segmento cutâneo que se assemelha a um poliedro, em cuja periferia vai se acumulando o sangue já menos oxigenado, o qual é coletado por vênulas. **(B)** O livedo reticular apresenta uma trama em rede na periferia destes poliedros, a qual se fecha completamente, desenhando uma rede ou retículo na pele. Pode ocorrer por diminuição do fluxo arterial de forma fisiológica ou por espasmo transitório da parede vascular. **(C)** O livedo racemosa ocorre em geral determinado por doença subjacente que compromete o suprimento arteriolar, produzindo uma trama reticulada sucessivamente interrompida, em oposição à trama bem delineada do livedo reticular. Os padrões de livedo podem ser classificados, dependendo da amplitude do padrão da trama (≤ ou > 10 mm), em quatro variantes: livedo reticular fino regular, livedo reticular regular espesso, livedo racemosa fino e livedo racemosa espesso.

O livedo reticular pode ser congênito ou adquirido conforme detalhado no Quadro 2.11.

Em 1896, Unna postulou que o suprimento sanguíneo da pele normal é arranjado em cones[192] onde o ápice (ponto inferior) é constituído pela arteríola cutânea, e a base (porção superior) é o território da pele com área de 1 a 4 cm, dependente da sua irrigação sanguínea. Nas bordas do cone, o plexo venoso é proeminente e o arterial é diminuído. O distúrbio primário circulatório localiza-se nas arteríolas que nutrem as áreas da pele suprajacente, no entanto qualquer processo que diminua tanto o fluxo arterial quanto a drenagem venosa pode levar a aparência clínica de livedo reticular.[178,179]

A descoloração cianótica moteada do livedo reticular ocorre mais comumente nas pernas, mas os braços e o tronco podem ser afetados. Ulceração ocorre em alguns casos. Descoloração ou descamação sugerem alguma causa externa, como calor ou outra dermatose de base. O frio intensificará a cianose, a qual é inicialmente reversível se o fator causal for removido, ou com o aquecimento do local, porém com o tempo os vasos se tornam permanentemente dilatados e telangiectásicos.

Quadro 2.11 Classificação etiológica do livedo.

Livedo:
Reticular congênito fisiológico
Adquirido
1. Vasoespasmo • Livedo reticular fisiológico/cútis marmorata • Livedo reticular idiopático • Doenças autoimunes do tecido conectivo • Doença/fenômeno de Raynaud

2. Distúrbios intravasculares (em geral, Livedo Racemosa)
• Doenças mieloproliferativas
• Proteínas anormais
  • Crioglobulinas
  • Crioaglutininas
  • Criofibrinogenemia
• Hipercoagulabilidade
  • Síndrome antifosfolípide
  • Fator V de Leiden
  • Deficiência de proteína C ou S
  • Hiper-homocisteinemia
  • Deficiência de antitrombina III
  • Coagulação intravascular disseminada
• Púrpura trombocitopênica trombótica
• Insuficiência cardíaca

(Continua)

Quadro 2.11 Classificação etiológica do livedo. *(Continuação)*

Livedo:
Reticular congênito fisiológico
Adquirido

3. Doenças da parede dos vasos (em geral, Livedo Racemosa)
• Vasculites
  • Poliarterite nodosa cutânea
  • Poliarterite nodosa sistêmica
  • Vasculite crioglobulinêmica
  • Vasculites associada a doenças autoimunes
• Calcifilaxia
• Síndrome de Sneddon
• Vasculopatia livedoide (também cursa com obstrução intraluminal)

4. Obstrução dos vasos (em geral, Livedo Racemosa)
• Êmbolos
  • Embolia de colesterol
  • Embolia séptica
  • Embolia por nitrogênio (descompressão brusca)
• Trombofilias (ver acima)
• Hiperoxalúria

5. Outros • Medicamentos (interferon, amantadina, norepinefrina) • Infecções (hepatite C, micoplasma, sífilis, tuberculose, hanseníase) • Injeções intravasculares de pentazocina e bismuto • Neoplasias (feocromocitoma) • Doenças neurológicas (distrofia simpática reflexa, paralisias) • Doença de Moyamoya

Livedo reticular congênito

É conhecido como cutis marmorata telangiectásica congênita, caracterizando-se por um padrão vascular reticulado persistente, o qual está geralmente restrito a uma extremidade, mas pode ser mais disseminado. Pode associar-se a outras anormalidades, tais como sinais congênitos vasculares, assimetria de membros, e eventualmente anormalidades oculares e neurológicas. Cerca de 20% das crianças têm resolução completa do livedo nos primeiros anos de vida.

Livedo reticular adquirido

    a) **Livedo reticular fisiológico ou cútis marmorata:** são sinônimos e se referem ao padrão normal de livedo decorrente da resposta ao frio. Ocorre mais frequentemente em neonatos, crianças e adultos jovens, podendo ser encontrado em até 50% das crianças normais.[179,180] Em adultos, ele pode estar associado à acrocianose e perniose.

b) **Livedo reticular idiopático ou primário:** ocorre predominantemente em adultos jovens e mulheres de meia idade. Tende a ser mais disseminado, particularmente nas extremidades inferiores. Apesar de variar com oscilações de temperatura, tende a persistir com o aquecimento. Pode cursar com ulcerações, edema e dormência. A doença pode ser progressiva. O diagnóstico diferencial é com eritema *ab-igne*, nevo capilar e angioma serpiginoso. É um diagnóstico de exclusão, sendo importante afastar causas secundárias, principalmente nos casos disseminados.[177,180]

c) **Livedo reticular por vasoespasmo:** parece ser a causa mais comum de livedo reticular. Geralmente está associado a doenças do tecido conectivo e reflete uma tendência vasoespástica, ocorrendo mais comumente em portadores do fenômeno de Raynaud. Doenças neurológicas como a distrofia simpática reflexa apresentam livedo reticular por induzirem vasoespasmo e também por imobilidade do membro afetado.

d) **Livedo reticular (racemosa) por distúrbios intravasculares:** pode ocorrer em estados de hiperviscosidade sanguínea decorrentes de aumento de proteínas (crioglobulinas[195]], criofibrinogênio, crioaglutininas, paraproteínas) ou aumento das células sanguíneas (doenças mieloproliferativas como policitemia vera[182] e trombocitose essencial). Um padrão fino e uniforme de livedo reticular é comumente observado nestes casos. Os estados de hipercoagulabilidade sanguínea também causam livedo reticular, como a síndrome antifosfolípide,[183] deficiência de proteína C[184] e S e de antitrombina III.[185] Condições que levam à estase vascular como doenças neurológicas com paralisia de membros inferiores também podem cursar com livedo reticular.

e) **Livedo reticular (racemosa)** por doenças da parede dos vasos é causado mais comumente por vasculites. Nesses casos, a vasculite deverá acometer arteríolas de médio calibre da junção dermessubcutâneo. A poliarterite nodosa (PAN) cutânea sempre envolve esses vasos e, portanto, está quase sempre associada a livedo reticular.[186] A PAN sistêmica, a vasculite crioglobulinêmica e a vasculite associada a doenças autoimunes também podem afetar esses vasos. O livedo reticular costuma ter um padrão mais largo e a distribuição dependerá dos vasos envolvidos. A calcifilaxia consiste na deposição de cálcio na parede dos vasos, vista principalmente em portadores de insuficiência renal crônica complicada por hiperparatireoidismo. Ela pode iniciar com livedo reticular que se torna purpúrico e evolui com necrose. A síndrome de Sneddon também é causa de livedo, principalmente na forma de livedo racemosa (ver texto apresentado anteriormente).

f) **Livedo reticular (racemosa) por obstrução dos vasos:** pode resultar tanto de êmbolos (colesterol) como de tromboses intravasculares (síndrome antifosfolípide, necrose por heparina ou varfarina). Deposição de cristais intracelulares é vista na hiperoxalúria, e obstrução intravascular por estes cristais pode levar a livedo reticular.[187] Comumente as obstruções cursam com livedo racemosa e podem evoluir com púrpura e necrose. A combinação de obstrução vascular e doença da parede dos vasos é observada na VL.

g) **Outras causas de livedo reticular** são as drogas como amantadina[188] e norepinefrina. As infecções podem induzir livedo por mecanismos citados anteriormente, como crioglobulinas, crioaglutininas, anticorpos antifosfolípide, vasculites autoimunes e êmbolos sépticos. As neoplasias induzem livedo reticular por hipercoagulabilidade, paraproteinemias e vasoespasmos (feocromocitoma).

O diagnóstico diferencial do livedo reticular deve ser feito com o eritema ab-igne, que é uma dermatose induzida pelo calor que se inicia como um livedo reticular, e, com a manutenção da exposição, ocorre hiperpigmentação reticulada da pele. Outras dermatoses também podem apresentar distribuição reticulada semelhante, como a mucinose reticulada eritematosa (acomete preferencialmente o tronco superior), alguns exantemas virais e mancha vinho do porto (deve-se investigar acometimento de vasos mais profundos nesses casos). Poiquilodermias podem assumir um padrão reticulado (micose fungoide, dermatomiosite ou doença do enxerto-*versus*-hospedeiro), no entanto, a presença de alterações epidérmicas ajuda a distingui-las do livedo reticular.

A histopatologia do livedo reticular dependerá da causa de base. Nas formas fisiológicas ou idiopáticas, resultantes de vasoespasmo, nenhuma alteração é encontrada. Nas causas secundárias, inúmeras alterações são encontradas, como vasculite, deposição de cálcio na parede dos vasos, material eosinofílico intravascular (crioglobulinemias), trombose intravascular, deposição de cristal (oxalúria) ou de colesterol (embolia de colesterol). Na síndrome de Sneddon, observam-se hiperplasia da musculatura intimal, inflamação endotelial e oclusão parcial ou completa das arteríolas afetadas. A amostra de pele deve ser suficientemente profunda para conter as arteríolas da junção dermossubcutâneo, portanto uma biópsia profunda da região central (pele normal) deve ser realizada e podem ser necessárias biópsias seriadas.

Em 2012, publicamos uma extensa revisão sobre livedo reticular abordando diferentes aspectos fisiológicos, patogênicos e investigativos na Revista da Sociedade Portuguesa de Reumatologia.[189] Neste nosso artigo, sugerimos uma classificação etiológica para os diferentes livedos vasculares, adaptado de Herrero *et al.*,[190] considerando as lesões cutâneas elementares associadas (Quadro 2.12).

Quadro 2.12 Livedo, lesões dermatológicas associadas e etiologia.

Livedo reticular	Livedo racemoso	Livedo racemoso com nódulos, púrpura retiforme, necrose e/ou ulcerações
Frio	Lúpus eritematoso sistêmico	Poliarterite nodosa
Medicamentos	Artrite reumatoide	Vasculites ANCA positivas (Granulomatose de Wegener, Síndrome de Churg-Strauss, Poliangeite microscópica, Vasculites ANCA positivas induzidas por drogas)
Lúpus eritematoso sistêmico	Poliarterite nodosa	Fenômeno de lúcio
Artrite reumatoide	Síndrome de Sneddon	Síndrome do anticorpo antifosfolipide

(*Continua*)

Quadro 2.12 Livedo, lesões dermatológicas associadas e etiologia. *(Continuação)*

Livedo reticular	Livedo racemoso	Livedo racemoso com nódulos, púrpura retiforme, necrose e/ou ulcerações
Poliarterite Nodosa	Síndrome do anticorpo antifosfolípide	Vasculopatia livedoide
Síndrome de Sneddon	Trombofilias	CIVD – Púrpura fulminante
Síndrome do anticorpo antifosfolípide	Hanseníase dimorfo-virchowiana (livedo racemoso-símile)	Necrose por cumarínico
Hanseníase dimorfo-virchowiana (livedo reticular-símile)		Crioglobulinemia tipo I • Trombofilias • Anemias falciforme • Medicamentos • Mixoma atrial • Embolia por colesterol • Calcifilaxia • Hiperoxaluria primária

Salientamos que, diante de um quadro de livedo racemosa com púrpura, nódulos subcutâneos e/ou necrose, devemos executar biópsia cutânea de um nódulo, ou da borda de uma área necrótica ou ainda da área pálida central do livedo, que represente toda espessura da derme e da junção dermo-hipodérmica.[189] Esta biópsia, quando bem selecionada a área adequada da pele, pode ser realizada com *punch* (trépano) de diâmetro maior que 6 mm ou de forma incisional, em pequeno fuso, representando todas as camadas da pele, lembrando que, quando se suspeita de associação com uma doença sistêmica, pode ser necessária a execução de várias biópsias.[32,189] A análise anatomopatológica nos permitirá, em muitos casos, observar se há ou não infiltrado inflamatório vascular, nos fornecendo detalhes que podem conduzir à diagnose da doença de base, conforme a Figura 35.[189]

Na síndrome de Sneddon, o livedo racemosa, apesar de não ter sua fisiopatogenia totalmente esclarecida, está associada à má perfusão na pele. Na fase inicial (estágio I, caracteriza-se pela adesão de linfócitos e endotelite, a qual é seguida pela oclusão (parcial ou completa) do lúmen vascular. No estágio III, o tampão oclusivo formado pela infiltração linfo-histiocítica é substituído por células subendoteliais e capilares dilatados na adventícia do vaso ocluído. O estágio final (estágio IV) consiste em fibrose e redução do volume vascular.

Pseudovasculites (Vasculopatias) 93

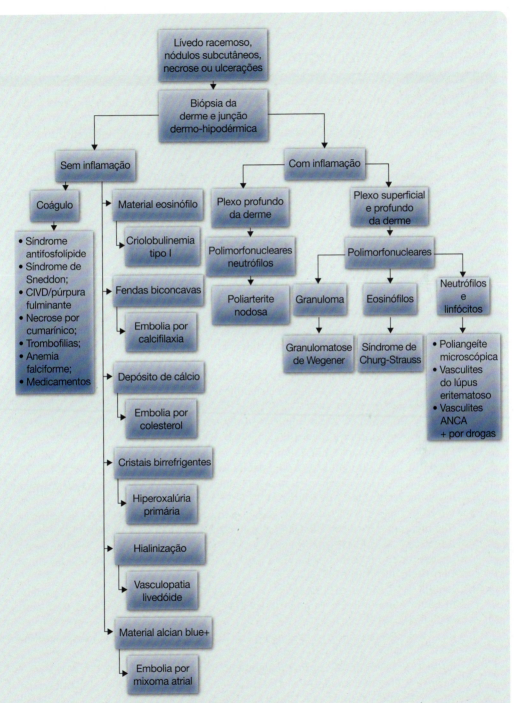

Figura 2.35 Achados histopatológicos no livedo racemosa e sua correlação com etiologias possíveis.

REFERÊNCIAS BIBLIOGRÁFICAS

1. Grau R. Pseudovasculitis: mechanisms of vascular injury and clinical spectrum. Curr Rheumatol Reports. 2002;4:83-9.
2. Schmugge M, Risch L, Huber AR, Benn A, Fischer JE. Heparin-induced thrombocytopenia- associated thrombosis in pediatric intensive care patients. Pediatrics. 2002;109:E10.
3. Criado PR, Souza DPG. Capítulo 15: Vasculites. In: Walter Belda Jr, Nilton Di Chiacchio, Criado PR. Tratado de Dermatologia. 1.ed. Rio de Janeiro: Atheneu, 2010. p.325-59.
4. Tietge UI, Schmidt HH, Jackel E, Trautwein C, Manns MP. Low molecular weight heparin-induced skin necrosis occurring distant from sites and without thrombocytopenia. J Intern Med. 1998;243:313-5.
5. Warkentin TE, Kelton JG. Temporal aspects of heparin induced thrombocytopenia. N Engl J Med. 2001;344:1286-92.
6. Warkentin TE, Kelton JG. Delayed-onset heparin-induced thrombocytopenia and thrombosis. Ann Intern Med. 2001;135:502-6.
7. Rosse W, Bunn H. Hemolytic anemias and acute blood loss. In: Fauci A, Braunwald E, Isselbacher K, et al. Harrison's Principles of Internal Medicine. New York: McGraw-Hill, 1998. p.659-71.
8. Beutler E. Paroxysmal nocturnal hemoglobinuria. In: Beutler E, Coller B, Lichtman M, Kipps T, Seligsohn U. William's Hematology. 6.ed. New York: McGraw-Hill, 2001. p.419-24.
9. Melnyk AM, Solez K, Kjellstrand CM. Adult hemolytic-uremic syndrome- a review of 37 cases. Arch Intern Med. 1995;155:2077-84.
10. Piette W. Cutaneous Manifestations of Microvascular Occlusion Syndromes. In: Bolognia JL, et al. Dermatology. 2.ed. Spain: Elsevier, 2008. p.335-6.
11. Robson K, Piette W. The presentation and differential diagnosis of cutaneous vascular occlusion syndromes. Adv Dermatol. 1999;15:53-82.
12. Purvis RS, Beightler EL, Diven DG, Sanchez RL, Tyring SK. Strongyloides hyperinfection presenting with petechiae and purpura. Int J Dermatol. 1992;31:169-71.
13. Costa AR, Valente NY, Criado PR, Pires MC, Vasconcellos C. Invasive hyalohyphomycosis due to Fusarium solani in a patient with acute lymphocytic leukemia. Int J Dermatol. 2000;39(9):717-8.
14. Pincelli TPH, Brandt HRC, Motta A, Maciel VR, Criado PR. Fusariose em paciente imunocomprometido: sucesso terapêutico com voriconazol. An Bras Dermatol. 2008;83(4):331-4.
15. Rea TH, Levan NE. Lucio's phenomeno and diffuse nonnodular lepromatous leprosy. Arch Dermatol. 1978;114:1023-8.
16. Pursley TV, Jacobson RR. Lucio's phenomeno. Arch Dermatol. 1980;116:201-4.
17. Falanga V, Fine MJ, Kapoor WN. The cutaneous manifestations of cholesterol crystal embolization. Arch Dermatol. 1986;122:1194-8.
18. Lawson JM, Cholesterol crystal embolization: more common than we thought? Am J Gastronterol. 2001;96:3230-2.

19. Piette W. Cutaneous Manifestations of Microvascular Occlusion Syndromes. In: Bolognia JL, et al. Dermatology. 2.ed. Spain: Elsevier, 2008. p.337-8.
20. Kang K, Botella R, With C Jr. Subtle clues to the diagnosis of cholesterol embolism. Am J Dermatopathol. 1996;18:380-4.
21. Elinav E, Chajek-Shaul T, Stern M. Improvement in cholesterol emboli syndrome after iloprost therapy. BMJ. 2002;324:268-9.
22. Piette W, Shasby DM, Kealey P, Olson J. Retiform purpura is a sign of severe acquired protein C deficiency and risk of progression to purpura fulminans in sepsis and disseminated intravascular coagulation. Clin Res. 1993;41:253A
23. Madden RM, Gill JC, Marlar RA. Protein C and protein S levels in two patients with acquired purpura fulminans. Br J Haematol. 1990;75:112-7.
24. Levin M, Eley BS, Louis J, Cohen H, Young L, Heyderman RS. Post infectious purpura fulminans caused by an autoantibody directed against protein S. J Pediatr. 1995:127:355-63.
25. Silveira MT, Criado PR, Valente NYS, Vasconcellos C. Púrpura fulminante em paciente HIV positivo. An Bras Dermatol. 2004;79(Suppl 2):S291-99.
26. Criado PR, Bernardelli IM, Rivitti EA, Sotto MN, Vilella MA, Valente NY, et al. Childhood-onset skin necrosis resulting from protein C deficiency. J Eur Acad Dermatol Venereol. 2007;21:537-9.
27. Piette W. Cutaneous Manifestations of Microvascular Occlusion Syndromes. In: Bolognia JL, et al. Dermatology. 2.ed. Spain: Elsevier, 2008. p.339-40.
28. Comp PC, Elrod JP, Karzenski S. Warfarin induced skin necrosis. Semin Thromb Hemost. 1990;16:293-8.
29. Frances C, Piette JC. The mystery of Sneddon syndrome: relationship with antiphospholipid syndrome and systemic lupus erythematous. J Autoimmun. 2000;15:139-43.
30. Lahti J, Yu T, Burnett JW, Lutz L, LaMonte MP, Gunawardane R. Sneddon's syndrome: a case report. Cutis. 2001;67:211-4.
31. Zelger B, Sepp N, Stockhalmmer G, Dosch E, Hilty E, Ofner D, et al. Sneddon's syndrome: a long-term follow-up of 21 patients. Arch Dermatol. 1993;129:437-47.
32. Wohlrab J, Fischer M, Wolter M, Marsch WC. Diagnostic impact and sensitivity of skin biopsies in Sneddon's syndrome. A report of 15 cases. Br J Dermatol. 2001;145:285-8.
33. Schellong SM, Weissenborn K, Niedermeyer J, Wollenhaupt J, Sosada M, Ehrenheim C, et al. Classification of Sneddon's syndrome. Vasa. 1997;26:215-21.
34. Kalashnikova LA, Korczyn AD, Shavit S, Rebrova O, Reshetnyak T, Chapman J. Antibodies to prothrombin in patients with Sneddon's syndrome. Neurology. 1999;53:223-5.
35. Flöel A, Imai T, Lohmann H, Bethke F, Sunderkötter C, Droste DW. Therapy of Sneddon syndrome. Eur Neurol. 2002;48(3):126-32.
36. Acland KM, Darvay A, Wakelin SH, Russell-Jones R. Livedoid vasculitis: a manifestation of the antiphospholipid syndrome? Br J Dermatol. 1999;140(1):131-5.
37. Bard JW, Winkelmann RK. Livedo vasculitis: segmental hyalinizing vasculitis of the dermis. Arch Dermatol. 1967;96:489-99.
38. Jorizzo JL. Livedoid Vasculopathy: what is it? Arch Dermatol. 1998;134:491-3.
39. Hairston BR, Davis MD, Gibson LE, Drage LA. Treatment of Livedoid Vasculopathy with Low-Molecular-Weight Heparin. Arch Dermatol. 2003;139:987-90.
40. Toth C, Trotter M, Clark A, Zochodne D. Mononeuropathy multiplex in association with livedoid vasculitis. Muscle Nerve. 2003;28(5):634-9.

41. Browning CE, Callen JP. Warfarin Therapy for Livedoid Vasculopathy Associated with Cryofibrinogenemia and Hyperhomocysteinemia. Arch Dermatol. 2006;142:75-8.
42. Deng A, Gocke CD, Hess J, Heyman M, Paltiel M, Gaspari A. Livedoid Vasculopathy Associated With Plasminogen Activator Inhibitor-1 Promoter Homozygosity (4G/4G) Treated Successfully with Tissue Plasminogen Activator. Arch Dermatol. 2006;142:1466-9.
43. Hairston BR, Davis MD, Pittelkow MR, Ahmed I. Livedoid Vasculopathy- Further evidence for Procoagulant Pathogenesis. Arch Dermatol. 2006;142:1413-8.
44. Hegeman B, Helmbold P. Livedoide vasculitis with ulcerations: The Role of Antithrombin III Deficiency and Its Therapeutic Consequences. Arch Dermatol. 2006;136:841-2.
45. Calamia, KT, Balabanova M, Perniciaro C, Walsh JS. Livedo (Livedoid) vasculitis and the factor V de Leiden mutation: Additional evidence for abnormal coagulation. J Am Acad Dermatol. 2002;46:133-7.
46. Grasland A, Crickx B, Blanc M, Pouchot J, Vinceneux P. Livedoid vasculopathy associated with anticardiolipin antibodies. Ann Med Interne (Paris). 2000;151(5):408-10.
47. Hisao PF, Wu YH. Distinct pattern of direct immunofluorescence in livedoid vasculopathy. Am J Dermatopathol. 2010;32(3):240-3.
48. Yang LJ, Chan HL, Chen SY, Kuan YZ, Chen MJ, Wang CN, et al. Atrophie blanche: a clinicopathological study of 27 patients. Chang Gung Med J. 1991;14:237-45.
49. McCalmont CS, McCalmont TH, Jorizzo JL, White WL, Leshin B, Rothberger H. Livedo vasculitis: vasculitis or thrombotic vasculopathy? Clin Exp Dermatol. 1992;17:4-8.
50. Criado PR, Lavor IM, Landman. Vasculopatia livedóide associada a anticorpos anticardiolipina. Rev Bras Clín Terap. 2001;27(5):195-8.
51. Jorge AD, Fantini BC, Rivitti EA; Benabou JE, Vasconcellos C, Criado PR. Análise da Frequência de Trombofilia em Pacientes com Atrofia Branca de Milian. An Bras Dermatol. 2007;82:25-33.
52. Di Giacomo TB, Hussein TP. Souza DG, Criado, PR. Frequency of thrombophilia determinant factors in patients with livedoid vasculopathy and treatment with anticoagulant drugs - a prospective study. J Eur Acad Dermatol Venereol. 2010;24(11):1340-6.
53. Vasconcelos R, Criado PR, Belda W Jr. Livedoid vasculopathy secondary to high levels of lipoprotein(a). Br J Dermatol. 2011;164(5):1111-3.
54. Criado PR, Rivitti EA, Sotto MN, Carvalho JF. Livedoid vasculopathy as a coagulation disorder. Autoimmun Rev. 2011;10(6):353-60.
55. Criado PR, Rivitti EA, Sotto MN, Valente NYS, Aoki V, Carvalho JF. Vasculopatia livedoide: uma doença cutânea intrigante. An Bras Dermatol. 2011;86(5):961-77.
56. Alavi A, Hafner J, Dutz J, Mayer D, Sibbald RG, Criado PR, et al. Livedoid vasculopathy: An in-depth analysis using a modified Delphi approach. J Am Acad Dermatol. 2013;69(6):1033-42.
57. Criado PR, Halpern I, Sotto MN, Alavi A, Kirsner RS. Unilateral Livedoid Vasculopathy Associated with Involutional Phase of Cutaneous Infantile Hemangioma: The Connection to Coagulation Disorders. Int J Low Extrem Wounds. 2013;12(4):306-9.
58. Criado PR, Giacomo TB, Aoki V, Souza DPGE. Direct immunofluorescence findings and thrombophilic factors in livedoid vasculopathy how do they correlate? Clin Exp Dermatol. 2014;39(1):66-8.
59. Alavi A, Hafner J, Dutz J, Sibbald RG, Criado PR, Senet P, et al. Atrophie Blanche. Adv Skin Wound Care. 2014 Nov;27(11):518-24; quiz 525-6.
60. Gascon MRP, Carvalho JF de, Barros AM, Alavi A, Criado PR. Quality-of-life impairment in patients with livedoid vasculopathy. J Am Acad Dermatol. 2014;71(5):1024-6.

61. Criado PR, Alavi A, Kirsner RS. Elevated levels of coagulation factor VIII in patients with venous leg ulcers. Int J Low Extrem Wounds. 2014;13(2):130-4.
62. Criado PR, Souza DPGE, Valente NYS, Alavi A, Kirsner RS. Livedoid vasculopathy and high levels of lipoprotein (a): response to danazol. Dermatol Ther. 2015 Mar 30. doi: 10.1111/dth.12225. [Epub ahead of print].
63. Michels C. Endothelial cell functions. J Cell Physiol 2003;196:430-43.
64. Sumpio BE, Riley JT, Dardik A. Cells in focus: endothelial cell. Int J Biochem Cell Biol. 2002;34(12):1508-12.
65. Yang CH, Shen SC, hui RC, Huang YH, Chu PH, Ho WJ. Association between peripheral vascular endothelial dysfunction and livedoid vasculopathy. J Am Acad Dermatol. 2012;67:107-12.
66. Ghiadoni L, Mosca M, Tani C, Virdis A, Taddei S, Bombardieri S. Clinical and methodological aspects of endothelial function in patients with systemic autoimmune diseases. Clin Exp Rheumatol. 2008;26:680-7.
67. Bilora F, Satori MT, Zanon E, Campagnolo E, Arzenton M, Rossato A. Flow-mediated arterial dilation in primary antiphospolipid syndrome. Angiology. 2009;60:104-7.
68. Agirbasli M, Eren M, Eren F, Murphy SB, Serdar ZA, Seckin D, et al. Enhanced functional stability of plasminogen activator inhibitor-1 in patients with livedoid vasculopathy. J Thrombolysis. 2011;32:59-63.
69. Gaubatz JW, Heideman C, Gotto AM, Morrisetts JJD, Dahlen GH. Human Plasma Lipoprotein [A]. J Biol Chem. 1983;258(7):4582-9.
70. Erqou S, Kaptoge S, Perry PL, Di Angelantonio E, Thompson A, White IR, et al. Lipoprotein(a) concentration and the risk of coronary heart disease, stroke, and nonvascular mortality. JAMA. 2009;302(4):412-23.
71. Angelantonio E, Thompson A, White IR, Marcovina SM, Collins R, Thompson SG, et al. Lipoprotein(a) concentration and the risk of coronary heart disease, stroke, and nonvascular mortality. JAMA. 2009;302(4):412-23.
72. Ariyo AA, Thach C, Tracy R. Lp(a) lipoprotein, vascular disease, and mortality in the elderly. N Engl J Med. 2003 Nov 27;349(22):2108-154.
73. Wu JH. Lipoprotein(a) in Vascular Disease, Cancer and Longevity. Chang Gung Med J. 2011;34(6):555-64.
74. Baños-Gonzáles MA, Anglés-Cano E, Cardoso-Saldaña G, Peña-Duque MA, Martínez-Ríos MA, Valente-Acosta B, et al. Lipoprotein(a) and Homocysteine Potentiate the Risk ofCoronary Artery Disease in Male Subjects. Circ J. 2012;76(8):1953-7.
75. Spence JD, Koschinsky M. Mechanism of Lipoprotein(a) Pathogenicity: Protrombotic, Proaterosclerotic, or Both?. Arterioscler Thromb Vasc Biol. 2012;32:1550-1.
76. Goerge T, Weishaupt C, Metze D, Nowak-Göttl U, Sunderkötter C, Steinhoff M, et al. Livedoid vasculopathy in a pediatric patient with elevated lipoprotein(a) levels: prompt response to continuous low-molecular-weight heparin. Arch Dermatol. 2010;146(8):927-8.
77. Missala I, Kassner U, Steinhagen-Thiessen E. A Systematic Literature Review of the Association of Lipoprotein(a) and Autoimmune Diseases and Atherosclerosis. Int J Rheumatol. 2012;2012:480784. doi: 10.1155/2012/480784.
78. Dahlén GH. Lp(a) lipoprotein in cardiovascular disease. Atherosclerosis. 1994;108(2):111-26.
79. Carvalho JF de, Caleiro MTC. Lipoproteína(a) na síndrome antifosfolípide primária. Rev Bras Reumatol. 2009;49(3):246-53.

80. Berthold HK, Laudes M, Krone W, Gouni-Berthold I. Association between the interleukin-6 promoter polymorphism -174G/C and serum lipoprotein(a) concentrations in humans. PLoS One. 2011;6(9):e24719. doi: 10.1371/journal.pone.0024719.
81. Monshi B, Posch C, Vujic I, Sesti A, Sobotka S, Rappersberger K. Efficacy of intravenous immunoglobulins in livedoid vasculopathy: long-term follow-up of 11 patients. J Am Acad Dermatol. 2014;71(4):738-44.
82. Tran MD, Bécherel PA, Cordel N, Piette JC, Francès C. ["idiopathic white atrophy"]. Ann Dermatol Venereol. 2001;128(10 Pt 1):1003-7.
83. Tabata N, Oonami K, Ishibashi M, Yamazaki M. Livedo vasculopathy associated with IgM anti-phosphatidylserine-prothrombin complex antibody. Acta Derm Venereol. 2010;90(3):313-4.
84. Sopeña B, Pérez-Rodríguez MT, Rivera A, Ortiz-Rey JA, Lamas J, Freire-Dapena MC. Livedoid vasculopathy and recurrent thrombosis in a patient with lupus: seronegative antiphospholipid syndrome? Lupus. 2010;19(11):1340-3.
85. Antunes J, Filipe P, André M, Fraga A, Miltenyi G, Marques Gomes M. Livedoid vasculopathy associated with plasminogen activator inhibitor-1 promoter homozygosity (4G/4G) and prothrombin G20210A heterozygosity: response to t-PA therapy. Acta Derm Venereol. 2010;90(1):91-2.
86. Tsai TF, Yang CH, Chu CY, Liou YH, Hsiao WC, Lin CT, et al. Polymorphisms of MTHFR gene associated with livedoid vasculopathy in Taiwanese population. J Dermatol Sci. 2009;54(3):214-6.
87. Irani-Hakime NA, Stephan F, Kreidy R, Jureidini I, Almawi WY. Livedoid vasculopathy associated with combined prothrombin G20210A and factor V (Leiden) heterozygosity and MTHFR C677T homozygosity. J Thromb Thrombolysis. 2008;26(1):31-4.
88. Davis MD, Wysokinski WE. Ulcerations caused by livedoid vasculopathy associated with a prothrombotic state: response to warfarin. J Am Acad Dermatol. 2008;58(3):512-5.
89. Anavekar NS, Kelly R. Heterozygous prothrombin gene mutation associated with livedoid vasculopathy. Australas J Dermatol. 2007;48(2):120-3.
90. Kawakami T, Kawasaki K, Mizoguchi M, Soma Y. Therapeutic effect of lipoprostaglandin E1 on livedoid vasculitis associated with essential cryoglobulinaemia. Br J Dermatol. 2007;157(5):1051-3.
91. Cardoso R, Gonçalo M, Tellechea O, Maia R, Borges C, Silva JA, et al. Livedoid vasculopathy and hypercoagulability in a patient with primary Sjögren's syndrome. Int J Dermatol. 2007;46(4):431-4.
92. Rampf J, Sunderkötter C, Hirschfeld G, Scharffetter-Kochanek K, Weiss JM. Methylenetetrahydrofolate reductase polymorphism associated with moderate hyperhomocysteinaemia in a patient with livedo vasculopathy: treatment with vitamin supplementation and low molecular weight heparin. Br J Dermatol. 2006;155(4):850-2.
93. Amato L, Chiarini C, Berti S, Massi D, Fabbri P. Idiopathic atrophie blanche. Skinmed. 2006;5(3):151-4.
94. Meiss F, Marsch WC, Fischer M. Livedoid vasculopathy. The role of hyperhomocysteinemia and its simple therapeutic consequences. Eur J Dermatol. 2006;16(2):159-62.
95. Juan WH, Chan YS, Lee JC, Yang LC, Hong HS, Yang CH. Livedoid vasculopathy: long-term follow-up results following hyperbaric oxygen therapy. Br J Dermatol. 2006;154(2):251-5.
96. Browing CE, Callen JP. Warfarin therapy for livedoid vasculopathy associated with cryofibrinogenemia and hyperhomocysteinemia. Arch Dermatol. 2006;142:75-8.

97. Lewerenz V, Burchardt T, Büchau A, Ruzicka T, Megahed M. Livedoid vasculopathy with heterozygous factor V Leiden mutation and sticky platelet syndrome. Hautarzt. 2004;55(4):379-81.
98. Gotlib J, Kohler S, Reicherter P, Oro AE, Zehnder JL. Heterozygous prothrombin G20210A gene mutation in a patient with livedoid vasculitis. Arch Dermatol. 2003;139(8):1081-3.
99. Hegemann B, Helmbold P, Marsch WC. Livedoid vasculitis with ulcerations: the role of antithrombin III deficiency and its therapeutic consequences. Arch Dermatol. 2002;138(6):841-2.
100. Calamia KT, Balabanova M, Perniciaro C, Walsh JS. Livedo (livedoid) vasculitis and the factor V Leiden mutation: additional evidence for abnormal coagulation. J Am Acad Dermatol. 2002;46(1):133-7.
101. Cocuroccia B, Tonanzi T, Menaguale G, Fazio M, Girolomoni G. Livedoid vasculopathy and skin ulcers in patients with inherited thrombophilia. Eur J Dermatol. 2002;12:360-3.
102. Magy N, Algros MP, Racadot E, Gil H, Kantelip B, Dupond JL. Liveoid vasculopathy with combined thrombophilia: efficacy of iloprost. Rev Méd Interne. 2002;23(6):554-7.
103. Boyvat A, Kundakçi N, Babikir MOA, Gürgey E. Livedoid vasculopathy associated with heterozygous protein C deficiency. Br J Dermatol. 2000;143:840-2.
104. Biedermann T, Flaig MJ, Sander CA. Livedoid vasculopathy in a patient with factor V mutation (Leiden). J Cutan Pathol. 2000;27(8):410-2.
105. Gibson GE, Li H, Pittelkow MR. Homocysteinemia and livedoid vasculitis. J Am Acad Dermatol. 1999;40(Pt1):279-81.
106. Wakelin SH, Ellis JP, Black MM. Livedoid vasculitis with anticardiolipin antibodies: improvement with danazol. Br J Dermatol. 1998;139(5):935-7.
107. Klein KL, Pittelkow MR. Tissue plasminogen activator for treatment of livedoid vasculitis. Mayo Clin Proc. 1992;67(10):923-33.
108. Osada S, Kimura Y, Kawana S. Case of livedoid vasculopathy with peripheral neuropathy successfully treated with low-dose warfarin. J Dermatol. 2010;37(1):98-101
109. Kim JE, Park SY, Sinn DI, Kim SM, Hong YH, Park KS, et al. Ischemic neuropathy associated with livedoid vasculitis. J Clin Neurol. 2011;7(4):233-6.
110. Tubone MQ, Escobar GF, Peruzzo J, Schestatsky P, Maldonado G. Livedoid vasculopathy associated with peripheral neuropathy: a report of two cases. An Bras Dermatol. 2013;88(6 Suppl 1):227-9.
111. Malaguti MC, Cavallaro T, Speziali L, Zorzi MG, Marangoni S, Morini A. Mononeuritis multiplex associated withprimary livedoid vasculopathy: neuropathological evidence of ischemic nerve damage. J Neurol Sci. 2015;351(1-2):214-5.
112. Maessen-Visch MB, Koedam MI, Hamulyák K, Neumann HA. Atrophie blanche. Int J Dermatol. 1999;38(3):161-72.
113. Mulrow CD, Oxman AD. The Cochrane Library (database on disk and CD-ROM). Oxford: The Cochrane Collaboration, 1997.
114. Hesse G, Kutzner H. Therapeutic use of low molecular weight heparin for capillaritis alba. Phlebologie. 2008;37:259-65.
115. Samad F, Uysal KT, Wiesbrock SM, Pandey M, Hotamisiligil GS, Loskutoff DJ. Tumor necrosis factor-_ is a key component in the obesity-linked elevation of plasminogen activator inhibitor I. Proc Natl Acad Sci U S A. 1999;96:6902-7.
116. Hsiao GH, Chiu HC. Livedoid vasculitis. Response to low-dose danazol. Arch Dermatol. 1996;132(7):749-51.

117. Hsiao GH, Chiu HC. Low-dose danazol in the treatment of livedoid vasculitis. Dermatology. 1997;194(3):251-5.
118. Drucker CR, Duncan WC. Antiplatelet therapy in atrophie blanche and livedo vasculitis. J Am Acad Dermatol. 1982;7:359-63.
119. Carlson LA. Nicotinic acid: the broad-spectrum lipid drug. A 50th anniversary review. J Inter Med. 2005;258:94-114.
120. Choi HJ, Hann SK. Livedo reticularis and livedoid vasculitis responding to PUVA therapy. J Am Acad Dermatol. 1999;40(2 Pt 1):204-7.
121. Lee JH, Choi HJ, Kim SM, Hann SK, Park YK. Livedoid vasculitis responding to PUVA therapy. Int J Dermatol. 2001;40(2):153-7.
122. Ravat FE, Evans AV, Russell-Jones R. Response of livedoid vasculitis to intravenous immunoglobulin. Br J Dermatol. 2002;147(1):166-9.
123. Kreuter A, Gambichler T, Breuckmann F, Bechara FG, Rotterdam S, Stücker M, et al. Pulsed intravenous immunoglobulin therapy in livedoid vasculitis: an open trial evaluating 9 consecutive patients. J Am Acad Dermatol. 2004;51(4):574-9. S
124. Sobral Filho JF, Valdek COM, Rodrigues LTD. Tratamento de vasculopatia liveóide com imunoglobulina intravenosa. An Bras Dermatol. 2008;83(4):372-74.
125. Leclerc A. Braeken C, Marot L, Tennstedt D, Lachapelle M. La vasculite livédoïde. Traitement par ciclosporine: A propos de cinq cas. Lês Nouvelles Dermatologiques. 2000;19(4):356-60.
126. Yang CH, Ho HC, Chan YS, Liou LB, Hong HS, Yang LC. Intractable livedoid vasculopathy successfully treated with hyperbaric oxygen. Br J Dermatol. 2003;149(3):647-52.
127. Rivitti EA. Da hemoterapia dessensibilizante do passado à Terapiaimunomoduladora atual por Imunoglobulina Endovenosa em altas doses. An Bras Dermatol. 2005;80(6):643-50.
128. Kim EJ, Yoon SY, Park HS, Yoon HS, Cho S. Pulsed intravenous immunoglobulin therapy in refractory ulcerated livedoid vasculopathy: seven cases and a literature review. Dermatol Ther. 2015 Apr 6. doi: 10.1111/dth.12233. [Epub ahead of print].
129. Hölschermann H, Kohl O, Maus U, Dürfeld F, Bierhaus A, Nawroth PP, et al. Cyclosporin A inhibits monocyte tissue factor activation in cardiac transplant recipients. Circulation. 1997;96(12):4232-8.
130. Hölschermann H, Dürfeld F, Maus U, Bierhaus A, Heidinger K, Lohmeyer J, et al. Cyclosporine a inhibits tissue factor expression in monocytes/macrophages. Blood. 1996;88(10):3837-45.
131. Schabbauer G, Schweighofer B, Mechtcheriakova D, Lucerna M, Binder BR, Hofer E. Nuclear factor of activated T cells and early growth response-1 cooperate to mediate tissue factor gene induction by vascular endothelial growth factor in endothelial cells. Thromb Haemost. 2007;97(6):988-97.
132. Fernandes TD. Hyperbaric medicine. Acta Med Port. 2009;22(4):323-34.
133. Oxigenoterapia hiperbárica. [Internet] [Acesso em 11 jun 2016]. Disponível em: http://www.ans.gov.br/images/stories/A_ANS/Transparencia_Institucional/consulta_despachos_poder_judiciario/2014-oxigenoterapiahiperbarica.pdf
134. Tsutsui K, Shirasaki F, Takata M, Takehara K. Successful treatment of livedo vasculitis with beraprost sodium: a possible mechanism of thrombomodulin upregulation. Dermatology. 1996;192(2):120-4.
135. Kavala M, Kocaturk E, Zindanci I, Turkoglu Z, Altintas S. A case of livedoid vasculopathy associated with factor V Leiden mutation: successful treatment with oral warfarin. J Dermatolog Treat. 2008;19(2):121-3.

136. Callen JP. Livedoid vasculopathy: what it is and how the patient should be evaluated and treated. Arch Dermatol. 2006;142(11):1481-2.
137. Ansell J, Hirsh J, Poller L, Bussey H, Jacobson A, Hylek E. The pharmacology and management of the vitamin K antagonists: the Seventh ACCP Conference on Antithrombotic and Thrombolytic Therapy. Chest. 2004;126(3 Suppl):204S-233S.
138. Francès C, Barete S. Difficult management of livedoid vasculopathy. Arch Dermatol. 2004;140(8):1011.
139. Heine KG, Davis GW. Idiopathic atrophie blanche: treatment with low-dose heparin. Arch Dermatol. 1986;122:855-6.
140. Jetton RL, Lazarus GS. Minidose heparin therapy for vasculitis of atrophie blanche. J Am Acad Dermatol. 1983;8:23-6.
141. Merli GJ, Groce JB. Pharmacological and clinical differences between low-molecular-weight heparins: implications for prescribing practice and therapeutic interchange. P T. 2010;35(2):95-105.
142. Hirsh J, Bauer KA, Donati MB, Gould M, Samama MM, Weitz JI. Parenteral anticoagulants: American College of Chest Physicians Evidence-Based Clinical Practice Guidelines (8th Edition). Chest. 2008;133(6 Suppl):141S-159S.
143. Anglés-Cano E, de la Peña Díaz A, Loyau S. Inhibition of fibrinolysis by lipoprotein (a). Ann N Y Acad Sci. 2001;936:261-75.
144. Peplow PV. Glycosaminoglycan: a candidate to stimulate the repair of chronic wounds. Thromb Haemost. 2005;94:4-16.
145. Stevenson JL, Choi SH, Varki A. Differential metastasis inhibition by clinically relevant levels of heparins - correlation with selectin inhibition, not antithrombotic activity. Clin Cancer Res. 2005;11:7003-11.
146. Keeling D, Davidson S, Watson H. The management of heparin-induced thrombocytopenia. Br J Haematol. 2006;133:259-69.
147. Traumatann A, Seitz CS. The Complex clinical picture of side effects to anticoagulation. Med Clin N Am. 2010;94:821-34.
148. Marques MA. Os novos anticoagulants orais no Brasil. J Vasc Bras. 2013;12(3):185-6.
149. Kerk N, Drabik A, Luger TA, Schneider SW, Goerge T. Rivaroxaban prevents painful cutaneous infarctions in livedoid vasculopathy. Br J Dermatol. 2013;168(4):898-9.
150. Drabik A, Hillgruber C, Goerge T. A Phase II Multicenter Trial With Rivaroxaban in the Treatment of Livedoid Vasculopathy Assessing Pain on a Visual Analog Scale. JMIR Res Protoc. 2014;3(4):e73. doi: 10.2196/resprot.3640.
151. Winchester DS, Drage LA, Davis MD.Response of livedoid vasculopathy to rivaroxaban. Br J Dermatol. 2015;172(4):1148-50.
152. Magrinat G, Kerwin KS, Gabriel DA. The clinical manifestations of Degos's syndrome. Arch Pathol Lab Med. 1989;113:354-62.
153. Chatam WW. Miscellaneous froms of vasculitis. In: Ball GV, Bridges SL Jr. Vasculitis. Oxford: Oxford University Press, 2002. p.513-32.
154. Drucker CR. Malignat atrophic papulosis: response to antiplatelet therapy. Dermatologica. 1990;180:90-2.
155. Aizawa H, Takase Y, Inoue K, Murayama S, Mannen T. An autopsy case of degos disease with neurological symptoms: neuropathological observations and increased platelet aggregation. Rinsho Shinkeigaku. 1992;32:23-9.
156. Black MM, Nishioka K, Levene GM. The role of dermal blood vessels in the pathogenesis of malignant atrophic papulosis (Degos's disease). Br J Dermatol. 1973;88:213-9.

157. Caux F, Aractingi S, Scrobohaci ML, Fauvel-Lafève F, Arbeille B, Baccard M, et al. Abnormal fibrinolysis in Degos disease. A study of 3 cases. Ann Dermatol Vénéréol. 1994; 121: 537-42.
158. Farell AM, Moss J, Costello C, Fearfield LA, Woodrow D, Bunker CB. Benign cutaneous Dego's disease. Br J Dermatol. 1998;139:708-12.
159. Black MM, Hudson PM. Atrophie blanche lesions closely resembling malignant atrophic papulosis (Degos' disease) in systemic lupus erythematous. Br J Dermatol. 1976;95:649-52.
160. Durie BGM, Stroud JD, Kahn JA. Progressive systemic sclerosis with malignant atrophic papulosis. Arch Dermatol. 1969;100:575-81.
161. Demitsu T, Kakurai M, Marata S, Kiyosawa T, Yaoita H. Dego's disease associated with rheumatoid arthritis. J Dermatol. 1997;24:488-90.
162. Tsao H, Busam K, Barnhill RL, Haynes HA. Lesions resembling malignant atrophic papulosis in a patient with dermatomyositis. J Am Acad Dermatol. 1997;36:317-9.
163. Su WPD, Shroeter AL, Lee DA, Hsu T, Muller SA. Clinical and histologic findings in Dego's syndrome (malignant atrophic papulosis). Cutis. 1985;35:131-8.
164. Tribble K, Archer ME, Jorizzo JL, Sanchez R, Solomon AR Jr, Gardner FH, et al. Malignant atrophic papulosis: absence of circulating immune complexes or vasculosis. J Am Acad Dermatol.1986; 15: 365-9.
165. Harvell JD, Williford PL, White WL. Benign cutaneous Dego's disease: a case report with emphasis on histopathology as papules chronologically evolve. Am J Dermatopathol. 2001;23:116-23.
166. Piette W. Cutaneous Manifestations of Microvascular Occlusion Syndromes. In: Bolognia JL, et al. Dermatology. 2.ed. Spain: Elsevier, 2008. p.343-44.
167. Vicktor C, Schultz-Ehrenburg U. Malignant atrophic papulosis: diagnosis, therapy and course [German]. Hautarzt. 2001;52:734-7.
168. Criado PR, Buffon LP, Leal R, Gatti TR, Geogakillas SMF, Reis VMS dos, et al. Papulose atrofiante maligna (doença de Degos). An Bras Dermatol. 2000;75(2):201-7.
169. Hiatt WR. Medical treatment of peripheral arterial disease and claudication. N England J Med. 2001;344:1608-21.
170. Totemchokchyakarn K. Thromboangiitis obliterans (Buerger's disease). In: Ball GV, Bridges SL. Vasculitis. Oxford: Oxford University Press, 2002. p.460-6.
171. Wessler S. Buerger's disease revisited. Surg Clin North Am. 1969;49:703-13.
172. Shionoya S. Pathology of Buerger's disease, clinico-pathico-angiographic correlation. Pathol Microbiol. 1975;43:163-6.
173. Mishima Y. Thromboangiitis obliterans (Buerger's disease). Int J Cardiol. 1996;54(suppl):185-7.
174. Shionoya S. Diagnostic Criteria of Buerger's disease. Int J Cardiol. 1998;66(suppl):243-5.
175. Fiessinger JN, Schafer M. Trial of iloprost versus aspirin treatment for critical limb ischemia of thromboangiitis. Lancet. 1990;i:555-7.
176. Jorgensen JO, Hanel KC, Morgan AM, Hunt JM. The incidence of deep vein thrombosis in a patient with thrombophlebitis of the lower limbs. J Vasc Surg. 1993;18:70-3.
177. Criado PR, Romiti R, Halpern I, Brandt HRC. An Unusual Giant Thrombus Displaying Percutaneous Elimination. Dermatol Online J. 2011;17(2):14. Acessado pela internet em 24/05/2015 no sítio eletrônico https://escholarship.org/uc/item/00x168pw
178. Fleischer AB Jr, Resnick SD. Livedo reticularis. Dermatol Clin. 1990;8:347-54.

179. Gibbs MB, English JC, Zirwas MJ. Livedo reticularis: an update. J Am Acad Dermatol. 2005;52:1009-19.
180. Dowd PM. Reactions to cold. In: Burns T, Breathnach S, Cox N, Griffiths C. Textbook of Dermatology. 7.ed. New Jersey: Blackwell Science, 2004. p.7-23.
181. Speiht EL, Lawrence CM. Reticulate purpura, cryoglobulinemia and livedo reticularis. Br J Dermatol. 1993;129:319-23.
182. Filo V, Brezová D, Hlavcák P, Filova A. Livedo reticularis as presenting symptons of polycythemia vera. Clin Exp Dermatol. 1999;24:428.
183. Gibson GE, Su WPD, Pittelkow MR. Antiphospholipid syndrome and the skin. J Am Acad Dermatol. 1997;36:970-82.
184. Weir NU, Snowden JA, Greaves M, Davies-Jones GAB. Livedo reticularis associated with hereditary protein C deficiency and recurrent thromboembolism. Br J Dermatol. 1995;132:283-5.
185. Donnot A, Khalil R, Terrier G, Koeppel MC, Njee BT, Aillaud MF. Cerebral infarction, livedo reticularis, and familial deficiency in antithrombina III. Stroke. 1992;23:611-2.
186. Balzá A, Spaña A, Idoate M. Cutaneous polyarteritis nodosa. Br J Dermatol. 2002;146:694-9.
187. Spiers EM, Sanders DY, Omura EF. Clinical and histology features of primary oxalosis. J Am Acad Dermatol. 1990;2:952-6.
188. Sladden MJ, Nicolaou N, Johnston GA, Hutchinson PE. Livedo reticularis induced by amantadine. Br J Dermatol. 2003;149:655-80.
189. Criado PR, Faillace C, Magalães LS, Brito K, de Carvalho JF. Livedo Reticular: classificação, causas e diagnósticos difrenciais (Livedo reticularis: classification,causes and diferential diagnosis). Acta Reumatol Port. 2012;37:218-25.
190. Herrero C, Guilabert A, Mascaro-Galy JM. Livedo reticularis de las piernas: metodologia de diagnostico e tratamento. Acta Dermatosifilogr. 2008;99:598-607.

capítulo 3

Estados de Hipercoagulabilidade (Trombofilias)

INTRODUÇÃO

Trombofilia é o termo atualmente utilizado para condições onde fenômenos de hipercoagulabilidade sanguínea ocorrem, determinando uma predisposição aumentada a eventos tromboembólicos.[1] Frequentemente na prática clínica atendemos doentes que desenvolvem tromboses arteriais ou venosas sem fatores de risco evidentes.[2] Vários fatores de risco, genéticos ou adquiridos, estão na patogênese da trombose, tanto no segmento arterial, quanto venoso.[1] Alguns desses indivíduos desenvolvem tromboses recorrentes apesar das medidas preventivas, ou desenvolvem tromboses em localizações incomuns.[1-4] Esses doentes podem apresentar um estado de hipercoagulabilidade oculto.[2] As tromboses venosas e arteriais frequentemente desenvolvem-se no contexto de um estado de hipercoagulabilidade e causam significativa morbidade ao doente e mortalidade. Esses estados de hipercoagulabilidade podem apresentar uma ampla variedade de manifestações dermatológicas. Assim, o reconhecimento dessas dermopatias associadas a trombofilia pode contribuir para a melhora da segurança do doente e o desfecho clínico do caso de forma mais favorável. No Quadro 3.1, encontram-se os fatores de risco genéticos e adquiridos, mais relacionados a tromboses venosas.[1]

Nos países ocidentais, a incidência de tromboembolismo venoso (TEV) por ano é de cerca de 1 em cada 1.000 habitantes,[5,6] ocasionando nos Estados Unidos da América cerca de 50.000 óbitos por ano.[3] Vale ressaltar que fatores de risco para o TEV diferem daqueles da doença trombótica arterial (hipertensão arterial, tabagismo, dislipidemia e diabetes mellitus, por exemplo, não aumentam o risco de TEV).[3] Os fatores de risco adquiridos, clássicos para o TEV, incluem idade avançada, imobilização prolongada, cirurgia, fraturas, uso de anticoncepcionais hormonais, gestação, puerpério, neoplasias e síndrome antifosfolípide.[3] O rastreamento de estados de hipercoagulabilidade na população geral é

Quadro 3.1 Fatores de risco genéticos (hereditários) e adquiridos para eventos trombóticos.

Causas de Trombofilias Hereditárias:

1. Deficiência de antitrombina
2. Deficiência da proteína C
3. Deficiência da proteína S
4. Mutação do fator V (Leiden) (resistência à proteína C ativada)
5. Mutação do fator II (protrombina)
6. Hiper-homocisteinemia (secundária à deficiência da metileno tetra-hidrofolatoredutase ou da cystathione-betasintetase)
7. Níveis plasmáticos alterados dos fatores de coagulação
    a) Níveis elevados do fator VIII
    b) Níveis elevados do fibrinogênio
    c) Níveis elevados do fator IX
    d) Níveis elevados do fator X
8. Mutação do fator XIII
9. Aumento do inibidor do ativador do plasminogênio tecidual
10. Diminuição do ativador do plasminogênio tecidual
11. Plasminogênio anormal
12. Disfibrinogenemia
13. Deficiência do cofator II da heparina
14. Síndrome da plaqueta rígida
15. Lipoproteína (a)
16. Baixos níveis da via do inibidor do fator tecidual

Causas de Trombofilias Adquiridas:

1. Síndrome do anticorpo antifosfolípide
2. Hemoglobinúria paroxística noturna
3. Doenças mieloproliferativas
4. Gravidez e puerpério
5. Neoplasias
6. Síndrome Nefrótica
7. Hiperviscosidade
8. Relacionada a drogas:
    - terapia de reposição hormonal;
    - anticonceptivos orais;
    - tamoxifeno/raloxifeno;
    - quimioterapia/talidomida;
    - trombocitopenia-induzida pela heparina;
    - necrose cutânea induzida por cumarínicos

(Continua)

Estados de Hipercoagulabilidade (Trombofilias) 107

(Continuação)

Quadro 3.1 Fatores de risco genéticos (hereditários) e adquiridos para eventos trombóticos.

Causas de Trombofilias Adquiridas:

1. Uso de anticoncepcionais orais
2. Medicamentos
3. Trauma e cirurgias
4. Imobilização prolongada
5. Policitemia vera
6. Vasculites
7. Cateter venoso central
8. Viagens prolongadas
9. Doença inflamatória intestinal
10. Hiper-homocisteinemia
11. Resistência a proteína C não relacionada com o fator V de Leiden

Fonte: adaptado de Garcia e Franco[1], Johnson *et al.*[2], Franco[3].

impraticável, tanto do ponto de vista clínico quanto economicamente.[2] O escopo desta análise crítica é revisar os estados de hipercoagulabilidade sanguínea (trombofilias), provavelmente encontrados pelo dermatologista, descrever suas manifestações clínicas e, dentre estas, quais necessitam de pesquisa laboratorial e quais exames são indicados nessas situações. Também inserimos no texto alguns dos artigos e capítulos por nós publicados ao longo destes anos.[7]

SISTEMA DA COAGULAÇÃO (FATORES PRÓ-COAGULANTES E INIBIDORES DA COAGULAÇÃO)

Fatores Pró-coagulantes

Em resposta ao dano da parede vascular, o sistema de coagulação origina um tampão hemostático pela interação entre o subendotélio, plaquetas e fatores plasmáticos da coagulação.[4] Primeiramente, o fator tecidual (TF) é liberado pelo subendotélio, iniciando a cascata da coagulação.[4] O arranjo do Fator (F) VIIa com o TF pelo complexo Tenase resulta na geração do FXa.[4] Na presença do FV, do cálcio e de uma superfície fosfolípide, o FXa converte a protrombina em trombina. A trombina, uma protease sérica, é a enzima-chave da cascata da coagulação.[4] A trombina atua: (i) ativando o FV, FVIII e o FXI, aumentando sua própria geração; (ii) cliva o fibrinopeptídeo A (FBA) e B do fibrinogênio e forma a fibrina; (iii) promove a ligação cruzada da fibrina pela ativação do FXIII; e (iv) é um potente ativador fisiológico das plaquetas.[4] Uma via alternativa da cascata da coagulação é desencadeada pela ativação dos fatores de contato (FXII, FXI, pré-calicreína, cininogênio de alto peso molecular).[4] Embora esta via não seja de importância fisiológica na ativação do sistema da cascata de coagulação, ela propicia importante aceleração do processo pela retroalimentação com a ativação do FVIII, FIV e FX.[4] A Figura 3.1 reflete o conhecimento atual do sistema de coagulação.[4]

Inibidores da coagulação

A homeostase é mantida inibindo a coagulação (Figura 3.1) e realizando anticoagulação e fibrinólise (Figura 3.2). A trombina gerada *in vivo* é inibida por uma série de mecanismos e a fibrinólise por vários outros.[4]

Os inibidores da trombina são classificados em diretos e indiretos. Os inibidores diretos são a antitrombina (AT), a α_2-macroglobulina (α_2-M) e o cofator II da Heparina (HC II).[4] A AT e o HCII intermedeiam a inibição da trombina e são acelerados por glicosaminoglicans endógenos e pela heparina exógena.[4] Os inibidores indiretos da trombina são a proteína C (PC), a proteína S (PS) e o inibidor da via do fator tecidual (TFPI).[4] A trombina livre torna-se parcialmente ligada a um receptor na célula endotelial, a trombomodulina (TM).[4] O complexo trombomodulina-trombina não pode mais clivar fibrinogênio e não mais ativa o FV, FVIII e as plaquetas.[4] Além disso, o complexo TM-trombina inibe a formação do coágulo por meio da ativação da proteína C (PC), formando a PC ativada (PCa). A PCa inativa enzimaticamente, por clivagem, o FVa e o FVIIIa.[4] A atividade da PCa é intensamente potencializada pelo seu cofator, a proteína S (PS).

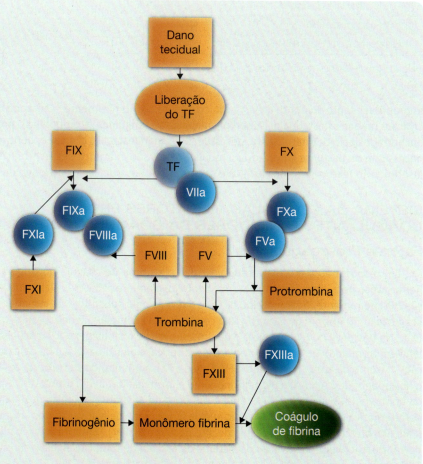

Figura 3.1 Esquema do sistema pró-coagulante.

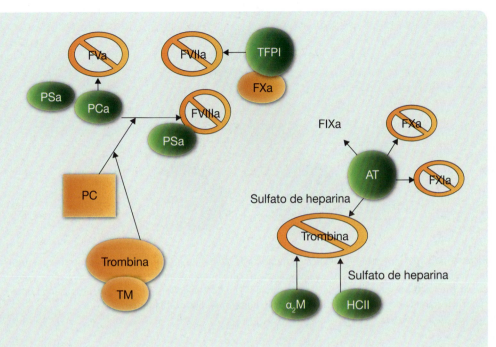

Figura 3.2 Sistema de anticoagulação.

PCa = proteína C ativada; α_2-M = α_2-macroglobuilina; AT = antitrombina; HCII = cofator II da heparina; PC = proteína C; TFPI = inibidor da via do fator tecidual; TM = trombomodulina. Setas duplas indicam ativação da reação e setas únicas indicam inibição da reação.

Um segundo mecanismo indireto de regular a geração de trombina é pelo TPFI.[4] O TPFI forma um complexo com o FXa que inibe o FVIIA, inibindo assim a geração da trombina.[4] O terceiro mecanismo indireto para inibição da trombina é pela ligação da trombina com o coágulo de fibrinogênio, o que resulta em considerável redução na taxa de clivagem do fibrinogênio.[4]

Assim, a manutenção fisiológica da hemostasia depende da interação de três fatores: plaquetas, vasos sanguíneos e fatores de coagulação (Figura 3.3).

Na Figura 3.4, podemos observar um resumo da interação entre sistema de coagulação e vias fibrinolíticas. Atualmente, um modelo baseado na "unidade celular" para a coagulação sanguínea é aceito e consiste em três fases: iniciação, amplificação e propagação, o que resulta na ativação plaquetária e produção do coágulo de fibrina.

TROMBOFILIAS HEREDITÁRIAS

Um conjunto de anormalidades associadas à hiperatividade do sistema de coagulação e/ou a ocorrência de fenômenos trombóticos foi reconhecido, e a descrição a partir da década de 1950 dos estados de "hipercoagulabilidade" modificou a visão acerca do TEV. As trombofilias hereditárias ou familiares foram descritas inicialmente em 1956 sob base clínica por Jordan e Nandorff.[8] As deficiências herdadas da antitrombina (AT), proteína C (PC) e seu cofator, a proteína S (PS) foram as primeiras causas identificadas de trombofilia.[9] Na última década, dois

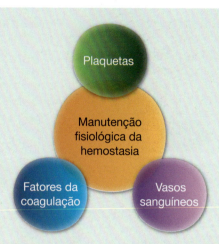

Figura 3.3 Manutenção fisiológica da hemostasia. Depende da interação de três fatores: plaquetas, vasos sanguíneos e fatores da coagulação. Um dano ou agressão ao endotélio desencadeia vasoconstrição imediata e exposição do fator tecidual (FT) e do colágeno subendotelial, propiciando uma superfície para a adesão plaquetária e formação do tampão fibrino-plaquetário.

polimorfismos genéticos comuns foram reconhecidos como causas de hipercoagulabilidade: fator V mutante ou Fator V G1691A (Fator V Leiden), que o torna resistente à ação anticoagulante da proteína C[9] e a mutação do gene da protrombina (protrombina G20210A), associada com aumento dos níveis circulantes da protrombina.[10] Moderada hiper-homocisteinemia é também um fator já estabelecido como risco para trombofilia.[9]

Em contraste com as doenças de herança monogênicas, resultantes de mutações em um único gene ocasionam em doença, as multigênicas decorrem de diferentes mutações em genes distintos.[3] As doenças multigênicas podem também ser a consequência da interação de um conjunto heterogêneo de eventos de origem genética, com eventos ambientais;[3] desta forma, além de multigênicas são, portanto, geralmente, multifatoriais.[3] Assim, o conceito de doença multigênica é aplicável na medicina a diversas condições, incluindo o tromboembolismo venoso (TEV).[3] Desta forma, o TEV é agora reconhecido como um modelo de doença multifatorial, sendo o evento trombótico o resultado de interações gene-gene e/ou gene-ambiente (Figura 3.4).

As deficiências dos inibidores naturais da coagulação (AT, PC e PS) são raras e detectadas em menos que 1% da população geral e em menos que 10% não selecionados com TEV (Tabela 3.1).[9] Entre os portadores de tais deficiências, o risco de TEV é 5 a 8 vezes maior do que a população geral, sendo que a incidência anual do TEV é em torno de 1%.[9] Cerca de metade destes eventos trombóticos ocorre em associação com fatores de risco circunstanciais e o primeiro evento mais comumente se instala antes dos 45 anos de idade.[9]

Estados de Hipercoagulabilidade (Trombofilias)

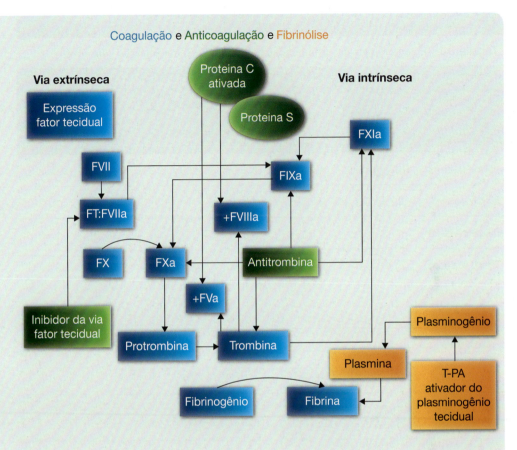

Figura 3.4 Versão simplificada da cascata da coagulação (azul), do sistema de anticoagulação (verde) e do sistema fibrinolítico (laranja). Uma anormalidade na via extrínseca resulta em prolongamento do tempo de protrombina (TP). Uma anormalidade na via extrínseca determina prolongamento do tempo de tromboplastina parcialmente ativada (TTPA). Uma anormalidade na via final comum ocasiona prolongamento de ambos (TP e TTPA).

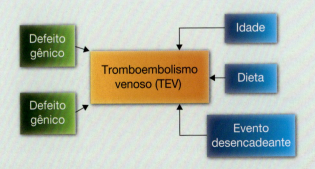

Figura 3.5 Modelos patogênicos das manifestações clínicas associadas às trombofilias hereditárias.

Fonte: adaptada de De Stefano et al.[9]

Tabela 3.1 Epidemiologia das trombofilias hereditárias e sua associação com TEV.

Herança de trombofilia	População geral caucasiana (% de portadores)	Doentes com TEV não selecionados (% de portadores)	Doentes com TEV selecionados (% de portadores)	Risco Relativo de TEV (Estudos caso-controle)	Risco Relativo de TEV (Estudos familiares)	Incidência Anual de TEV (%)
Deficiência de AT	0,02 a 0,16	1,9	4,3	5	5 a 8	1 a 2
Deficiência de PC	0,2 a 0,4	3,7	4,8	6,5	5 a 8	1 a 2
Deficiência de PS	(-)	2,3	4,3	1,7	5 a 8	1 a 2
Fator V de Leiden	4,8	18,8	18	7 para (heterozigotos) 40 a 80 para (homozigotos)	2 a 4	0,19 a 0,67
Protrombina Mutante (PT G20210A)	2,0	7,1	7,3	2 a 3	2	0,13
Fator V de Leiden + PT G20210A	0,01 (esperada)	(-)	2,2	20	6	0,57
Hiper-homocisteinemia	5	13 a 25	10 a 25	2,5	(-)	(-)
MTHFR 677 TT	13,7	(-)	13,9	1	(-)	(-)

AT = antitrombina; PC = proteína C; PS = proteína S; MTFFR = metilenotetra-hidrofolatoredutase; PT = protrombina mutante.
Fonte: adaptada de De Stefano *et al*.[9-10]

Fator V de Leiden

O Fator V de Leiden (FVL), também conhecido como FVR[506]Q ou FV:Q[506], resulta em 95% dos casos de um único ponto de mutação na molécula do Fator V da coagulação, na qual a glutamina na posição aminoácido 506 é substituída pela arginina.[3-9] O ponto 506 é o sítio de clivagem em que a PC ativada atua na molécula do FVa.[3] Esta pequena alteração na molécula torna o Fator V ativado (FVa) extremamente resistente à atividade proteolítica da proteína C, o que é denominado fenótipo de resistência à proteína C (APC resistência ou APC-R).[9] Os indivíduos acometidos por traço autossômico dominante têm um risco elevado de trombose venosa.[9] A heterozigose da mutação aumenta o risco de TEV em 3 a 8 vezes e a homozigose em 50 a 100 vezes.[3] O FVL é responsável por cerca de 14% a 25% dos casos de trombose familiar,[9,10] contrastando com a raridade dos defeitos genéticos das proteínas do sistema de anticoagulação, a AT, PC e PS, o FVL é altamente prevalente em diversas populações caucasianas, com frequências variando entre 1% e 15%, sendo o mais frequente defeito genético, nas trombofilias, podendo ser encontrado em 10% a 60% dos casos de TEV.[11] A APC-R é atualmente pesquisada como rotina na investigação do TEV, utilizando-se o ensaio baseado no TTPA, e a utilização de plasma deficiente em fator V para a diluição das amostras testadas, o que resulta em discriminação confiável entre indivíduos não portadores, portadores heterozigotos e homozigotos.[3] Alternativamente, técnicas de análise molecular como a amplificação pela reação em cadeia da polimerase (PCR) do exon 10 do FV pode ser usada para identificação precisa da mutação do FVL.[3] Caso o doente com FVL apresente tromboses recorrentes, anticoagulação prolongada com varfarina é requerida, mantendo-se o International Normalized Ratio (INR) entre 2,0 e 3,0.[2] A presença da mutação em um indivíduo assintomático não requer, entretanto, a anticoagulação.[2]

Mutação G20210A do Fator II (Protrombina) da Coagulação

Descrito há cerca de 10 anos como a transição da Glutamina pela Adenosina, transição G → A no nucleotídeo 20210 na região não traduzida a 3´ do gene do fator II da coagulação.[11] Esta mutação está associada à hiperprotrombinemia, aumento da formação de trombina e do risco de TEV.[12] A mutação ocorre em 1% a 3% da população geral, e entre 6 e 18% dos doentes com TEV, sendo a segunda anormalidade genética mais comum nas trombofilias.[3,9]

O diagnóstico é estabelecido por técnicas de análise gênica, de forma similar ao FVL, baseadas na amplificação do DNA genômico pela PCR e reconhecimento da mutação por digestão enzimática.[1]

O manejo ideal do doente com a mutação da protrombina ainda não foi consensualmente estabelecido.[13] É provável que envolva anticoagulação por período longo com varfarina naqueles com tromboses em idade precoce ou recorrentes.[13] Kearon et al.[14] sugeriram que os com mutação 20210A não recebam anticoagulação em longo prazo, e sejam anticoagulados apenas na presença de um fator de risco exógeno para o tromboembolismo (p.ex.: imobilização prolongada).

Deficiência da Antitrombina

A antitrombina (AT), denominada anteriormente antitrombina III, é um fator anticoagulante natural que se liga ao heparan sulfato nas células endoteliais e inativa a trombina.[13] Ela também inibe o fator X ativado e, em menor intensidade, os fatores IX, XI e XII.[15] A prevalência de deficiência herdada da protrombina é de 1:5.000 habitantes.[13] Até o momento, há cerca de 100 mutações do gene da AT que conduzem à síndrome de deficiência da AT clinicamente relevantes.[13] Há dois tipos clínicos de deficiência de AT.[1,13] No tipo I, há redução funcional e quantitativa da AT.[13] No tipo II, há produção relativamente normal com redução desproporcional na função da AT.[13] O risco de trombose aumenta quando a atividade funcional da AT se reduz para menos que 80% dos níveis normais, com o maior risco, quando os níveis da AT são menores que 60% do normal.[15,16] O nível da AT em heterozigotos é geralmente entre 40% e 70% dos níveis normais.[13] A homozigose normalmente determina letalidade no embrião, a menos que não afete o sítio de ligação da heparina com a AT.[13] Na deficiência heterozigótica da AT, o risco de TEV é cerca de 10 vezes.[1] O TEV na deficiência de AT é incomum antes dos 20 anos de vida, com um platô de incidência em torno dos 40 anos, tendo as mulheres um risco de desenvolver tromboses mais precocemente que os homens.[13] A deficiência de AT manifesta-se clinicamente quando em níveis menores que 50% dos normais.[13]

O manejo dos doentes com complicações trombóticas agudas pela deficiência da AT é realizado com o uso da heparina associada à AT exógena.[13] O objetivo é manter o TTPA em 1,5 a 2,0 vezes os valores normais.[13] O tratamento com varfarinapode aumentar os valores basais da AT, sendo recomendado aos doentes que sofreram um evento trombótico.[13]

Deficiência da Proteína C e S

A proteína C e a proteína S são proteínas endógenas anticoagulantes vitamina K-dependentes, sintetizadas no fígado.[13] Seus níveis encontram-se diminuídos em doentes com insuficiência hepática, insuficiência renal crônica, deficiência da vitamina K, na coagulação intravascular disseminada e durante episódios de agudos de trombose.[13] A via da proteína C é a via anticoagulante endógena dominante.[13] A proteína C é ativada (PCa, proteína C ativada) *in vitro* pela clivagem de sua cadeia pesada pela trombina, durante a cascata de coagulação.[13] A PCa rapidamente inativa os fatores ativados V e VIII da coagulação.[13] A atividade de ambos os fatores pode ser reduzida a 20% do normal dentro de 3 minutos, e toda sua atividade é eliminada em 5 minutos.[17] A PCa também diminui a atividade do inibidor do ativador do plasminogênio tecidual (PAI-I), aumentando o potencial fibrinolítico pela redução da inibição da conversão da plasmina em plasminogênio.[13]

A deficiência congênita da PC é transmitida como traço autossômico dominante, com prevalência de 1:200 a 1:300.[13] O gene que codifica a PC localiza-se no cromossomo 2, podendo ter mais de 150 mutações.[14] Tal como na deficiência da AT, há o tipo I de deficiência da PC, com diminuição quantitativa e funcional da PC, e o tipo II apenas com redução funcional da proteína C.[13] Níveis de PC menores que 2,0 mg/L são prevalentes em 3,2% da população e se associam com um risco de TEV ajustado para a idade em torno de 3,4 vezes maior do que em doentes com níveis maiores que 2,0 mg/L.[13]

A Proteína S (PS) é um cofator da PC que aumenta a atividade da PCa.[13] A PS, na presença de fosfolípides, aumenta muito a taxa de inativação do FVa pela PCa, porém não têm atividade endógena anticoagulante ou fibrinolítica por si só.[13] A PS também tem uma atividade PCa-independente, reduzindo a degradação dos fatores II e X, através da ligação com os fatores V, VIII e X.[18] *In vivo*, de 60% a 70% da PS está ligada à proteína ligadora do C4.[13] A prevalência da deficiência da PS é estimada em 1:500.[13] É herdada com penetrância variável, e a homozigose se associa com a *púrpura fulminante neonatal*, caracterizada por trombose da microcirculação, com grave comprometimento cutâneo.[19] As deficiências de PC e PS se manifestam clinicamente quando seus níveis são menores que 50% dos valores normais.[14] Há três tipos descritos de deficiência de PS: o Tipo I no qualhá baixos níveis do antígeno livre e total da PS, com diminuição da sua atividade de cofator da PCa; o Tipo II de deficiência da PS no qual se encontram níveis normais do antígeno livre e total da PS, com baixos níveis da sua atividade de co-fator da PCa; e o Tipo III de deficiência de PS no qual há níveis normais a baixos da PS total, baixos níveis da PS livre e uma elevada fração de PS ligada à proteína ligadora do C4.[13]Dois terços dos casos são do Tipo I de deficiência de PS.[13] O terço restante é do tipo II, que é extremamente incomum.[19]

O diagnóstico das deficiências de AT, PC e PS é estabelecido por meio da dosagem das respectivas proteínas no plasma, utilizando-se métodos funcionais ou imunológicos.[1]

Há pouca evidência que suporta os benefícios da anticoagulação profilática em doentes com deficiência da PC ou PS.[13] Entretanto, após um episódio trombótico, o tratamento com heparina deve ser instituído seguido pela introdução da varfarina, a qual deve ser ajustada a fim de se manter o INR entre 2,0 e 3,0.[13]

Embora as deficiências de AT, PC e PS sejam fatores de risco independentes para o TEV, em conjunto, tais anormalidades respondem por apenas 5% a 15% do total de casos de TEV em diferentes populações.[1]

Deficiência do Cofator II da Heparina

O cofator II da heparina é um inibidor direto da heparina, produzido no fígado.[13] A deficiência deste cofator é rara e transmitida como traço autossômico dominante.[13] A heparina aumenta a taxa de inativação da trombina por meio do seu co-fator II.[13] Uma depleção maior que 50% do cofator II da heparina associa-se com aumento no risco de trombose.[20-22]

Hiper-homocisteinemia

Elevadas concentrações da homocisteína (hiper-homocisteinemia, HHC) são relevantes ao estabelecimento de doença vascular prematura.[13] A HHC está presente em 25% a 32% dos doentes com doença arterial oclusiva periférica precoce (DAOPP), de forma significativamente maior que na população geral.[13] A homocisteína é um aminoácido sulfídrico derivado da conversão da metionina.[6] A HHC moderada é um fator de risco para oclusão arterial e venosa.[6] Fatores genéticos, como o polimorfismo C6777T no gene da metilenotetra-hidrofolatorredutase (MTHFR) pode interagir com fatores adquiridos (baixa ingesta de piridoxina, cobalamina e folato) produzindo moderada HHC.[6] Portadores homozigotos podem desenvolver HHC especialmente na presença de baixos níveis de folato.[6] Entre caucasianos, a prevalência do genótipo homozigoto (TT) é 13,7%, muito similar ao encontrado entre os doentes com TEV, sugerindo que a pesquisa deste genótipo não apresenta utilidade clínica *per se*.[6] A HHC pode ser diagnosticada pela cromatografia líquida de alto desempenho ou pelo imunoensaio de fluorescência polarizada.[13]

O tratamento é realizado pela suplementação com folato (1 a 3 mg/dia) e vitaminas B_6 e B_{12} se necessário.[13]

Defeitos herdados combinados

O risco de um primeiro evento trombótico aumenta na presença de defeitos genéticos combinados.[13] A combinação de moderada HHC com o FVL ou mutação do gene da protrombina produz um aumento de 20 a 50 vezes no risco de TEV.[13] A frequência de dupla heterozigose para o FVL e para a mutação do gene da protrombina é esperada na população geral em proporção de 1 caso para cada 1.000 indivíduos, conferindo um risco 20 vezes maior para o TEV.[13]

Anormalidades plasmáticas adicionais associadas a aumento no risco de trombose venosa

O aumento nos níveis do fibrinogênio circulante da lipoproteína, fator VIII, fator IX ou fator XI eleva o risco de TEV em 2 a 4 vezes.[13] Recentemente demonstrou-se que o aumento dos níveis do inibidor da fibrinólise ativado pela trombina (TAFI) produz um risco 1,7 vez maior para o TEV.[13]

TROMBOFILIAS ADQUIRIDAS

Entre as causas adquiridas de trombose, recomenda-se a pesquisa de: síndrome do anticorpo antifosfolípide, hemoglobinúria paroxística noturna, doenças mieloproliferativas, neoplasias, gestação e puerpério, síndrome nefrótica e hiperviscosidade.[23]

Síndrome Antifosfolípide (SAF)

Constitui uma trombofilia autoimune adquirida caracterizada pela presença de anticorpos antifosfolípides (AAF), desordens trombóticas e/ou perdas fetais recorrentes (morbidade obstétrica), na presença de anticorpos antifosfolípides (AAF), incluindo o anticoagulante lúpico (AL), anticorpos anti-beta$_2$-glicoproteína I (anti-beta$_2$GPI) e/ou anticorpos anticardiolipina.[24,25] A trombose na SAF pode acometer qualquer área vascular, com as veias profundas das extremidades inferiores e a circulação arterial cerebral constituindo os setores mais comprometidos.[25] Uma pequena proporção de doentes (< 1%) desenvolvem a denominada síndrome antifosfolípide catastrófica (SAFC), a qual é definida como a presença de tromboses de pequenos vasos em três ou mais órgãos, no mínimo em uma semana, na presença de AAF, com confirmação histopatológica de trombose em pequeno vaso, na ausência de inflamação.[25,26] A SAFC associa-se com alta mortalidade (50%), especialmente decorrente de trombose cerebral e cardíaca, infecções e falência multiorgânica.[27] Os anticorpos antifosfolípides constituem um grupo heterogêneo de imunoglobulinas (Ig), especialmente IgG, IgM e IgA, que se ligam ao complexo formado por fosfolípides aniônicos, principalmente a cardiolipina, e proteínas plasmáticas.[24] Estas proteínas são basicamente a beta-2-glicoproteína I (beta$_2$GP-I) e a protrombina, embora haja outros anticorpos contra a proteína C, proteína S, anexina e antitrombina, entre outros.[24] Alguns destes anticorpos podem se ligar diretamente a fosfolipídios sem a necessidade de interagir com proteínas do plasma, geralmente em situações de ingestão de drogas, infecções, neoplasias, porém geralmente não se associam à doença trombótica.[24]

Os AAF podem ser detectados laboratorialmente por dois métodos: a) por interferir com os testes de coagulação *in vitro* dependentes de fosfolipídios, denominado fenômeno do anticoagulante lúpico (AL), ou b) pelo método do ensaio imunoenzimático (ELISA).[24] O segundo método detecta anticorpos contra o complexo proteína plasmática-fosfolípides pelo uso de um fosfolipídio como antígeno (especialmente a cardiolipina), são os chamados anticorpos anticardiolipina (ACA), ou diretamente usando extratos purificados de proteína como antígeno (beta$_2$GP-I), denominados anticorpos anti-beta$_2$GP-I (Quadro 3.2).[24]

A patogênese central da SAF está relacionada à presença de AAF que se ligam a proteínas da superfície das células endoteliais, monócitos e plaquetas.[25] A beta$_2$GP-I é reconhecida como o alvo antigênico primário dos AAF[25] (Figura 3.5).

Os autoanticorpos anti-beta$_2$GP-I e anticoagulante lúpico mediado via interação com a beta$_2$GP-I conferem um maior risco de trombose do que os anticorpos anticardiolipina e antiprotrombina.[25]

A beta$_2$GP-I é expressa na superfície dos trofoblastos da placenta humana, onde os anticorpos anti-beta$_2$GP-I se ligam e determinam inibição do crescimento e diferenciação dos trofoblastos, inflamação e perda fetal.[25] A liberação de anexina V destas células pode também permitir a exposição de fosfolípides aniônicos, propiciando uma base para o processo de coagulação se formar.[25]

A beta$_2$GP-I é uma glicoproteína plasmática contendo cinco domínios "sushi", sendo que o quinto é atípico e intermedia a ligação aos fosfolípides aniônicos.[25] Um modelo de "dois eventos" para trombose na SAF foi proposto, no qual o "primeiro evento" cria um estado pró-trombótico, o qual é seguido por um "segundo evento", possivelmente inflamatório, o qual perturba a homeostase do endotélio e inicia a trombose.[25] Os mecanismos fisiopatológicos que contribuem para o fenótipo pró-trombótico (primeiro evento) incluem a ativação de monócitos, células endoteliais e/ou plaquetas, e/ou inibição dos anticoagulantes naturais e do sistema fibrinolítico pelos AAF.[25]

Quadro 3.2 Anticorpos antifosfolípides.

Anticoagulante Lúpico

- Constitui o melhor marcador de trombose e doença materna.
- Menos sensível, porém mais específico que os ACA.

Anticorpos anticardiolipina

- Podem ser relevantes em títulos acima de 40. Altos títulos são melhores marcadores de trombose.
- IgG constitui melhor marcador de trombose que a IgM.
- IgM, em baixos títulos, é comum em infecções, não se associando à trombose.

Anticorpos Anti-beta$_2$GP-I

- Geralmente associados com outros AAF.
- Bons marcadores de trombose e doença materna, especialmente se em altos títulos.
- Títulos acima do percentil 99 da população saudável podem ser representativos.

Mais do que um AAF em qualquer combinação se constitui em melhor marcador de trombose do que quando isolado. De forma conjunta, os ACA e anti-beta$_2$GP-I são melhores marcadores do que ACA isolados.

Não se solicitam testes a menos que haja uma suspeita clínica de SAF.

Os AAF podem estar presentes sem trombose em 5% a 10% da população geral saudável (a porcentagem aumenta com a idade). Estados infecciosos (sífilis, hanseníase, tuberculose, parvovirose e adenovírus), drogas (hidantoína, clorpromazina, hidralazina, estreptomicina, procainamida), doença neoplásica e paraproteinemias podem se relacionar com a presença de AAF.

Os AAF são solicitados rotineiramente no lúpus eritematoso sistêmico. São positivos em cerca de 50% dos doentes e cerca de 70% desenvolverão trombose após 20 anos de seguimento.

Fonte: adaptado de Garcia-Garcia.[24]

Em 2002, publicamos um artigo relatando o caso clínico de uma paciente portadora de urticária crônica, púrpura e anticorpos anticardiolipina.[28] A biópsia cutânea de uma urtica com púrpura demonstrou uma epiderme com leve espongiose e focos de degeneração hidrópica da camada basal. Havia edema intersticial, extravasamento de hemácias e grau discreto de poeira nuclear. O caso foi classificado como "urticária vasculite" associado a anticorpos anticardiolipina. Após um ano de seguimento, a doente desenvolveu lúpus eritematoso sistêmico e trombose de veias profundas no membro inferior, constituindo SAF secundária. Este caso exemplifica a teoria dos "dois eventos" na prática ao nosso entender.

As células endoteliais exercem importante função na manutenção da fluidibilidade sanguínea via expressão de proteínas anticoagulantes e elaboração de substâncias antitrombóticos, tais como prostaciclinas, glicosaminoglicanos e óxido nítrico.[25] A ativação das células endo-

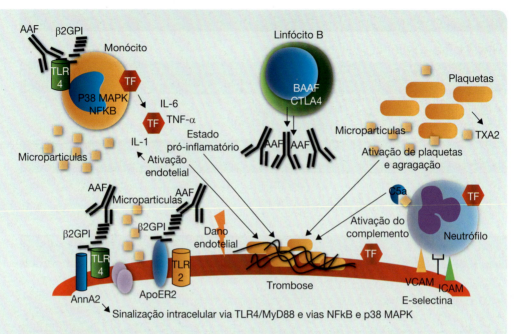

Figura 3.5 Mecanismos potenciais envolvidos na patogênese da trombose na síndrome antifosfolípide. Postula-se a participação do endotélio, plaquetas e monócitos.

AAF = anticorpos antifosfolípides; BAAF = fator ativador de célula B; beta$_2$GP-I =beta$_2$glicoproteína I; ICAM = molécula de adesão intracelular; MAPK = proteína quinasemitógeno ativada; MyD88 = fator 88 de diferenciação mieloide; TF = fator tecidual; TLR-2 = receptor Toll-like 2; TLR-4 = receptor Toll-like 4; VCAM = molécula de adesão vascular; Ann2 = anexina 2.

Fonte: adaptada de Chaturvedi e McCrae.[25]

teliais via interações AAF-beta$_2$GP-I determina perda das propriedades anticoagulantes com transformação do endotélio em um estado "pró-aderente", de fenótipo pró-coagulante, caracterizado pelo aumento de expressão de moléculas de adesão (E-selectina, ICAM-1, VCAM-1) e fator tecidual, aumento da secreção de citocinas pró-inflamatórias e quimiocinas, além da liberação de microparticulas pró-coagulantes e pró-inflamatórias.[25] A anexina A2, a qual é um receptor de superfície celular para a ligação do plasminogênio e ativador do plasminogênio, intermedia a ligação da beta$_2$GP-I com as células.[25] Como a anexina A2 não tem domínio extracelular, outros correceptores devem estar envolvidos na ativação da célula endotelial.[3] Atualmente reconhece-se um complexo de múltiplas proteínas, o qual inclui a anexina A2, calreticulina, nucleolina e o receptor Toll-like 4 (TLR-4) e TLR-2.[25] Os anticorpos anti-beta$_2$GP-I em monócitos estimulam a expressão do fator tecidual (FT), o qual é o principal ativador da via extrínseca da coagulação e é provavelmente o mediador central da trombose relacionada à SAF.[25] Os AAF também promovem trombose por interferir na atividade anticoagulante da proteína C, proteína S e anexina, além da antitrombina.[25] A beta$_2$GP-I pode ter uma atividade fibrinolítica intrínseca e vários estudos sugerem que os AAF possam inibir a fibrinólise por meio de interações com o ativador do plasminogênio tecidual e/ou plasminogênio.[3] A isto se soma o fato de que a lipoproteína (a) também se agrega a beta$_2$GP-I e conhecidamente interfere na fibrinólise, o que pode somar efeitos em doentes com AAF e Lp(a) elevada. Os níveis séricos da presença de beta$_2$GP-I-Lp(a) se relacionaram com a gravidade e o curso clínico de doentes com infarto cerebral isquêmico, como demonstrado por Ma *et al.*[29] Em nossos estudos de vasculopatia livedoide (VL), trombofilia e imunofluorescência direta, em artigo publicado em 2013,[30] discutimos as possíveis interações entre trombose, autoimunidade e inflamação. No texto do artigo enfatizamos:

Os anticorpos antifosfolípides induzem atividade pró-coagulante de monócitos via aumento da expressão do fator tecidual, o qual diretamente estimula a hiperatividade palaquetária, com consequente bloqueio do sistema anticoagulante dependente da proteína C. Dos nossos 36 doentes investigados com vasculopatialivedoide, seis demonstraram atividade reduzida da proteína C e proteína S. É possível que estes achados estejam relacionados com a presença de anticorpos antifosfolípides (AAF) não detectados nos nossos doentes. Desta forma, os achados da imunofluorescência direta (especialmente IgM) nos nossos doentes poderiam refletir a deposição de AAF nos vasos da derme, e subsequente ativação do complemento e trombose.[30]

A ativação do sistema complemento tem sido implicada no desenvolvimento da trombose e perdas fetais na SAF.[25] Fragmentos ativados do complemento se ligam e ativam células por meio do complexo de ataque a membrana C5b-9 ou por efeitos mediados pelo receptor do C5a.[25] A ativação do complemento por AAF pode gerar um potente mediador inflamatório, C5a, o qual recruta neutrófilos e monócitos e estimula a expressão do fator tecidual (FT) pelas células endoteliais e neutrófilos.[25] Relatos recentes de casos isolados publicados na literatura têm documentado sucesso terapêutico com o uso do eculizumab (anticorpo monoclonal anti-C5a humanizado) em doentes com SAF Catastrófica e SAF que ocorre por transplante renal.[25] A origem dos AAF patogênicos parece residir na quebra da tolerância imune, a qual aparentemente é direcionada a determinados antígenos.[3] Infecções bacterianas e virais forma implicadas no desenvolvimento de tais autoanticorpos, particularmente contra a beta$_2$GP-I.[25] Passam *et al.*[31] demonstraram que a proteína H do *Streptococcus pyogenes* pode se ligar a beta$_2$GP-I e expor neoepitopos que induzem à produção de anticorpos anti-beta$_2$GP-I. A oxidação da beta$_2$GP-I por espécies de oxigênio reativo e nitrosativos também aumenta sua imunogenicidade.[25] Rauch *et al.*[32] evidenciaram que o TLR4 está envolvido na indução da quebra da tolerância imune e produção de AAF. A perda da regulação de outros TLR incluindo TLR7, TLR8 e TLR9 pode também contribuir para o desenvolvimento de AAF.[25] A hidroxicloroquina inibe o TLR7 e está associada com a redução da persistência de AAF em doentes com lúpus eritematoso sistêmico (LES).[25] Em relação à sua classificação, a SAF pode ser encontrada em pacientes sem evidência clínica ou mesmo laboratorial de outra doença definida (SAF primária) ou pode estar associada com outras doenças, especialmente ao LES, mas ocasionalmente também com outras condições autoimunes, infecções, drogas e malignidades,[33] conforme Quadro 3.3.

O espectro das manifestações trombóticas da SAF é amplo.[1] Todas as faixas etárias podem ser acometidas. Aproximadamente 70% dos eventos trombóticos ocorrem no território venoso e 30% no arterial.[1] Podem ocorrer oclusões viscerais e periféricas, sendo os acidentes cerebrovasculares (AVC) complicação frequente.[1] As manifestações dermatológicas da SAF são amplas e classificadas em trombóticas e não trombóticas:[24,35-35]

(i) trombóticas (úlceras necróticas tipo VL ou tipo doença de Degos, úlceras necróticas extensas tipo pioderma gangrenoso, ulcerações periungueais, púrpura necrotizante, trombose venosa superficial, tipo tromboflebite, gangrena digital, necrose cutânea superficial disseminada, púrpura retiforme e hemorragias subungueais lineares múltiplas) (Figura 3.6) e

(ii) não trombóticas (livedo reticular, livedo racemosa, acrocianose, anetodermia primária, síndrome dos dedos azuis, púrpura pigmentosa crônica, urticária crônica).

Quadro 3.3 Síndrome antifosfolípide secundária e associações.

Doenças sistêmicas autoimunes	Infecções	Malignidades	Hemopatias não malignas	Drogas	Outras doenças
Lúpus eritematoso sistêmico, Artrite reumatoide, Esclerose sistêmica, Síndrome de Sjögren, Dermato e polimiosite, Vasculites (poliarterite nodosa, poliangeíte microscópica, arterite de células gigantes, doença de Behçet, policondriterecidivante, vasculite leucocitoclástica)	*Virais* (HIV, mononucleose, rubéola, parvovírus, hepatite A, hepatite B, hepatite C e sarampo), *Bacterianas* (sífilis, doença de Lyme, tuberculose, hanseníase, endocardite infecciosa, febre reumática, Klebsiella), *Protozoários* (malária, toxoplasmose)	*Tumores sólidos* (pulmões, cólon, colo do útero, próstata, fígado, rins, timo, esôfago, maxila, ovários, mamas), *Hematológicos* (leucemia mieloide e linfoide, policitemia vera, mielofibrose), *doenças linfoproliferativas* (doença de Hodgkin, doença nãoHodgkin, linfoma, linfossarcoma, linfoma cutâneo de células T/doença de Sèzary), *paraproteinemias* (gamopatias monoclonais, macroglobulinemia de Waldenströn	Púrpura trombocitopênica idiopática, Anemia falciforme, Anemia perniciosa	Procainamida, fenotiazisa, etosuximida, clortiazida, quinina, contraceptivos orais, terapias anti-TNF	Diabetes mellitus, Doença tireoideana autoimune, Doença intestinal inflamatória, Diálise, Síndrome de Klinefelter, Síndrome de Ehlers-Danlos

Fonte: adaptado de Gantcheva M.[36]

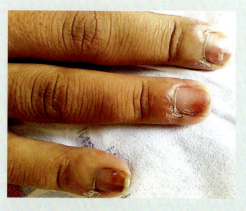

Figura 3.6 Hemorragias subungueais em paciente com síndrome antifosfolípide.

O envolvimento cutâneo na SAF é muito comum (Quadro 3.4)[24,27,34,35,37] (Figura 3.7).Em 1995, publicamos um artigo de revisão intitulado "Os Anticorpos Antifosfolípides na Dermatologia",[38] no qual abordamos os conceitos vigentes sobre aspectos da SAF e suas manifestações dermatológicas. É de grande importância ao clínico, bem como ao dermatologista, reconhecer o espectro de manifestações cutâneas que podem levar à suspeita desta entidade, a fim de manejá-la de forma correta reduzindo a morbidade e mortalidade neste grupo de doentes.

Quadro 3.4   Manifestações cutâneas na síndrome do anticorpo antifosfolípide (SAF).

Achados dermatológicos	Porcentagens[a]	Porcentagens[b]
Livedo reticular / racemosa	24,1%	25,5% (17,5% como primeira manifestação)
Tromboflebite superficial	11,7%	5%
Úlceras da perna	5,5%	4,5%
Pseudovasculite	3,9%	3%
Gangrena Digital	3,3%	7,5%
Necrose cutânea	2,1%	3,5% (localizada), 2% (extensa)
Hemorragias subungueais	0,7%	5%
Púrpura trombocitopênica	3,5%	—
Anetodermia primária	2%	—

[a] série de 1.000 doentes com síndrome do anticorpo antifosfolípide, Cervera et al.[27]
[b] Francês et al.,[37] série de 200 doentes com síndrome do anticorpo antifosfolípide.
Fonte: adaptado de Garcia-Garcia C[24] e Gantcheva M.[36]

O exame anatomopatológico pode revelar trombose de veias, arteríolas, e artérias de pequeno a médio calibre na pele (derme e tecido celular subcutâneo) (Figura 3.8), sem componente inflamatório na parede do vaso.[24] Este tipo de achado é muito incomum no livedo reticular (com exceção do livedo reticular no contexto da síndrome antifosfolípide catastrófica – SAFC –, denominada síndrome de Asherson), e quando ele é evidente ocorre tanto no centro (área pálida) quanto na borda do livedo (área eritematosa violácea).[24] A histopatologia da lesão de anetodermia é similar a outras anetodermias, embora a trombose possa ser raramente observada.[24]

Os critérios para o diagnóstico para SAF foram estabelecidos no *Eighth International Congress on Antiphospholipid Antibodies* que ocorreu em Sapporo no Japão em 1998, e foram revisados posteriormente no *Eleventh Congress* em Sydney, Austrália, em 2004 (Quadro 3.5). Infelizmente os achados dermatológicos não são valorizados entre os critérios clínicos, talvez em parte pela ausência de representação da especialidade durante os congressos do tema.[39]

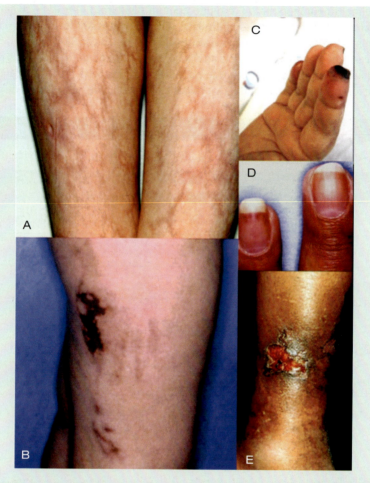

Figura 3.7 Manifestações cutâneas da síndrome do anticorpo antifosfolípide (SAF). **(A)** livedo racemosa (notar que a trama eritemato-violácea não se fecha completamente). **(B)** púrpura necrotizante (também denominada púrpura retiforme). **(C)** necrose digital. **(D)** hemorragias subungueais. **(E)** úlcera de perna necrótica e dolorosa.

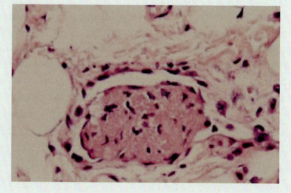

Figura 3.8 Trombose não inflamatória na síndrome antifosfolípide, em vaso do tecido celular subcutâneo.

Estados de Hipercoagulabilidade (Trombofilias) 123

Quadro 3.5 Critérios diagnósticos para síndrome antifosfolípide (SAF).

Critérios Clínicos

Trombose Vascular:
Um ou mais episódios de tromboses venosa, arterial ou de pequenos vasos em qualquer tecido ou órgão (excluindo-se trombose venosa superficial). Este evento deve ser confirmado por técnicas de imagem, ultrassonografia Doppler e/ou estudo histopatológico (a trombose não deve ser acompanhada por inflamação na parede do vaso).

Morbidade Gestacional:
a) Um ou mais perdas fetais sem explicação de fetos morfologicamente normais (confirmada por ultrassonografia ou exame fetal direto) na 10ª semana de gestação ou após, ou
b) Uma ou mais nascimentos prematuros de neonatos normais na 34ª semana, ou antes, devido à eclâmpsia, pré-eclâmpsia grave ou insuficiência placentária grave (estas situações devem ser definidas de acordo como o *American College of Obstetricians and Gynecologists*), ou
c) Três ou mais abortos não explicáveis antes da 10ª semana, exceto devido a anormalidades anatômicas na mulher, ou alterações cromossômicas paternas ou maternas.

Critérios Laboratoriais

1. Anticoagulante lúpico (AL) presente (de acordo com a padronização da *International Society of Thrombosis and Hemostasis*).
2. Anticorpos anticardiolipina (ACA) IgG e/ou IgM em títulos médios a altos > 40 GPL ou MPL, ou percentil > 99 da população saudável aferidos por técnica padronizada do ELISA.
3. Anticorpos anti-beta2glicoproteína 1 (anti-beta$_2$GPI) IgG e/ou IgM em títulos acima do percentil 99 da população saudável aferidos por técnica padronizada do ELISA.

Os doentes podem ser divididos em três categorias de acordo com seus critérios laboratoriais: I, mais do que 1 critério presente em qualquer combinação; IIa, AL isolado; IIb, ACA isolada; IIc, anti-beta$_2$GPI.
A utilidade clínica dos ACA classe IgA ainda não se encontra estabelecida e sua aferição não é rotineiramente recomendada.

O diagnóstico de "SAF definitiva" considera se estão presentes pelo menos 1 critério clínico e 1 critério laboratorial em duas ocasiões com intervalo de pelo menos 12 semanas.

O diagnóstico de SAF definitiva deve ser evitado quando o intervalo entre os AAF positivos e as manifestações clínicas for menor que 12 semanas ou maior que 5 anos.

Fonte: adaptado de Garcia-Garcia.[24]

O livedo possivelmente ainda não foi incluído entre os critérios diagnósticos da SAF, por não ser patognomônico da presença de AAF, e sim um padrão morfológico de lesão tecidual, similar à atrofia branca. A favor desta observação encontra-se o estudo de Sangle *et al.*,[40] no qual os autores estudaram 49 doentes com livedo reticular, sendo que 16 estavam com SAF primária, 9 com SAF associada ao LES e 16 com livedo (sem LES ou AAF) e os compararam com outros 33 doentes sem livedo, dentre os quais 10 estavam com SAF primária, 8 com SAF e LES e outros 15 com LES. Avaliaram-se a velocidade da onda de pulso, a análise do contorno de pulso e o índice pressórico tornozelo-braquial. O grupo com livedo apresentou valores anormais da velocidade de onda de pulso em relação ao grupo sem livedo (p ≤ 0,025).[40] Assim, nos doentes com livedo, a técnica de aferição da velocidade de onda de pulso demonstra a presença de rigidez arterial ou vasculopatia arterial subjacente, entre estes doentes, decorrente de disfunção endotelial e aterosclerose acelerada, independentemente da presença ou não de AAF.[40] Em relação ao tratamento das manifestações da SAF, este é multidisciplinar, envolvendo reumatologistas, hematologistas e outros especialistas. No tocante às manifestações dermatológicas, deve-se lembrar de que elas podem auxiliar o diagnóstico e nem sempre têm tratamento efetivo.[24] O livedo reticular não melhora apesar do tratamento anticoagulante, e não há terapia satisfatória até o momento.[24] A necrose cutânea extensa e a gangrena digital requerem anticoagulação oral (varfarina) com a manutenção do INR mantido entre 2 e 3, como no caso de doentes com tromboses em outros órgãos.[24] As pseudovasculites (lesões de púrpuras, pequenas pápulas, nódulos violáceos e eritematosos, além de necrose cutânea focal) ou avasculopatia livedoide-símile podem responder a doses baixas de salicilatos (ácido acetilsalicílico 100 mg/dia, via oral) ou agentes antiplaquetários.[24] No entanto, frente a manifestações deste tipo, graves ou recorrentes, a anticoagulação deve ser considerada.[24]

A eliminação dos AAF pode ser alcançada por vários regimes terapêuticos, incluindo corticosteroides em doses elevadas, imunossupressão (em geral, ciclofosfamida) ou troca de plasma.[33] A eliminação dos AAF ou diminuição dos seus níveis é temporária e rapidamente retornam (dentro de 1 a 3 meses) com a parada da terapia.[33] Desta forma, o esquema terapêutico não tem como objetivo de diretamente efetivar a redução dos níveis de AAF, sendo o uso da imunoterapia, via de regra, não indicado, a menos que ela seja importante para controle da doença de base, exemplo no LES, ou em situações de risco à vida, como a SAF Catastrófica.[33] O risco de recorrência da trombose é notadamente maior nos primeiros 6 meses da parada do tratamento, sugerindo um fenômeno de "rebote".[33] Isto orienta que, para doentes que já experimentaram eventos trombóticos, o tratamento contínuo com anticoagulantes é essencial.[33] No caso do primeiro evento de trombose venosa, com perfil de AAF de baixo risco ou fator precipitante transitório conhecido (em geral, uso de anticonceptivos hormonais), a anticoagulação deve ser limitada a 3 a 6 meses, e antiagregantes, bem como afastar desencadeantes, podem ser suficientes para profilaxia de futura trombose.[33] No primeiro evento de trombose venosa, o INR deve ser mantido entre 2,0 e 3,0 com anticoagulantes orais, sendo a varfarina a pedra angular do tratamento.[33] Os doentes com SAF e trombose arterial devem receber anticoagulação oral com alvo terapêutico de INR de 3,0 ou receber combinação de anticoagulante oral e antiagregante plaquetário com alvo terapêutico do INR entre 2,0 e 3,0.[33] A plaquetopenia que ocorre no curso da SAF geralmente é leve e não necessita de intervenção ativa.[33] No entanto, em uma minoria de doentes, ela pode ser intensa e refratária ao tratamento com prednisona.[33] Nestes doentes, o uso de imunossupressores (em geral, azatioprina), gamaglobulina endovenosa ou rituximabe pode ser efetivo.[33] É importante ressaltar que, na presença de moderada a grave plaquetopenia em doentes com episódios instalados de tromboses, não há contraindicação de anticoagulação.[33] Aos doentes com AAF que nunca tiveram um episódio de trombose (tromboprofilaxia primária), os esforços devem inicialmente se concentrar em evitar ou tratar os fatores de risco associados, como uso de anti-hipertensivos aos hipertensos, agentes redutores de colesterol, tratamento de nefrite ativa, evitar o tabagismo ou sedentarismo, etc..[33]

Decisões individualizadas devem ser tomadas com base em vários aspectos, incluindo o perfil de AAF (tipo de anticorpos, níveis e persistência), coexistência com outros fatores pró-trombóticos, presença de uma doença autoimune subjacente (especialmente o LES) e um escore GAPSS de risco presente.[33] O GAPSS (Global APS Score, escore global de síndrome antifosfolípide) é derivado da combinação de riscos independentes para trombose e perda fetal. Seis fatores foram incluídos neste escore: anticorpos anticardiolipina IgG/IgM (5 pontos), anticorpos anti-beta$_2$GPI IgG/IgM (4 pontos), anticoagulante lúpico (4 pontos), anticorpos anticomplexoprotrombina-fosfatidilserina IgG/IgM (3 pontos), hiperlipidemia (3 pontos) e hipertensão arterial sistêmica (1 ponto). Um valor de GAPSS ≥ 10 parece ser fortemente indicativo de risco de trombose e perda fetal.[33]

Mulheres que optam pelo uso de anticonceptivos hormonais podem receber tratamento profilático com antiagregantes plaquetários (ácido acetilsalicílico, AAS, 75 a 150 mg/dia) se apresentarem níveis elevados de anticardiolipina IgG ou anticoagulante lúpico persistentemente positivo, especialmente nas pacientes com fatores de risco adicionais.[33]

Em doentes com alto risco de trombose (pacientes com LES e anticoagulante lúpico positivo), a tromboprofilaxia primária com hidroxicloroquina e AAS é recomendada.[33] A hidroxicloroquina tem efeitos anti-inflamatórios e imunomoduladores.[25] Inibe a agregação plaquetária e a liberação do ácido araquidônico pelas plaquetas estimuladas.[25] Também inibe a ligação dos anticorpos anti-beta$_2$GPI aos fosfolípides purificados das membranas, além de proteger a região da anexina A5, no endotélio e no sincício trofoblasto placentário da ruptura pelos AAF, e assim preserva sua atividade anticoagulante.[25] A profilaxia de trombose venosa é necessária nos doentes que sofrem procedimentos cirúrgicos, em especial, cirurgia de quadril, com prolongado repouso no leito, ou durante o puerpério. Nestas circunstâncias, o uso subcutâneo da heparina de baixo peso molecular é recomendado.[33]

Doenças Mieloproliferativas

Constitui um grupo de doenças crônicas em que há proliferação clonal das células progenitoras da medula óssea (MO).[1] A Mielofibrose (Metaplasia Mieloide Agnogênica) progride para a falência da MO ou transformação blástica, podendo ocorrer manifestação trombótica, principalmente no sistema porta, quando há trombocitose após esplenectomia.[1] A Policitemia Vera (PV) e a Trombocitopenia Essencial (TE) se associam, mais comumente, à trombose venosa ou arterial.[1] A maioria dos eventos trombóticos ocorre na apresentação ou durante os dois anos que precedem o diagnóstico da doença mieloproliferativa. A trombose arterial é comum, acometendo coronárias, sistema nervoso central (SNC) e vasos periféricos.[1] O segmento venoso mais envolvido é o das veias mesentéricas, porta, cava inferior e cerebrais.[1]

A eritromelagia ocorre com maior frequência na TE e se caracteriza por eritema e dor nas extremidades, podendo evoluir para um quadro isquêmico grave e até gangrena periférica.[1] A resposta ao ácido acetilsalicílico é excelente, aliviando e, na maioria das vezes, revertendo o quadro clínico.[1]

Neoplasias malignas

Eventos tromboembólicos ocorrem em cerca de 10% a 15% dos doentes com neoplasia maligna.[1] Em achados de necropsia, a frequência de trombose chega a 30%, sendo a segunda maior causa de óbitos nesses doentes.[1] As neoplasias mais frequentemente associadas são as do pulmão, pâncreas (principalmente corpo e cauda), estômago, intestino, ovários e próstata.[1]

A incidência de neoplasia é maior em doentes com trombose venosa sem causa definida, especialmente no TEV recorrente.[1] Podem comprometer tanto o segmento arterial quanto o venoso. Assim, deve-se fazer uma pesquisa criteriosa de neoplasia nestes doentes, incluindo o exame físico com toque retal, pesquisa de sangue oculto nas fezes, análise de urina, hemograma, função renal e hepática, radiologia do tórax e estudo de imagem do abdome.[1]

Os mecanismos da trombose nas neoplasias ainda não se encontram totalmente elucidados. Poderiam estar envolvidas substâncias pró-coagulantes das células tumorais que atuam como fator tecidual ativador do fator VII ou proteases ativadoras do fator X, além do fator de necrose tumoral (TNF), que age sobre as células endoteliais, facilitando a ativação da coagulação e dificultando a fibrinólise.[1]

Doentes com neoplasia apresentam um alto risco de TEV pós-operatório, estando indicada, na eventualidade de cirurgia, a profilaxia rigorosa com heparina (não fracionada ou de baixo peso molecular), mantida por 2 a 4 semanas no período pós-operatório.[1]

Gravidez e Puerpério

A gravidez confere um risco 5 a 6 vezes maior de TEV, sendo mais elevado ainda no puerpério (até 6 semanas após o parto).[1,41] O risco de trombose venosa profunda (TVP) aumenta durante a gravidez, com quase 50% dos eventos ocorrendo durante o 3º trimestre.[41] O risco de TEV com a gravidez se multiplica quando a paciente apresenta uma trombofilia coexistente.[41]

Drogas relacionadas a risco de trombose

A terapia hormonal (anticonceptivos hormonais – ACH) –, reposição hormonal e tamoxifeno) tem se associado com o TEV, assim como com quimioterápicos e a talidomida.[41] A incidência anual de TVP nas mulheres utilizando ACH é de 2 a 3 casos em 100.000, comparados a 0,8 caso em 100.000 mulheres que não usam ACH.[41] O risco de TEV é maior com ACH com maior conteúdo de estrógenos e naqueles com progestágenos de terceira geração (desogestrel ou gestodene).[41] Estes agentes diminuem a AT e a PS, além de aumentar fatores pró-coagulantes, reduzindo a atividade da PCa, determinando um estado de hipercoagulabilidade.[37]

Estudos observacionais e o estudo denominado *Women's Health Initiative (WHI)* demonstraram que a terapia de reposição hormonal duplica o risco de TEV.[42] Mulheres com câncer da mama sob quimioterapia e uso de tamoxifeno apresentam um efeito pró-coagulante adicional significativo.[43] Por sua vez, a talidomida administrada com corticosteroides ou combinada à quimioterapia para tratamento do mieloma múltiplo aumenta significativamente o risco do TEV, sendo a profilaxia para trombose indicada nessa última situação.[44]

A trombocitopenia induzida pela heparina (HIT) consiste em uma reação autoimune à droga que ocorre em cerca de 5% dos doentes recebendo heparina não fracionada.[45] Estes doentes apresentam hipercoagulabilidade devido à presença de anticorpos contra o fator 4 plaquetário combinado à heparina, o qual é o desencadeador da ativação plaquetária, resultando em TEV em cerca de 50% dos doentes com HIT não prontamente tratada.[41] A HIT deve ser lembrada frente a doentes com complicações trombóticas durante o uso de heparina.[41]

Raramente descrevem-se casos de necrose cutânea extensa associada ao uso de heparina de baixo peso molecular como a enoxiparina, em doentes que apresentam trombofilias herdadas (como FV de Leiden ou mutação do gene da protrombina).[45]

Síndrome Nefrótica

Pacientes com esta afecção têm um risco de trombose (arterial e venosa) estimado entre 10% e 40%.[41] A patogênese do TEV associado a esta condição parece ser decorrente da perda urinária dos anticoagulantes naturais (AT, PC e PS).[41]

Em 2001, observamos uma doente com síndrome nefrótica e lúpus eritematoso sistêmico, com lesões cutâneas do tipo crônico discoide, porém com anticorpos antifosfolípides negativos, a qual desenvolveu trombose da veia cava inferior abruptamente,[46] conforme Figura 3.9. Tal fato provavelmente decorreu, à luz dos conhecimentos atuais, em virtude da perda urinária dos anticoagulantes naturais.

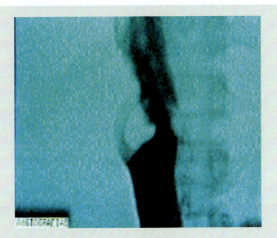

Figura 3.9 Flebografia na qual se observa, a partir do nível da veia renal, imagem de falha de enchimento da veia cava inferior, compatível com trombo mural.

Fonte: Criado PR, 2001.[46]

Doença inflamatória intestinal (DII)

A doença de Crohn e a retocolite ulcerativa se associam a um aumento no risco do TEV.[47] Em um estudo retrospectivo, o risco do TEV em doentes com DII foi três vezes maior.[47] O risco do TEV em doentes com DII é ainda debatido, com poucos dados prospectivos confirmando esta associação.[41] Bernstein *et al.*[48] em estudo prospectivo concluíram que os doentes com DII têm maior risco de doença tromboembólica arterial cerebral, independente da doença de base e do gênero. O tabagismo, aspectos pró-trombóticos da doença inflamatória sistêmica ou a predisposição genética podem contribuir para tal risco.[48]

Resistência à Proteína C Ativada (RPCA)

A RPCA na ausência da mutação do Fator V de Leiden representa cerca de 5% a 10% dos casos de RPCA, sendo um fator de risco independente para o TEV.[47] Causas adquiridas para a RPCA incluem: gravidez, uso de ACH, FVIII elevado, fator II (protrombina) elevado e anticorpos antifosfolípides.[47]

Fatores de Risco Transitórios

Trauma, cirurgia, viagens de longa duração, imobilização, instalação de cateter venoso central são considerados como fatores de risco transitórios. Qualquer tipo de viagem pode aumentar o risco de TEV, sendo a duração desta o fator chave que determina o risco.[47] Viagens de carro, trem, avião ou ônibus por 4 ou mais horas consecutivas aumentam o risco de TEV em 2 vezes, sendo que este risco persiste ao longo de várias semanas.[47]

MANIFESTAÇÕES DERMATOLÓGICAS ASSOCIADAS ÀS TROMBOFILIAS

As manifestações cutâneas das trombofilias (estados de hipercoagulabilidade) geralmente não são específicas para a diagnose de uma entidade clínica específica, mas o reconhecimento de um achado cutâneo morfológico anormal pode alertar a necessidade de uma investigação para uma doença ou distúrbio de trombofilia.[49]

Em várias condições citadas previamente, alterações cutâneas podem constituir a primeira, ou a mais evidente manifestação de um episódio de trombose. O fenômeno trombosante pode ser consequente a diversas trombofilias adquiridas ou congênitas. Neste cenário, podemos observar as manifestações dermatológicas trombosantes da SAF (tromboses superficiais, ulcerações, púrpura necrotizante, hemorragias subungueais, gangrena digital, necrose cutânea extensa e púrpura retiforme),[34,37] a necrose cutânea pela varfarina (cumarínicos),[50] as úlceras dos membros inferiores que não cicatrizam com tratamento apropriado,[51] as púrpuras retiformes[52-54] (Figura 3.10), o livedo racemosa que evolui para necrose,[55] a VL associada à trombofilia,[56,57] as ulcerações tipo doença de Degos.[55] A seguir, discutiremos algumas condições dermatológicas em particular.

Em 2007, descrevemos o caso clínico de uma doente, a nós encaminhada, por aparente úlcera de estase venosa na perna com cicatrização muito dificultosa.[51] A investigação de trombofilias nesta doente revelou a presença da associação de diferentes trombofilias, como a mutação do fator V (Leiden), mutação do gene da protrombina e hiper-homocisteinemia decorrente de mutação da metilenotetra-hidrofolatorredutase (MTHFR). A anticoagulação com varfarina promoveu o desfecho de cicatrização da úlcera da perna.

A fim de avaliar a presença de fatores de trombofilia em doentes com úlceras dos membros inferiores, conduzimos um estudo nos pacientes que realizavam curativos na Divisão de Dermatologia do HC-FMUSP no ano de 2007, com 30 doentes, 12 masculinos (idade média de 56 anos) e 18 femininos (idade média de 58 anos), sem hipertensão, hanseníase, gestação, *diabetes mellitus* ou uso de anticoagulação. Entre os 30 doentes, 21 (70%) tinham anormalidades relacionadas à hipercoagulabilidade, e 15 (50%) mais que uma anormalidade coexistindo no mesmo paciente.[52] Excluindo-se a presença de anticorpos antifosfolípides do resultado total de doentes com trombofilia, ainda 11 dos 30 doentes (36%) tinham anormalidades de trombofilia detectadas.[52]

Em 2002, Bradbury *et al*.[53] publicaram um artigo de revisão sobre trombofilia e úlcera venosa crônica (UVC). Neste artigo, os autores ressaltam que as UVC acometem pelo menos 1% da população adulta e que a trombose venosa profunda (TVP) constitui claramente o maior fator de risco para que a ulceração ocorra.[53] Assim, parece razoável a hipótese de que a TVP se desenvolva em alguns doentes mais jovens, portadores de fatores de trombofilia, que, por fim, determina a UVC por causa da síndrome pós-flebítica, com úlceras mais extensas, que podem ser mais resistentes à fibrinólise endógena (natural) e recanalização, menos favorável ao tratamento convencional para úlceras de membros inferiores e mais frequentemente recorrentes.[53] Além disso, a UVC está associada à trombose microvascular e ao desenvolvimento de um anel («*cuff*») de fibrina pericapilar, os quais podem refletir o defeito na capacidade de fibrinólise.[53] No Quadro 3.6, Bradbury *et al*.[53] sugerem fatores de risco para trombose venosa.

Estados de Hipercoagulabilidade (Trombofilias) 129

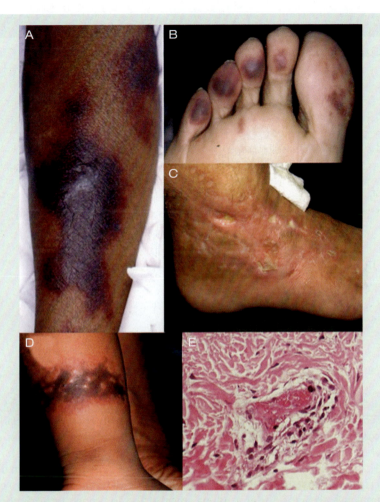

Figura 3.10 **(A)** Doente com lesões de púrpura retiforme decorrentes de *purpura fulminans*. **(B)** púrpura acral e necrose no mesmo doente. **(C)** Doente com úlceras na perna e nos pés, portador de homozigose do Fator V de Leiden. **(D)** Púrpura retiforme em criança com 2 anos de idade com deficiência congênita da proteína C. **(E)** Exame histopatológico da pele biopsiada do doente da figura 53D, demonstrando trombose de vasos da derme não inflamatória (HE, OM 400x).

No nível da microcirculação, os pacientes com UVC têm reconhecidamente uma diátese de hipercoagulabilidade, caracterizada pela atividade fibrinolítica deprimida, aumento da agregação de eritrócitos, dano de células endoteliais, expressão de moléculas de adesão e liberação de citocinas.[53] É notório que se observa que, mesmo após longos períodos da fase aguda da TVP, encontra-se evidência de formação crônica de trombina e fibrina, evidenciada pela elevação dos d-dímeros e fragmentos 1+2 da protrombina (PF1+2), e que estes elementos podem ser um fator preditivo de eventos trombóticos recorrentes.[53]

Quadro 3.6 Possíveis fatores de risco relacionados à trombofilia e trombose venosa.

Aumento nos níveis de fatores de coagulação	
Hipertrigliceridemia e hipercolesterolemia	
Níveis elevados de glucosilceramida no plasma	
Elevação dos níveis de lipoproteína (a)	
Polimorfismos gênicos que alteram a atividade e/ou os níveis dos seguintes fatores	Mutações do inibidor da via do fator tecidual (TFIP)
	Trombomodulina
	Inibidor da fibrinólise ativado pela trombina (TAFI)
	Inibidor do ativador do plasminogênio (PAI)
	Fator XIII
	Inibidor da enzima conversora da angiotensina
	Fibrinogênio
	Fator VI
	β_2-glicoproteína I

A elevação do fator VIII da coagulação em níveis superiores a 150 IU/dL está associada com um risco quase 5 vezes maior de TVP e está presente em cerca de 10% da população normal.[32] Nós encontramos três doentes entre nossos pacientes com ulcerações dos membros inferiores, com níveis elevados do FVIII e úlceras dos MMII, além de história prévia de TVP, os quais foram relatados em um artigo publicado em 2014.[58] dois deles com diagnóstico de úlceras crônicas venosas dos membros inferiores, de difícil terapêutica e outro com VL. Os doentes com níveis elevados do Fator VIII da coagulação são propensos a tromboses recorrentes.[53] É necessário ressaltar que os níveis do FVIII podem se elevar também como parte de uma resposta de fase aguda e recomenda-se que a proteína C reativa (PCR) seja mensurada ao mesmo tempo.[53]

Em 2011, Wiszniewskietal.[54] na Polônia estudaram as taxas de prevalência de trombofilias herdadas em doentes com UVC e ulcerações venosas recorrentes nas pernas. Foram incluídos 110 doentes com UVC e 110 doentes no grupo controle de pessoas saudáveis. Trombofilia herdada foi encontrada em 30% dos doentes e em apenas 1,8% dos doentes do grupo controle. No grupo com UVC e trombofilia herdada, 88% dos doentes tiveram trombose venosa profunda recorrente. Os resultados deste estudo demonstraram que a UVC surge mais precocemente em doentes com trombofilias herdadas, permanece não cicatrizada por períodos de tempo maiores e recorre mais frequentemente do que as UVC de doentes sem trombofilias herdadas.[54] Não houve diferença entre os dois grupos avaliados em relação ao tamanho das úlceras, sua localização, bem como o nível experimentado de dor pelos doentes, com ou sem trombofilias herdadas. Em 2012, Calistru et al.,[55] em Portugal, compararam 27 doentes com UVC de início precoce na vida adulta (antes dos 50 anos de idade) com outros 27 doentes com UVC, que iniciaram em idade superior aos 50 anos. Houve um maior risco da presença de trombofilias entre os doentes do grupo com UVC de instalação em idade anterior aos 50 anos de vida, e entre eles também foi comum a presença de múltiplas trombofilias concomitantes (≥ 3) (p = 0,020). A presença de homozigose para o polimorfismo 4G/4G do PAI-1 foi significativamente mais comum entre os doentes do grupo com UVC de início mais precoce, denotando a importância da via fibrinolítica na fisiopatogenia da UVC dos membros inferiores. Estes autores ressaltaram que a presença de uma única trombofilia de caráter de herança heterozigota não confere um aumento significativo no risco de trombose, porém quando mais do que uma destas anormalidades coexistem e são acompanhadas por trombofilias adquiridas e fatores precipitantes, então o risco de trombose venosa profunda aumenta dramaticamente.

Em relação ao tratamento da UVC em doentes com trombofilia, vários relatos têm referido efeitos benéficos da varfarina, dalteparina, clopidogrel, ácido acetilsalicílico (AAS) ou combinação de AAS-pentoxifilina.[52,55,59,60]

Por fim, em 2014, o *"American Venous Forum (AVF): management of venous leg ulcers"* recomendou: "Nós sugerimos avaliação laboratorial para trombofilia em doentes com histórico de trombose venosa recorrente e úlceras venosas crônicas recorrentes".[60] Esta associação com trombofilia é aumentada em doentes com eventos trombóticos documentados, histórico familiar de eventos trombóticos, UVC das pernas antes dos 50 anos de idade, e UVC recorrente ou resistente ao tratamento.[60]

Necrose cutânea induzida por Varfarina

A necrose cutânea associada ou induzida por cumarínicos consiste em um efeito adverso raro e estima-se que ocorra em apenas 0,01% a 1% dos doentes que utilizam estas drogas.[50] Também é conhecida como necrose cutânea induzida pela varfarina. A necrose pela varfarina é uma entidade bem estabelecida e com a qual todos os clínicos deveriam se familiarizar.[50] A morbidade associada é alta, frequentemente necessitando de intervenções cirúrgicas com desbridamento local amplo, enxertia ou até mesmo amputação.[50] A incapacidade no reconhecimento precoce e no tratamento pode ocasionar o óbito.[50]

A instalação do processo é precedida por parestesia, ou a sensação de pressão local, associada com um eritema que geralmente tem bordas pouco definidas.[50] As lesões se tornam dolorosas, bem localizadas e inicialmente revelam-se eritematosas ou hemorrágicas (purpúricas ou equimóticas).[50] O edema dérmico e subcutâneo produz aspecto de *peau d'órange*, tornando as bordas geograficamente delimitadas, o que por vezes origina o aspecto de púrpura retiforme.[50] Nas primeiras 24 horas, bolhas hemorrágicas surgem dentro das lesões, sinal de dano cutâneo irreversível, e a necrose de toda espessura da epiderme é inevitável.[50] A escara eventualmente se desprende, revelando o defeito que se estende na profundidade, por vezes ao subcutâneo.[48] Esta condição geralmente ocorre em mulheres de meia-idade, frequentemente na peri-menopausa, acometidas de obesidade e sob tratamento de trombose venosa profunda ou embolia pulmonar.[50] Os primeiros sintomas surgem entre 1 e 10 dias do início do tratamento com varfarina, sendo a mama o local mais comum, seguido pelas nádegas e coxas.[50] Nos homens, às vezes, a pele peniana pode ser acometida.[50]

A histopatologia revela dano da microvasculatura com trombos de fibrina nas vênulas pós-capilares e pequenas veias, necrose difusa da derme e subcutâneo (Figura 3.11).[50] Achados microscópicos idênticos têm sido observados na doença renal terminal com calcifilaxia,[60] na embolia por colesterol,[62] criofibrinogenemia,[63] necrose cutânea pela SAF[64,65] ou mesmo no pioderma gangrenoso.[66]

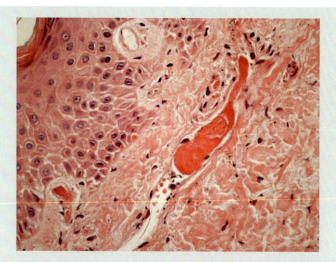

Figura 3.11   Achados histopatológicos da necrose cutânea pela varfarina. 6A, trombose de vasos na derme superficial (HE, OM 400x).

O que determina qual doente desenvolverá a necrose pela varfarina ainda é desconhecido.[50] Após o início da varfarina, tanto os níveis quanto a atividade da PC cai abruptamente, comparados aos níveis de outros fatores de coagulação vitamina K-dependentes, como os Fatores IX, X e a protrombina, levando a oclusões trombóticas e à necrose.[50]

A prevenção desta condição pode ser alcançada aumentando-se progressivamente as doses da varfarina ao longo de um período de tempo maior no início do tratamento, em doentes considerados de risco para este evento (mulheres de meia-idade que iniciam tratamento para doença tromboembólica).[50] Grandes doses de varfarina devem ser evitadas.[50]

A parada ou a continuidade do tratamento com a varfarina não altera a cura ou a progressão da escara.[50] Após a parada do uso da varfarina, a anticoagulação deve ser alcançada com o uso da heparina intravenosa, especialmente de baixo peso molecular, até que a lesão necrótica tenha se resolvido.[50] A fim de manter os níveis da PC durante o período crítico do início do uso da varfarina, dose inicial baixa de 1 a 2 mg/dia, VO, deve ser usada com incrementos diários lentos de 1 a 2 mg/dia, até alcançar o INR desejado, em cerca de 10 dias.[50]

Necrose Cutânea pela Heparina

O uso de heparina por via intravenosa ou subcutânea também pode originar necrose cutânea, clinicamente indistinguível da necrose pela varfarina.[45,67] A necrose cutânea pela heparina surge em torno do 5º ao 10º dia do tratamento.[50] Os achados histopatológicos são similares aos da varfarina e outras síndromes de oclusão microvascular.[50] As regiões mais acometidas são a parede abdominal, as extremidades superiores e inferiores, nariz e o dorso das mãos.[50]

Púrpura Retiforme (PR)

A PR é uma forma incomum de púrpura em um padrão livedoide, reticulado ou arciforme, com contornos geográficos, que morfologicamente reflete a oclusão da vasculatura dérmica e subcutânea (Figura 3.12).[68,69]

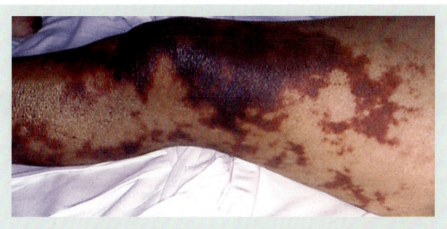

Figura 3.12 Púrpura retiforme, com lesões equimóticas de padrão reticulado e geográfico em doente com púrpura fulminante por coagulação intravascular disseminada.

O diagnóstico diferencial da PR inclui a calcifilaxia, a necrose cutânea induzida pela varfarina, pela heparina e pelos anticorpos antifosfolípides, além de variadas entidades clínicas decorrentes de vasculites, oclusão vascular, coagulação sanguínea alterada e alterações hematológicas, como a crioglobulinemia.[69-71] A PR não palpável (não inflamatória) pode estar relacionada com tamponamento plaquetário da microvasculatura, embolização, oclusão por eritrócitos, microrganismos angioinvasivos, criopreciptinas, trombofilias e alterações no controle da coagulação, como a coagulação intravascular disseminada, púrpura fulminante ou uso de cocaína.[69,72] Recentemente, adicionando mais uma condição relacionada à PR, Blume e Miller[73] relataram o caso de um doente com câncer prostático metastático, tratado durante quatro semanas com gefitinib, o qual desenvolveu extenso livedo reticular que evoluiu para PR com áreas de necrose no tronco e nos membros. Os autores teorizaram que o gefitinib possa ter produzido uma vasculopatia oclusiva subcutânea, resultando em congestão na derme e, finalmente, isquemia cutânea e necrose, justificado pelo aumento na agregação plaquetária e nos níveis de tromboxano, fato demonstrado previamente por Kanazawa et al.[56] em doentes tratados com gefitinib.

QUEM DEVE SER INVESTIGADO PARA FATORES DE RISCO HERDADOS OU ADQUIRIDOS DE TROMBOFILIA?

Embasado na revisão crítica da literatura e pela experiência adquirida nesses anos com a assistência aos doentes no ambulatório de Vasculites da Divisão de Dermatologia do HC-FMUSP, propomos as seguintes observações em relação aos doentes que devam ser investigados laboratorialmente: (i) há diferentes indicações para se recomendar testes de trombofilias herdadas e adquiridas, havendo um consenso limitado para estas indicações;[41] (ii) as recomendações infelizmente nunca levam os achados dermatológicos em consideração primária à indicação de se realizar os exames, talvez, em parte, pela escassez de estudos relevantes que envolvam a comunidade dermatológica.

Para as trombofilias herdadas, alguns autores consideram as indicações listadas no Quadro 3.7.[41,74-76] Por outro lado, a avaliação para trombofilias adquiridas deve ser considerada em todo doente que não preenche os critérios do Quadro 21 e tenha tido um primeiro episódio de trombose venosa profunda ou arterial, em idade jovem (< 50 anos), sem fator desencadeante aparente.[41] As trombofilias adquiridas que necessitam de algum grau de avaliação laboratorial compreendem a SAF, as desordens mieloproliferativas (DMP), malignidades, a trombocitopenia induzida pela heparina (TIH) e a hemoglobinúria paroxística noturna (HPN).[41]

Quadro 3.7 Recomendações de investigação de trombofilias herdadas.

- Trombose idiopática e/ou em idade igual ou inferior a 50 anos*
- Histórico de tromboses recorrentes
- Localização incomum de trombose (mesentérica, esplênica, portal, hepática, cerebral)
- Parentes de primeiro grau com trombose, particularmente de doentes acometidos pela trombose antes dos 50 anos de idade
- Evento trombótico durante a gestação
- Evento trombótico durante o uso de anticoncepcionais hormonais

* Caso o paciente não tenha evidência de um fator de risco adquirido e se tiver ≤ 50 anos quando apresentou trombose idiopática, recomenda-se a pesquisa de trombofilia herdada.

Fonte: adaptado de Whitlacth.[41]

Um outro aspecto a se considerar é se devemos submeter a exames para trombofilias os parentes do doente em que se descobriu uma trombofilia genética.[41] As trombofilias herdadas são transmitidas em herança autossômica dominante.[41] Entretanto as mutações gênicas comuns às trombofilias são de expressividade clínica variável, de forma que nem todos os pacientes com trombofilia herdada irão desenvolver trombose.[30] Em uma revisão de 723 parentes de primeiro e segundo grau de 150 doentes índices tanto com FV de Leiden e mutação do gene da protrombina, ou deficiência de antitrombina, PC ou PS, os parentes com deficiência de PS tinham um risco relativo (RR) de 8,5 de ter trombose ao longo da vida e parentes com FV de Leiden tinham um RR menos, de 2,2, porém maior que os controles.[77] De forma interessante, em 50% dos episódios trombóticos em parentes com trombofilia herdada, um fator de risco adquirido também estava presente.[77] A utilidade destes testes em parentes assintomáticos é ainda controversa, porém alguns autores entendem que tais exames possam beneficiar indivíduos adultos selecionados, uma vez que isto pode interferir em decisões a respeito do uso de anticoagulação profilática, em situações sabidamente de risco para TEV, incluindo viagens, uso de anticoncepcionais hormonais ou cirurgia.[41]

QUAIS SITUAÇÕES DERMATOLÓGICAS DEVEM LEVAR À SUSPEITA DE TROMBOFILIA?

Devemos pensar na possibilidade de um evento trombótico da vasculatura cutânea frente a:

- úlceras dolorosas que não cicatrizam[51,53,58,78] (Figura 3.13);
- vasculopatialivedóide refratária ao tratamento;[67,79]
- na presença de vasculite com ulcerações e seus diagnósticos diferenciais;[54,80,81]
- lesões com diagnóstico de pioderma gangrenoso que não curam com o tratamento adequado;[67]

Estados de Hipercoagulabilidade (Trombofilias) 135

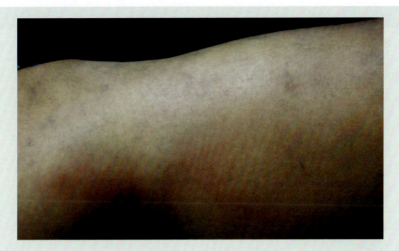

Figura 3.13 Paciente com fatores trombofílicos, de idade jovem, com úlcera do membro inferior, dolorosa, de difícil cicatrização e tromboflebite superficial. Apresentou histórico de trombose da veia cava, varizes de membros inferiores, em cuja investigação detectaram-se níveis elevados do FVIII da coagulação (220 UI/dL), hemoglobina S e níveis elevados da lipoproteína (a). A provável associação de fatores trombofílicos múltiplos resultou no quadro de úlcera de difícil cicatrização, trombose e tromboflebite superficial observada no dia da consulta.[58]

- presença de púrpura retiforme;[69]
- necrose cutânea extensa;[82,83]
- lesões cutâneas de caráter clínico isquêmico (livedo racemosa, acrocianose, síndrome dos dedos azuis, hemorragias cutâneas) associadas a acometimento visceral múltiplo.[24,84]

Frente a estas condições, em que doenças adquiridas de caráter trombofílico (SAF, crioglobulinemia e/ou doença mieloproliferativa, síndrome nefrótica, anemia falciforme, drogas relacionadas à trombose) foram excluídas e a etiologia permanece idiopática, parece-nos racional proceder à pesquisa de trombofilias genéticas, especialmente se houver história pessoal ou familiar de trombose.

QUAIS EXAMES SOLICITAR?

Aos pacientes considerados de alta probabilidade em apresentar trombofilia, recomenda-se solicitar os exames constantes no Quadro 3.8.[74]

QUANDO ANTICOAGULAR O PACIENTE?

Até o presente momento, manifestações dermatológicas infelizmente não se encontram dentre os critérios formais de indicações de anticoagulação. Apenas frente a VL associada ou não à trombofilia detectável há séries de casos em que se aplica o uso de anticoagulação (Grau C de recomendação pela medicina baseada em evidências).

Quadro 3.8 Investigação laboratorial para doentes potencialmente portadores de trombofilia.

- Pesquisa da resistência à proteína C ativada (RPCA) com um exame da coagulação que dilui o plasma do doente em plasma deficiente em fator V ou exame genético (reação em cadeia da polimerase, PCR) para o Fator V de Leiden
- Confirmação dos resultados positivos nos exames de coagulação para RPCA, com exames genéticos (PCR)
- Teste genético (PCR) para mutação da protrombina (G20210A)
- Teste funcional da antitrombina (cofator da heparina)
- Teste funcional da Proteína C
- Teste funcional da Proteína S conjuntamente com ensaio imunológico da proteína S total e livre
- Testes de coagulação para pesquisa do anticoagulante lúpico e ELISA para anticorpos anticardiolipina (ACA), IgM/IgG e anti-beta$_2$-glicoproteína I
- Medida em jejum dos níveis plasmáticos totais da homocisteína
- Dosagem de criopreciptinas (crioglobulinas, crioaglutininas e criofibrinogênio)
- Pesquisa de fatores de coagulação elevados VIII, IX e X
- Níveis séricos da lipoproteína (a)
- Presença de doença falciforme (hemoglobina S)
- Inibidores da fibrinólise: diminuição dos níveis séricos do ativador do plasminogênio tecidual (tPA) e elevação da atividade do inibidor do ativador do plasminogênio (PAI-1)

Fonte: adaptado de Bauer.[74]

A anticoagulação oral com varfarina por tempo indefinido, com objetivo de se manter o RNI* entre 2 e 3, é recomendada apenas em doentes de alto risco, como aqueles que apresentaram:[74,85]

1. duas ou mais tromboses;
2. uma trombose espontânea no caso de deficiência da antitrombina ou de SAF;
3. uma trombose espontânea com risco fatal (em geral, tromboembolia pulmonar grave, cerebral, mesentérica ou portal);
4. um episódio de trombose espontânea em local incomum (em geral, veia mesentérica ou cerebral);
5. uma trombose espontânea na presença de mais de um defeito genético único que predisponha a evento tromboembólico.

---

* INR (International Normalized Ratio), em português RNI : mede o tempo de coagulação do sangue do doente em relação a um controle normal. Desta forma, quanto mais elevado seu valor, maior o tempo de formação do coágulo. Na maioria dos laboratórios, o tempo de protrombina (TP) tem sido ajustado em valores de INR. O INR é definido pela equação: INR = (TP do doente/TP normal),[ISI] sendo o ISI (Índice de Sensibilidade Internacional) próprio de cada fabricante do teste.

Até recentemente, apenas anticoagulantes orais antagonistas da vitamina K eram disponíveis, em particular, o mais utilizado sempre foi a varfarina.[86] Nos últimos anos, o cenário se alterou com a introdução de outros agentes de uso oral com alvo no Fator Xa ou na Trombina.[86, 87]

No Quadro 3.9, podemos observar diferentes aspectos dos anticoagulantes derivados da heparina de uso externo e os anticoagulantes orais, e na Figura 3.14, os diferentes pontos de ação destas drogas na cascata de coagulação.

CONCLUSÕES

As trombofilias herdadas e adquiridas constituem uma realidade que pode se apresentar ao dermatologista. Dado o potencial grau de morbidade e mortalidade que envolve estas condições, a perspicácia clínica frente aos achados cutâneos pode significar a oportunidade ao diagnóstico e ao tratamento adequado destes doentes. Nossas contribuições no âmbito deste tema puderam ajudar no conhecimento e no papel das manifestações dermatológicas associadas, uma vez que foram citadas em vários outros artigos referidos ao longo do texto, por autores estudiosos do tema, muitos dos quais abordados nessa revisão.

Quadro 3.9 Medicamentos anticoagulantes.

Classe	Droga	Duração do efeito	Monitorização	Indicação Dermatológica (ausente em bula)	Dose	Comentários
Antagonistas da vitamina K	Varfarina	4 a 5 dias para atingir o efeito máximo e vida média no sangue de 40 horas	INR	SAF/VL*	2,5 a 5 mg ao dia, com diferentes esquemas posológicos a fim de se manter o INR entre 2 e 3 na profilaxia de trombose venosa e em 3 na de trombose arterial	Múltiplas interações medicamentosas e com alimentos. Atua inibindo a produção dos fatores de coagulação dependentes da vitamina K (fatores VII, IX e X), mas também os anticoagulantes naturais (proteína C, S e Z). Sem clearence renal
Agente antiplaquetário	Clopidogrel	5 dias	Tempo de sangramento	SAF/VL*	75 mg VO 1x ao dia	Interações medicamentosas
	Ticlopidina	10 a 14 dias	Tempo de sangramento	SAF/VL*	250 mg, VO, 2x ao dia	Interações medicamentosas
Heparinas não fracionadas	Heparina		TTPA	SAF/VL*	Profilática: 5.000 U via SC a cada 12 horas Anticoagulação plena: 5.000 U via SC a cada 8 horas	
Heparinas de baixo peso molecular	Enoxiparina, Baixa dose	12 horas	Níveis séricos	SAF/VL*	40 mg SC, 1 vez ao dia	1) Menor ligação a proteínas plasmáticas e proteínas de fase aguda. 2) Menor ligação aos macrófagos e células endoteliais. 3) Menor ligação às plaquetas e fator plaquetário 4 (PF4). 4) menor ligação aos osteoblastos.
	Enoxiparina, Alta dose	24 horas	Níveis séricos	SAF/VL*	1 mg/kg, SC, a cada 12 horas	

Estados de Hipercoagulabilidade (Trombofilias)

Dalteparina, Baixa dose	12 horas	Níveis séricos	SAF / VL*	100 UI/kg, via SC, 1 x ao dia	Tais diferenças proporcionam vantagens terapêuticas, como resposta anticoagulante mais previsível, meia-vida plasmática mais longa, maior biodisponibilidade, redução da trombocitopenia induzida pela heparina – TIH e menor osteopenia. Estas propriedades permitem que as HBPM possam ser usadas 1 ou 2 vezes ao dia por via subcutânea, sem necessidade de linha venosa e bomba de infusão e com monitorização laboratorial mínima
Dalteparina, Alta dose	12 horas	Níveis séricos Fator Xa	SAF / VL*	100 UI/kg, via SC, 2x ao dia. Não exceder 18.000 UI ao dia	
Fondaparinux	4 dias	Níveis séricos	?	Profilaxia da TVP: 2,5 mg, SC, 1 x ao dia e tratamento da TVP: 7,5 mg, SC, 1 x ao dia	
Inibidores indiretos do Fator Xa					
Apixaban	1 a 4 horas. Meia-vida de 12 horas	Nenhuma. Para seu uso o clearence de creatinina deve ser de pelo menos 30 a 50 mL/min	SAF*	Profilaxia TEV pós-cirurgia eletiva de joelho e quadril, bem como AVC em doentes com fibrilação atrial	Interação com citocromo P450 (3A4) e glicoproteína P (P-gp). Clearence renal de 25%
Rivaroxaban	1 a 4 horas. Meia-vida de 7 a 11 horas	Nenhuma. Para seu uso c clearence de creat nina deve ser de pelo menos 30 a 50 mL/min	SAF* / VL*	10 mg/dia na profilaxia TEV pós-cirurgia eletiva de joelho e quadril, bem como 20 mg/dia AVC em doentes com fibrilação atrial	Interação com citocromo P450 (3A4) e glicoproteína P (P-gp). Clearence renal de 33%
Inibidores diretos da trombina					
Lepirudin	4 a 6 horas	TTPA	?	Infusão EV baseada no peso	
Bivalirudin	1 a 2 horas	TTPA	?	Infusão EV baseada no peso	
Argatroban	2 a 4 horas	TTPA	?	2 µg/kg/min	

AVC = acidente cerebral vascular; EV = endovenosa; HBPM = heparinas de baixo peso molecular; INR = international normalized ratio; SC = via subcutânea; VO = via oral; TTPA = tempo de tromboplastina parcialmente ativada; TEV = tromboembolismo venoso; TVP = trornbose venosa profunda; SAF = *síndrome antifosfolípide*; VL = vasculopatia livedoide; * = Indicações não presentes em bula; "?", indicação ainda não bem estabelecida.

140 Doenças dos Vasos e Hipercoagulabilidade na Pele

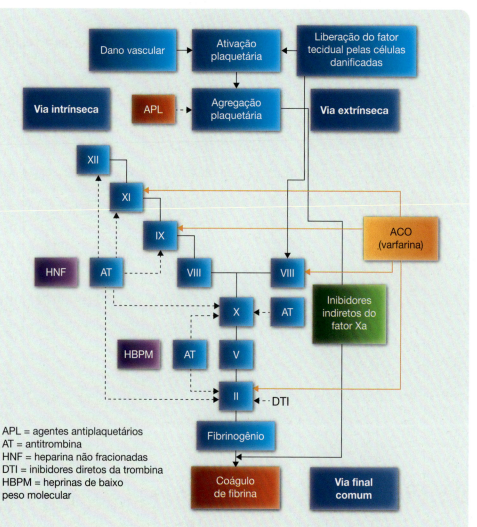

APL = agentes antiplaquetários
AT = antitrombina
HNF = heparina não fracionadas
DTI = inibidores diretos da trombina
HBPM = heprinas de baixo peso molecular

Figura 3.14 Ação das diferentes medicações com efeito anticoagulante sobre a cascata de coagulação.

REFERÊNCIAS BIBLIOGRÁFICAS

1. Garcia AA, Franco RF. Trombofilias adquiridas. Ribeirão Preto: Medicina, 2001. p.258-68.
2. Johnson CM, Mureebe L, Silver D. Hypercoagulable states: a review. Vasc Endovasc Surg. 2005;39:123-33.
3. Franco RF. Trombofilias hereditárias. Ribeirão Preto: Medicina, 2001. p.248-57.
4. Kuhle S, Male C, Mitchell L. Developmental hemostasis: pro- and anticoagulant systems during childhood. Semin Thromb Hemost. 2003;29(4):329-38.
5. Anderson FA Jr, Wheeler HB, Goldberg RJ, Hosmer DW, Patwardhan NA, Jovanovic B, et al. A population-based perspective of the hospital incidence and case-fatality rates of deep vein thrombosis and pulmonary embolism. The Worcester DVT Study. Arch Intern Med. 1991;151(5):933-8.
6. Nordström M, Lindblad B, Bergqvist D, Kjellström T. A prospective study of the incidence of deep-vein thrombosis within a defined urban population. J Intern Med. 1992;232(2):155-60.
7. Criado PR, Rivitti, EA, Vasconcellos C, Valente NYS, Martins JEC. Manifestações cutâneas das trombofilias. Anais Bras Dermatol. 2008;83:491-506.
8. Jordan FL, Nandorff A. The familial tendency in thromboembolic disease. Acta Med Scand. 1956;156:267-75.
9. De Stefano V, Rossi E, Paciaroni K, Leone G. Screening for inherited thrombophilia: indications and therapeutic implications. Haematologica. 2002;87(10):1095-108.
10. De Stefano V, Finazzi G, Mannucci PM. Inherited thrombophilia: pathogenesis, clinical syndromes, and management. Blood. 1996;87(9):3531-44.
11. Franco RF, Trip MD, ten Cate H, van den Ende A, Prins MH, Kastelein JJ, et al. The 20210 G-->A mutation in the 3'-untranslated region of the prothrombin gene and the risk for arterial thrombotic disease. Br J Haematol. 1999;104(1):50-4.
12. Poort SR, Rosendaal FR, Reitsma PH, Bertina RM. A common genetic variation in the 3'-untranslated region of the prothrombin gene is associated with elevated plasma prothrombin levels and an increase in venous thrombosis. Blood. 1996;88(10):3698-703.
13. Gibbs MB, English III JC, Zirwas MJ. Livedo reticularis: an update. J Am Acad Dermatol. 2005;52:1009-19.
14. Kearon C, Crowther M, Hirsh J. Management of patients with hereditary hypercoagulable disorders. Annu Rev Med. 2000;51:169-85.
15. Klaassen IL, van Ommen CH, Middeldorp S. Manifestations and clinical impact of pediatric inherited thrombophilia. Blood. 2015;125(7):1073-7.
16. Lane DA, Mannucci PM, Bauer KA, Bertina RM, Bochkov NP, Boulyjenkov V, et al. Inherited thrombophilia: Part 1. Thromb Haemost. 1996;76(5):651-62.
17. Sagar S, Nairn D, Stamatakis JD, Maffei FH, Higgins AF, Thomas DP, et al. Efficacy of low-dose heparin in prevention of extensive deep-vein thrombosis in patients undergoing total-hip replacement. Lancet. 1976;1(7970):1151-4.
18. Clouse LH, Comp PC. The regulation of hemostasis: the protein C system. N Engl J Med. 1986;314(20):1298-304.
19. van Wijnen M, Stam JG, van't Veer C, Meijers JC, Reitsma PH, Bertina RM, et al. The interaction of protein S with the phospholipid surface is essential for the activated protein C-independent activity of protein S. Thromb Haemost. 1996;76(3):397-403.

20. Gómez E, Ledford MR, Pegelow CH, Reitsma PH, Bertina RM. Homozygous protein S deficiency due to a one base pair deletion that leads to a stop codon in exon III of the protein S gene. Thromb Haemost. 1994;71(6):723-6.
21. Almeida JI, Coats R, Liem TK, Silver D.Reduced morbidity and mortality rates of the heparin-induced thrombocytopenia syndrome. J Vasc Surg. 1998;27(2):309-14.
22. Bertina RM, Koeleman BP, Koster T, Rosendaal FR, Dirven RJ, de Ronde H, et al. Mutation in blood coagulation factor V associated with resistance to activated protein C. Nature 1994;369(6475):64-7.
23. Criado PR, Faillace C, Magalães LS, Brito K, de Carvalho JF. Livedo Reticular: classificação, causas e diagnósticos difrenciais (Livedo reticularis: classification,causes and diferential diagnosis). Acta Reumatol Port. 2012;37:218-25.
24. Garcia-Garcia C. Antiphopholipid antibodies and antiphospholipid syndrome: diagnosis and management. Actas Dermosifilogr. 2007;98:16-23.
25. Chaturvedi S, McCrae KR. Recent advances in the antiphospholipid antibody syndrome. Curr Opin Hematol. 2014;21(5):371-9.
26. Asherson RA, Cervera R, de Groot PG, Erkan D, Boffa MC, Piette J, et al. Catastrophic antiphospholipid syndrome: international consensus statement on classification criteria and treatment guidelines. Lupus. 2003;12:530-4.
27. Cervera R, Serrano R, Pons-Estel GJ, Ceberio-Hualde L, Shoenfeld Y, de Ramón E, et al. Morbidity and mortality in the antiphospholipid syndrome during a 10-year period: a multicentreprospective study of 1000 patients. Ann Rheum Dis. 2015;74(6):1011-8.
28. Criado RFJ, Criado PR, Szajubock JCM, Mallaman F, Valente NYS, Galvão C. Urticária, púrpura e síndrome do anticorpo antifosfolípide: uma associação causla ou sianis preditivos do lúpus eritematoso sistêmico? Rev Bras Clin Ter. 2002;28(1):16-20.
29. Ma L, Wu J, Niu D, Yu R, Song J, Zhang C, Wang J. Serum lipoprotein(a) complexes with beta2-glycoprotein I levels in patients with ischemic stroke. Clin Chim Acta. 2014;15;429:163-7.
30. Lochhead P, Miedzybrodzka Z. The essential role of genetic counseling in inherited thrombophilia. Semin Hematol. 2007;44(2):126-9.
31. Van Os GM, Meijers JC, Agar C, Seron MV, Marguart JÁ, Akesson P, et al. Induction of anti-b2 glycoprotein I autoantibodies in mice by protein H of Streptococcus pyogenes. J Thromb Haemost 2011;9:2447-56.
32. Rauch J, Dieude M, Subang R, Levine JS. The dual role of innate immunity in the antiphospholipid syndrome. Lupus. 2010;19:347-53.
33. Gomez-Puerta JA, Cervera R. Diagnosis and classification of the antiphospholipid syndrome. J Autoimmunity. 2014;48-49:20-5.
34. Diógenes MJ, Diógenes PC, de Morais Carneiro RM, Neto CC, Duarte FB, Holanda RR. Cutaneous manifestations associated with antiphospholipid antibodies. Int J Dermatol. 2004;43(9):632-7.
35. Cervera R, Piette JC, Font J, Khamashta MA, Shoenfeld Y, Camps MT, et al. Antiphospholipid syndrome: clinical and immunologic manifestations and patterns of disease expression in a cohort of 1,000 patients. Arthritis Rheum. 2002;46(4):1019-27.
36. Gantcheva M. Dermatologic aspects of antiphospholipid syndrome. Int J Dermatol. 1998;37:173-80.
37. Francès C, Niang S, Laffitte E, Pelletier F, Costedoat N, Piette JC. Dermatologic manifestations of the antiphospholipid syndrome: two hundred consecutive cases. Arthritis Rheum. 2005;52(6):1785-93.

38. Criado PR, Pires MC, Reis VMS dos, Pegas JRP, Criado RFJ. Os anticorpos antifosfolípides e a dermatologia. Rev Bras Alergia Imunopatol. 1995;18(4):134-8.
39. Kriseman YL, Nash JW, Hsu S. Criteria for the diagnosis of antiphospholipid syndrome in patients presenting with dermatologic symptoms. J Am Acad Dermatol. 2007;57(1):112-5.
40. Sangle SR, Tanikawa A, Schreiber K, Zakalka M, D´Cruz DP. The prevalence of abnormal pulse wave velocity, pulse contour analysios and ankle-brachial index in patients with livedo reticularis: a controlled study. Rheumatology. 2013;52:1992-8.
41. Whitlatch NL, Ortel TL. Thrombophilias: when should we test and how does it help? Semin Respir Crit Care Med. 2008;29(1):25-39.
42. Cushman M, Kuller LH, Prentice R, Rodabough RJ, Psaty BM, Stafford RS, et al. Estrogen plus progestin and risk of venous thrombosis. JAMA. 2004;292(13):1573-80.
43. Saphner T, Tormey DC, Gray R. Venous and arterial thrombosis in patients who received adjuvant therapy for breast cancer. J Clin Oncol. 1991;9(2):286-94.
44. Rajkumar SV. Thalidomide therapy and deep venous thrombosis in multiple myeloma. Mayo Clin Proc. 2005;80(12):1549-51.
45. Nadir Y, Mazor Y, Reuven B, Sarig G, Brenner B, Krivoy N. A fatal case of enoxaparin induced skin necrosis and thrombophilia. Eur J Haematol. 2006;77(2):166-8.
46. Criado PR, Buffon LP, Leal R, Amado A, Pegas JRP, Reis VMS dos. Lúpus eritematoso sistêmico associado a síndrome nefrótica e trombose da veia cava inferior. An Bras Dermatol. 2001;76;(5):585-92.
47. Bernstein CN, Blanchard JF, Houston DS, Wajda A. The incidence of deep venous thrombosis and pulmonary embolism among patients with inflammatory bowel disease: a population-based cohort study. Thromb Haemost. 2001;85(3):430-4.
48. Bernstein CN, Wajda A, Blanchard JF. The incidence of arterial thromboembolic diseases in inflammatory bowel disease: a population-based study. Clin Gastroenterol Hepatol. 2008;(1):41-5.
49. Thornsberry LA, LoSicco KI, Englissh III JC. The skin and hypercoagulable states. J Am Acad Dermatol. 2013;69:450-62.
50. Chan YC, Valenti D, Mansfield AO, Stansby G. Warfarin induced skin necrosis. Br J Surg. 2000;87(3):266-72.
51. Clivati Brandt HR, de Lorenzo Messina MC, Belda Júnior W, Costa Martins JE, Criado PR. Leg ulcers associated with factor V Leiden and prothrombin G20210A and methyltetrahydrofolate reductase mutations: successful treatment with warfarin. Int J Dermatol. 2007;46(12):1319-20.
52. Brandt HRC, de Lorenzo Messina MC, Hirayama JT, Belda Jr W, Benabou JE, Criado PR. Prevalence of thrombophilia associated with leg ulcers. Br J Dermatol. 2009;160:202-3.
53. Bradbury AW, MacKenzie RK, Burns P, Fegan C. Thrombophilia and chronic venous ulceration. Eur J Vasc Endovasc Surg. 2002;24(2):97-104.
54. Wisznieswki A, Bykowska K, Bilski R, Ja´skowiak W, Proniewskki J. Prevalence rate for inherited thrombophilia in patients with chronic and recurrent venous leg ulceration. Wound Repair Regen. 2011;19:552-8.
55. Calistru AM, Braudier T, Gonçalves L, Azevedo F. Thrombophilia invenous leg ulcers: a comparative study in early and later onset. Indian J Dermatol Venereol Leprol. 2012;78(3):406. doi: 10.4103/0378-6323.95477.

56. Kanazawa S, Yamaguchi K, Kinoshita Y, Muramatsu M, Komiyama Y, Nomura S. Gefitinib affects functions of platelets and blood vessels via changes in prostanoids balance. Clin Appl Thromb Hemost. 2005;11(4):429-34.
57. Callen JP. Livedoid vasculopathy: what it is and how the patient should be evaluated and treated. Arch Dermatol. 2006;142(11):1481-2.
58. Renner R, Simon JC. Current therapeutic options of chronic leg ulcers. J Dtsch Dermatol Ges. 2008;6(5):389-401.
59. Ibbotson SH, Layton AM, Davies JÁ, Goodfield MJ. The effect os aspirin on haemostatic activity in the treatment of chronic venous leg ulceration. Br J Dermatol. 1995;422-6.
60. O'Donnell TF Jr, Passman MA, Marston WA, Ennis WJ, Dalsing M, Kistner RL, et al. Management of venous leg ulcers: clinical practice guidelines of the Society for Vascular Surgery ® and The American Venous Forum. J Vasc Surg. 2014;60(2 Suppl):3S--59S. doi: 10.1016/j.jvs.2014.04.049.
61. Gipstein RM, Coburn JW, Adams DA, Lee DB, Parsa KP, Sellers A, et al. Calciphylaxis in man. A syndrome of tissue necrosis and vascular calcification in 11 patients with chronic renal failure. Arch Intern Med. 1976;136(11):1273-80.
62. Matsumura T, Matsumoto A, Ohno M, Suzuki S, Ohta M, Suzuki E, et al. A case of cholesterol embolism confirmed by skin biopsy and successfully treated with statins and steroids. Am J Med Sci. 2006;331(5):280-3.
63. Rachmilewitz EA, Sacks MI, Zlotnick A. Essential cryofibrinogenemia. Clinical, pathological and immunological studies. Isr J Med Sci. 1970;6(1):32-43.
64. Dodd HJ, Sarkany I, O'Shaughnessy D. Widespread cutaneous necrosis associated with the lupus anticoagulant. Clin Exp Dermatol. 1985;10(6):581-6.
65. Rossini J, Roverano S, Graf C, Paira S. Widespread cutaneous necrosis associated with antiphospholipid antibodies: report of four cases. J Clin Rheumatol. 2002;8(6):326-31.
66. Barrio VR, Sanfilippo AM, Malone JC, Callen JP. Nonhealing ulcer secondary to factor V Leiden mutation and cryofibrinogenemia. J Am Acad Dermatol. 2004;51(5 Suppl):S194-6. Erratum in: J Am Acad Dermatol. 2004;51(6):1040.
67. Prasad HK, Govindarajan R. Heparin-induced skin necrosis associated with thrombocytopenia and acquired protein C and protein S deficiency. Am J Hematol. 2007;82(12):1116-7.
68. Lipsker D, Kara F. Images in clinical medicine. Retiform purpura. N Engl J Med. 2008;358(2):e1.
69. Jones A, Walling H. Retiform purpura in plaques: a morphological approach to diagnosis. Clin Exp Dermatol. 2007;32(5):596-602.
70. Kalajian AH, Turpen KB, Donovan KO, Malone JC, Callen JP. Phenylephrine-induced microvascular occlusion syndrome in a patient with a heterozygous factor V Leiden mutation. Arch Dermatol. 2007;143(10):1314-7.
71. Gilaberte Y, Coscojuela C, Lezaún A, Marigil MA. Degos disease associated with protein S deficiency. Br J Dermatol. 2005;153(3):666-7.
72. Streicher JL, Swerlick RA, Stoff BK. Cocaine abuse and confidentiality: a case of retiform purpura in an adolescent patient. J Am Acad Dermatol. 2014;70(6):1127-9.
73. Blume JE, Miller CC. Livedo reticularis with retiform purpura associated with gefitinib (Iressa ®). Int J Dermatol. 2007;46:1307-8.
74. Bauer KA. The thrombophilias: well-defined risk factors with uncertain therapeutic implications. Ann Intern Med. 2001;135(5):367-73.

75. Perry SL, Ortel TL. Clinical and laboratory evaluation of thrombophilia. Clin Chest Med. 2003;24(1):153-70.
76. Moll S. Thrombophilias--practical implications and testing caveats. J Thromb Thrombolysis. 2006;21(1):7-15.
77. Simioni P, Tormene D, Prandoni P, Zerbinati P, Gavasso S, Cefalo P, et al. Incidence of venous thromboembolism in asymptomatic family members who are carriers of factor V Leiden: a prospective cohort study. Blood. 2002;99(6):1938-42.
78. Mavragani CP, Pikazis D, Aroni K, Paikos S, Voulgarelis M. Cutaneous ulcers: An unusual manifestation of inherited thrombophilia. Am J Hematol. 2004;76(2):139-42.
79. Irani-Hakime NA, Stephan F, Kreidy R, Jureidini I, Almawi WY. Livedoid vasculopathy associated with combined prothrombin G20210A and factor V (Leiden) heterozygosity and MTHFR C677T homozygosity. J Thromb Thrombolysis. 2008;26(1):31-4.
80. Handel DW, Roenigk HH Jr, Shainoff J, Deodhar S. Necrotizing vasculitis. Etiologic aspects of immunology and coagulopathy. Arch Dermatol. 1975;111(7):847-52.
81. Meekes JR, Loots MA, van der Wal AC, Bos JD. Increased incidence of hypercoagulability in patients with leg ulcers caused by leukocytoclastic vasculitis. J Am Acad Bermatol. 2004;50:104-7.
82. Bednarek N, Morville P, Delebarre G, Akhavi A, Sommer C. Necrotic skin lesions and cerebral infarction in the newborn: two case reports. J Child Neurol. 2007;22(3):354-7.
83. Agras PI, Ozdemir H, Baskin E, Ozbek N. Recurrent vasculopathic skin lesions associated with homozygous protein C deficiency. Pediatr Dermatol. 2007;24(1):57-60.
84. Uthman IW, Khamashta MA. Livedo racemosa: a striking dermatological sign for the antiphospholipid syndrome. J Rheumatol. 2006;33(12):2379-82.
85. Bauer KA. Management of thrombophilia. J Thromb Haemost. 2003;1(7):1429-34.
86. Weitz JI, Gross PL. New oral anticoagulants: which one should my patient use? Hematology Am Soc Hematol Educ Program. 2012;2012:536-40.
87. Maciel R. Heparina de baixo peso molecular no tratamento da tromboembolia pulmonar. J Pneumol. 2002;28(3):137-42.

capítulo 4

Vasculites

INTRODUÇÃO

As vasculites podem ser definidas como um processo inflamatório da parede vascular, em geral, imunologicamente mediado,[1,2] o que as diferencia das outras vasculopatias (pseudovasculites). Determinam danos funcional e estrutural na parede dos vasos.[3,4] De acordo com o tipo celular predominante no infiltrado inflamatório do processo, as vasculites são classificadas em neutrofílicas, linfocíticas e granulomatosas.[5] Classificam-se ainda quanto à localização, com envolvimento de pequenos, médios e/ou grandes vasos.[6-14]

As vasculites sistêmicas e localizadas se manifestam frequentemente na pele devido ao seu suprimento vascular abundante da derme e do subcutâneo, da pressão hidrostática dentro desses leitos vasculares e da proximidade das influências ambientais do meio externo.[14] A presença de púrpura, urticária, livedo reticular (LR), nódulos, placas necróticas e úlceras constitui sinal comum que deve levar o médico a pensar em vasculite.[14]

Embora existam múltiplas e diversas etiologias, as manifestações histopatológicas das vasculites são limitadas.[15]

A denominada "vasculite necrotizante" caracteriza-se por áreas segmentares de infiltração transmural por neutrófilos, ruptura da arquitetura da parede do vaso e necrose fibrinoide associada.[16] O termo histopatológico usado para esse conjunto de alterações é denominado vasculite leucocitoclástica.[17-20] Esses fenômenos podem ocorrer na presença ou na ausência de inflamação de caráter granulomatoso.[21-26] O edema endotelial e debris de granulócitos (leucocitoclasia) são frequentemente vistos, porém não necessariamente estão presentes para o diagnóstico.[27-29]

A venulite necrotizante cutânea apresenta como características histopatológicas o acometimento das pequenas vênulas pós-capilares na derme.[30,31] Constitui o protótipo dermatológico da vasculite cutânea de pequenos vasos (VCPV) sendo caracteristicamente mediada por imunocomplexos.[6,22]

As propriedades observadas no exame histopatológico dependem da localização e também do tempo de evolução da lesão previamente biopsiada. Nas lesões com menos de 12 horas de instalação ou naquelas com mais de 48 horas, se observa um grande infiltrado linfocitário, além de poder estar ausente a leucocitoclasia e a necrose fibrinoide.[32] A ausência desses dados impede o diagnóstico definitivo de vasculite necrotizante.[32]

A vasculite eosinofílica geralmente é observada nos casos de vasculites sistêmicas, tais como na poliarterite nodosa e síndrome de Churg-Strauss ou nas vasculites que ocorrem dentro do contexto das doenças autoimunes do tecido conectivo (artrite reumatoide, lúpus eritematoso sistêmico, síndrome de Sjögren).[33-39] A presença no exame histopatológico de infiltração eosinofílica perivascular na derme sem vasculite necrotizante pode ser observada nos casos de síndrome hipereosinofílica, no angioedema episódico com hipereosinofilia e na celulite eosinofílica (síndrome de Wells).[37-41]

Existem casos episódicos e recorrentes de vasculite necrotizante eosinofílica cutânea dos pequenos vasos da derme, determinando clinicamente púrpura palpável e laboratorialmente eosinofilia periférica. A eosinofilia periférica quando associada a lesões cutâneas e/ou angioedema também pode ser observada nas parasitoses intestinais, na urticária, na síndrome hipereosinofílica, na vasculite dos pequenos vasos da derme como na síndrome de Churg-Strauss, na granulomatose de Wegener e na poliangeíte microscópica, nas erupções cutâneas a drogas, assim como nas vasculites relacionadas a doenças autoimunes do tecido conectivo.[36,37,40,41]

Nas fases tardias do processo de instalação da vasculite, pode haver mecanismos patogênicos diferentes dos descritos e ainda não totalmente conhecidos que determinam a evolução do processo para um infiltrado cutâneo linfocitário.[18-21,42-44]

Não há consenso mundial na classificação das vasculites. Uma das classificações propostas por Ghersetich I, Jorizzo JL e Lotti T as dividem em grupos.[5,29] Essa classificação leva em consideração os aspectos clínicos, etiopatogênicos e histopatológicos das vasculites (Quadro 4.1).

A dimensão do vaso sanguíneo correlaciona-se intimamente com sua profundidade nas camadas da pele: quanto mais profunda sua localização, maior será o diâmetro do vaso (Figura 4.1).

A dimensão do vaso sanguíneo correlaciona-se intimamente com sua profundidade nas camadas da pele: quanto mais profunda sua localização, maior será o diâmetro do vaso (Figura 4.2B). Entre os "pequenos vasos" estão os capilares, as vênulas pós-capilares e as arteríolas não musculares que constituem vasos tipicamente menores que 50 mm de diâmetro. São encontrados principalmente na derme papilar superficial. Os "vasos de médio calibre" são aqueles que possuem um diâmetro entre 50 e 150 mm e contêm em sua parede uma camada muscular. Estão localizados na derme reticular profunda e próximos da junção dermo-hipodérmica. Os vasos maiores que 150 mm de diâmetro não são encontrados na pele. Portanto, as biópsias cutâneas em que o tecido subcutâneo não é representado são inadequadas para a investigação das vasculites que acometem vasos de médio calibre. As biópsias cutâneas devem ser realizadas por meio de *punch* profundo ou de biópsia cirúrgica profunda, a fim de não deixar de representar ambos os plexos vasculares: superficial e profundo.

Embora existam múltiplas e diversas etiologias, as manifestações histopatológicas das vasculites são limitadas.

A vasculite necrotizante caracteriza-se por áreas segmentares de infiltração transmural por neutrófilos, ruptura da arquitetura da parede do vaso e necrose fibrinoide associada. O termo histopatológico usado para esse conjunto de alterações se denomina vasculite leucocitoclástica. Esses fenômenos podem ocorrer na presença ou na ausência de inflamação de

Quadro 4.1 Proposição de classificação das vasculites de acordo com aspectos clínicos, etiopatogênicos e histopatológicos das vasculites.[29]

1. Vasculite cutânea de pequenos vasos

1. Vasculite cutânea de pequenos vasos idiopática
2. Púrpura de Henoch-Schönlein
3. Crioglobulinemia mista essencial
4. Púrpura hiperglobulinêmica de Waldenström
5. Púrpura associada à doença autoimune do tecido conectivo
6. Urticária vasculite
7. *Erythema elevatum diutinum*
8. Nódulos reumatoides
9. Reação hansênica
10. Vasculite séptica

2. Vasculite necrotizante de grandes vasos

1. Poliarterite nodosa
   a) forma cutânea benigna
   b) forma sistêmica
2. Vasculite granulomatosa
   a) Granulomatose de Wegener
   b) Granulomatose alérgica (doença de Churg-Strauss)
   c) Granulomatose linfomatoide

3. Arterite de células gigantes

1. Arterite temporal
2. Doença de Takayasu

4. Vasculite de grandes vasos com doença autoimune do tecido conectivo

5. Vasculite nodular

caráter granulomatoso. O edema endotelial e debris de granulócitos (leucocitoclasia) são frequentemente vistos, porém não necessariamente estão presentes para o diagnóstico.

A chamada venulite necrotizante cutânea apresenta como características histopatológicas o acometimento das pequenas vênulas pós-capilares na derme superficial.

As características observadas no exame histopatológico dependem da localização e também do tempo de evolução da lesão previamente biopsiada. Nas lesões com menos de 12 horas de instalação ou naquelas com mais que 48 horas, observa-se um grande infiltrado linfocitário, além de poder estar ausente a leucocitoclasia e a necrose fibrinoide. A ausência desses dados impede o diagnóstico definitivo de vasculite necrotizante.

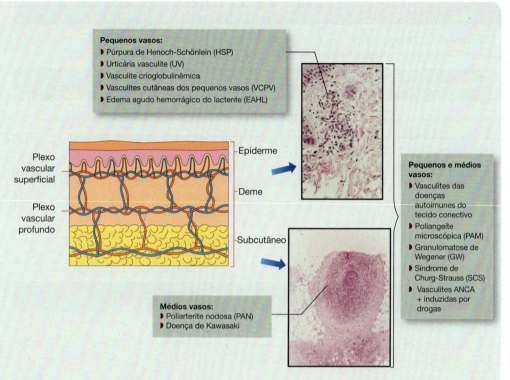

Figura 4.1 Representação dos plexos vascular superficial e profundo na pele e as vasculites que os acometem.

Patogênese da vasculite cutânea de pequenos vasos (vasculite leucocitoclástica mediada por imunocomplexos)

Nas VCPVs, uma história de exposição a novas medicações ou agentes infecciosos é frequentemente obtida.

A vasculite leucocitoclástica corresponde a uma reação imunológica do tipo III de Gel & Coombs (reação do tipo fenômeno de Arthus ou doença mediada por imunocomplexos), em que existe um ambiente de excesso moderado de antígenos, os quais acabam determinando a VCPV.

A vasculite leucocitoclástica inicia-se com a deposição dos imunocomplexos na parede das vênulas pós-capilares da derme. A deposição desses imunocomplexos pode ser influenciada por fatores como:

1. A pressão hidrostática, principalmente nas áreas pendentes do organismo (como os membros inferiores) e pelo fluxo sanguíneo turbulento na circulação terminal da pele.
2. O estado funcional do sistema macrofágico tecidual, o qual pode estar parcialmente deficiente, não removendo eficientemente os imunocomplexos depositados.

Vasculites 151

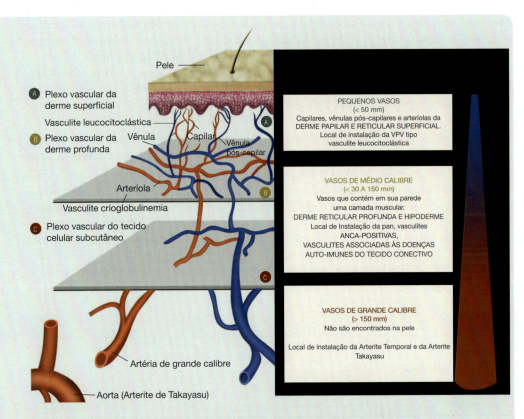

Figura 4.2 Representação esquemática do diâmetro dos vasos acometidos pelas vasculites.

3. Liberação plaquetária de histamina e serotonina (facilitando a vasopermeabilidade e a deposição inicial dos imunocomplexos nas vênulas pós-capilares).
4. A capacidade das hemácias em transportar imunocomplexos relacionados ao complemento e fixá-los no sistema macrofágico (as hemácias expressam receptores da fração C3b do complemento).
5. Ativação do sistema fibrinolítico, o qual está exacerbado nas fases iniciais da doença, propiciando a vasopermeabilidade e a deposição inicial dos imunocomplexos.

Os imunocomplexos circulantes interagem com o endotélio e ativam as células endoteliais, provocando a liberação de altos níveis do ativador tecidual do plasminogênio (t-PA), que ativam inicialmente o sistema fibrinolítico.

Dessa forma, o endotélio vascular atua na regulação da hemostasia, na permeabilidade capilar e no tônus vascular, com função primordial nas reações imunológicas locais. Em condições fisiológicas, a superfície endotelial tem características anticoagulantes. O desequilíbrio entre propriedades anticoagulantes e pró-coagulantes, nas fases tardias da doença, conduz à trombose do vaso e ao estabelecimento clínico da púrpura palpável e necrose local.

Os imunocomplexos depositados ativam a cascata do complemento (via clássica e via alternativa) produzindo C3a e C5a, responsáveis pela degranulação dos mastócitos e atração dos neutrófilos para a área lesada (fase 1 da Figura 4.3). Os neutrófilos aderem à superfície endotelial e migram para o tecido perivascular, local onde pode ocorrer fagocitose e degradação de imunocomplexos. Nesse momento, os neutrófilos sofrem desintegração do núcleo (processo denominado cariorrexis ou leucocitoclasia), com liberação de enzimas lisossomais, tais como proteases, colagenases e elastase. O resultado final é uma lesão que danifica o endotélio vascular, sendo favorecida pela produção neutrofílica de radicais livres de oxigênio e ferro, que são particularmente tóxicos ao endotélio (fase 2 da Figura 4.3).

Dados clínicos demonstram que os imunorreagentes são detectados somente nas lesões inicias da VCPV, em torno de 3 a 12 horas. Toda a cadeia de eventos, que inclui a deposição de imunocomplexos e complemento até sua remoção, ocorre de 18 a 24 horas.

Sob vários estímulos, o endotélio é ativado (leucotrieno B4, histamina dos mastócitos, imunocomplexos, anóxia, trombina e várias citocinas – como a IL-1, IL-2, TNF-alfa, IFN-gama – que são secretadas devido à interação dos imunocomplexos e seu receptor Fc nos linfócitos locais –fase 3 da Figura 4.3). Com a exposição das células endoteliais, fibroblastos e outros tipos celulares a IL-1 e ao TNF-alfa, ocorre a produção da IL-8, a qual se torna a principal substância a exercer função quimiotáxica para os neutrófilos. Estabelece-se um estado inflamatório pela presença das citocinas pró-inflamatórias (IL-1, TNF-alfa e IL-8). Nessas circunstâncias, há

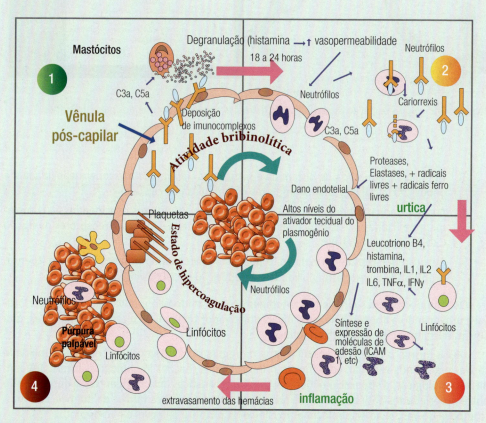

Figura 4.3 Fases dos eventos fisiopatogênicos sequenciais da vasculite leucocitoclástica na VCPV.

expressão de várias moléculas de adesão no endotélio, aumentando o influxo de neutrófilos para o meio extravascular. O dano consequente do endotélio provocaria a exposição na membrana celular dessas células de antígenos, reconhecidos pelas células imunológicas como "não próprios ou *non-self*". Alguns autores observaram um aumento relevante da IL-2 durante as fases ativas de vasculite sistêmica. A ativação dos linfócitos e seu envolvimento na patogênese é um passo fundamental no desenvolvimento de alguns tipos de vasculite sistêmica.

Na fase tardia da vasculite leucocitoclástica (fase 4 da Figura 4.3), as células T e as células dendríticas têm potencial para iniciar uma resposta imunológica, agora mediada por células, ou contribuir para a perpetuação do processo inflamatório. Muitas células endoteliais participam como células apresentadoras de antígenos, liberando mediadores inflamatórios (citocinas) que provocam a expressão de antígenos de classes I e II do MHC (principal complexo de histocompatibilidade) na superfície endotelial, criando também um ambiente de hipercoagulabilidade, com microtrombose vascular, isquemia tecidual, extravasamento de hemácias e necrose.

Dessa forma se estabelece a natureza dinâmica da VCPV, em que o infiltrado dérmico inicialmente se apresenta neutrofílico e tardiamente observamos predomínio de linfócitos. A fase inicial hiperfibrinolítica, caracterizada clinicamente por lesões urticadas, é seguida por uma fase hipofibrinolítica, com aspecto clínico de púrpura palpável, devido à redução da liberação do ativador tecidual do plasminogênio e dos altos níveis do inibidor do ativador do plasminogênio. A redução da atividade fibrinolítica determina deposição de fibrina e trombose.

Outras substâncias provavelmente envolvidas na VCPC são os neuropeptídeos (tais como a substância P e a neurocinina A) que atuam com função de neurotransmissores ou imunomoduladores. Sua real função na vasculite ainda é pouco conhecida. Sabe-se que os neuropeptídeos podem atuar de várias maneiras:

1. Modulando o sistema fibrinolítico.
2. Modulando o sistema imune local.
3. Ativando macrófagos e mastócitos que liberam citocinas (IL-1, TNF-alfa), histamina, leucotrienos e prostaglandina D2. Esses agentes induzem a expressão de moléculas de adesão no endotélio e têm ação quimiotáxica nos neutrófilos e monócitos.
4. Provocando vasodilatação transitória e aumentando a permeabilidade capilar.

Os linfócitos T gama/delta (células T γ/δ) têm sido observados nas VCPVs nos pacientes com etiologia infecciosa documentada. Esses pacientes expressam proteínas de choque térmico (*heat shock proteins* ou HSP) de 72 kd nas células endoteliais e nas células apresentadoras de antígeno, o que sugere que agentes infecciosos poderiam seletivamente elevar os níveis das HSPs, que por fim seriam reconhecidas imunologicamente como "não próprias" por células T γ/δ.

Manifestações dermatológicas das vasculites cutâneas

Os sinais cutâneos das vasculites diferem de acordo com o diâmetro do vaso acometido.[14] A lesão cutânea mais comum é a "púrpura palpável". A púrpura resulta do extravasamento de hemácias do lúmen vascular para a derme, a qual não empalidece a vitropressão. A púrpura é preferencialmente distribuída simetricamente nas áreas pendentes do corpo, em especial, as pernas e o dorso, devido à pressão hidrostática. Nem sempre a púrpura é palpável. A resolução da púrpura frequentemente origina hiperpigmentação pós-inflamatória, porém o surgimento de cicatriz é raro se não ocorreu ulceração. A lesão purpúrica pode ser assintomática, pruriginosa ou ocasionar sensação de queimação.[14]

A púrpura palpável também pode ocorrer em situações que não são vasculites verdadeiras.[14] Eventos vaso-oclusivos, coagulopatias ou trombocitopenia podem ocasionar extravasamento de hemácias que é indistinguível da púrpura que ocorre no contexto das vasculites.[14] Por exemplo, esse mimetismo é aparente na síndrome do anticorpo antifosfolípide e na coagulação intravascular disseminada que se apresentam por vezes como púrpura palpável.[14] No entanto, a biópsia cutânea dessas outras entidades não demonstrará a vasculite leucocitoclástica, assim indicando a importância do estudo histopatológico no diagnóstico das vasculites.[14] A urticária vasculite (UV) se manifesta por urticas cujos sintomas, duração da lesão e resolução diferem da urticária comum. Um recurso clínico útil para se avaliar lesões urticadas é delimitá-las com uma caneta para se avaliar a progressão da lesão.[14] A urticária comum geralmente tem suas lesões individuais regredindo em cerca de 4 horas.

A persistência de uma lesão urticada por período maior do que 24 horas naquela localização eleva a suspeita de vasculite.[14] Além disso, as lesões resolvem-se deixando hiperpigmentação ou equimoses. A biópsia é necessária para se firmar o diagnóstico da UV.

Entre as manifestações comuns das vasculites de médios vasos estão nódulos, úlceras, LR e infartos digitais. Os nódulos são tipicamente eritematosos e dolorosos com tendência a ulceração. Os nódulos da vasculite lembram eritema nodoso com exceção que o eritema nodoso geralmente ocorre na porção extensora das pernas e geralmente não úlcera. Os nódulos de vasculite também ocorrem frequentemente nas extremidades inferiores, mas são mais distribuídos no maléolo ou na porção flexora das pernas.[14] As ulcerações indicam inflamação intensa dentro da parede vascular que eventualmente compromete o suprimento sanguíneo determinando isquemia. Embora ulcerações superficiais possam se originar de vasculites de pequenos vasos, ulcerações profundas significam envolvimento dos vasos de médio calibre.[14] O livedo reticular, e especialmente o livedo racemosa, ocorre quando o fluxo sanguíneo por meio das arteríolas musculares é interrompido.[14] Nas vasculites de médio calibre, os infartos digitais podem acometer tanto os membros inferiores como os superiores e é confinado à região suprida pela arteríola afetada.[14]

As lesões pápulo-necróticas são características das vasculites mistas, tais como a síndrome de Churg-Strauss e a granulomatose de Wegener.[14] As lesões pápulo-necróticas podem ser confundidas com nódulos reumatoides, uma vez que ocorrem especialmente nos cotovelos.[14] No entanto, as lesões pápulo-necróticas eventualmente ulceram, enquanto a pele suprajacente aos nódulos reumatoides permanece intacta.[14] As manifestações cutâneas das vasculites podem ser visualizadas na Figura 4.4.

A terminologia angeíte ou vasculite de hipersensibilidade (VH) foi estabelecida pelo American College of Rheumatology (ACR) em 1992, correspondendo ao termo vasculite cutânea de pequenos vasos apresentado acima. Esse termo é utilizado na dermatologia com maior frequência e pode expressar conjuntamente o envolvimento sistêmico dos pequenos vasos. A definição das vasculites na conferência de Chapel Hill e os critérios para a classificação das vasculites da ACR estão contidos no Quadro 4.2,[11,12] os quais foram revisados com novas terminologias em 2012 (Quadro 4.3).[45]

Outro termo, vasculite necrotizante sistêmica, que representa o acometimento dos vasos sanguíneos de qualquer tecido, não preenche critérios para classificação nos consensos acima. Segundo Carlson et al.,[46] quando a vasculite necrotizante sistêmica é acompanhada por lesões cutâneas, recebe a denominação de poliangeíte sistêmica.

Vasculites 155

Vasculite	Púrpura palpável	Pápulas	Vesículas/Pústulas	Urticária	Nódulos	Livedo racemoso	Úlceras	Pápulas necróticas	Infartos digitais	Outras características
Pequenos vasos:										
VCPV	++++	++	++	++						Angioedeme
UV	+++		++	++++	++	++	+	+		Artrite/artigia, Dor abdominal,
PHS	++++	+++			++					hematúria, Hepatite C,
VC	++++	++								Raynaud
Médios vasos:										
PANs									+	Dor na pantumiha
PANc	+++						+++		++	Perda de peso Febre e mononeurite
Pequenos e médios vasos:										
PAM	++++				++	++	+++			Hemorragia pulmonar, GNNC,
GW	++++				++ (Couro cabeludo e membros)	++	(Orofaringe)	+++ (Cotovelos)		Sinusite, GNNC, Infiltrados pulmonares, asma grave e eosinofilia
SCS	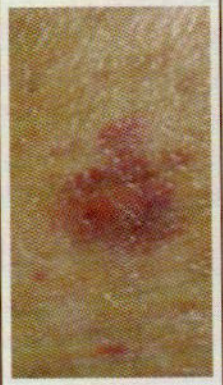 +++	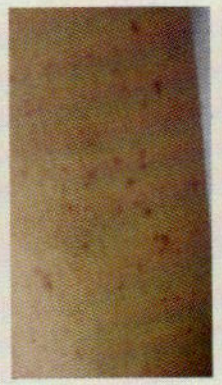	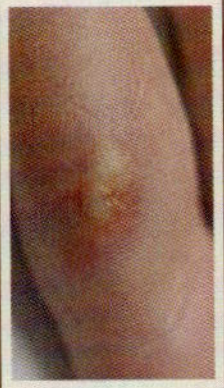	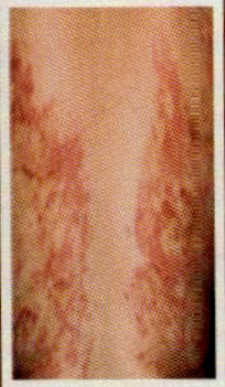	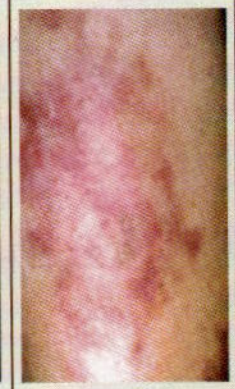	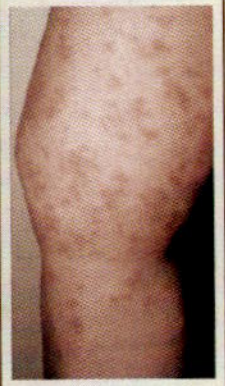	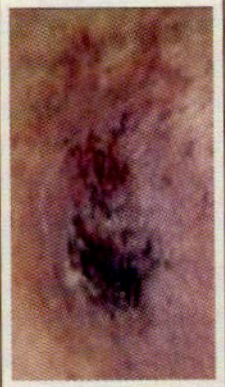	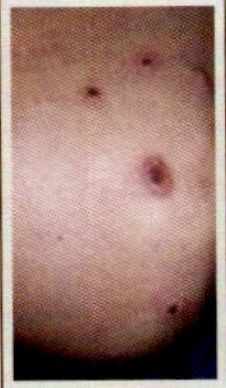	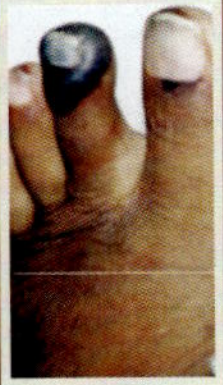	

Figura 4.4 Demonstração dos diversos padrões morfológicos cutâneos das vasculites e sua correlação com as entidades nosológicas que possam representar.

Legenda: VCPV, Vasculite Cutânea dos Pequenos Vasos; UV, Urticária Vasculite; PHS, Púrpura de Henoch-Schönlein; VC, Vasculite Crioglobulinêmica; PANs, Poliarterite Nodosa Sistêmica; PANc, Poliarterite Nodosa Cutânea; PAM, Poliangeíte Microscópica; GW, Granulomatose de Wegener; SCS, Síndrome de Churg-Strauss; GNNC, Glomerulonefrite Necrotizante em Crescente; "+", sinal comum; "++++", sinal muito comum. Adaptado de: Xu LY, et al.[14]

Quadro 4.2 Classificação das vasculites segundo o American College of Rheumatology (1992) e o consenso de Chapel Hill (1994).

Vasculite de vasos de grande calibre

1. Arterite de células gigantes (arterite temporal)	Arterite granulomatosa da aorta e seus ramos maiores, com predileção por ramos extracranianos da artéria carótida. Frequentemente acomete a artéria temporal. Geralmente ocorre em pacientes com mais de 50 anos e frequentemente é associada a polimialgia reumática.	1. Idade superior a 50 anos quando do diagnóstico inicial 2. Cefaleia recente ou de novo padrão 3. Exame clínico anormal da artéria temporal 4. Velocidade de hemossedimentação elevada 5. Biópsia da artéria temporal com vasculite S: 93,5%; E: 91,2% com três critérios
2. Arterite de Takayasu	Inflamação granulomatosa da aorta e seus ramos principais. Geralmente ocorre em pacientes com menos de 50 anos.	1. Idade inferior a 40 anos quando do diagnóstico inicial 2. Claudicação de extremidades 3. Pulso da artéria braquial diminuído 4. Gradiente pressórico entre os membros superiores maior do que 10 mmHg 5. Sopro na aorta ou artérias subclávias 6. Arteriografia anormal S: 90,5%; E: 97,8% com três critérios

Vasculite de vasos de médio calibre

1. Poliarterite nodosa sistêmica (PAN)	Inflamação necrotizante de artérias de pequeno e médio calibres sem glomerulonefrite ou vasculite em arteríolas, vênulas ou capilares.	1. Perda de peso > 4 kg 2. Livedo reticular 3. Dor ou sensibilidade testicular 4. Mialgia, miopatia ou dor muscular ao toque 5. Neuropatia 6. Pressão diastólica > 90 mmHg 7. Insuficiência renal 8. Vírus da hepatite B 9. Arteriografia anormal 10. Biópsia de artéria evidenciando neutrófilos S: 82,2%; E: 86,6% com três critérios
2. Doença de Kawasaki	Arterite envolvendo vasos de pequeno, médio e grande calibres associados com síndrome linfonodal e mucocutânea. Artérias coronárias geralmente estão envolvidas. Aorta e veias podem estar envolvidas. Geralmente ocorre em crianças.	* Segundo o Comitê Japonês da Doença de Kawasaki:[48] 1. Febre alta de início abrupto presente por cinco ou mais dias 2. Conjuntivas oculares hiperemiadas

(Continua)

Quadro 4.2 Classificação das vasculites segundo o American College of Rheumatology (1992) e o consenso de Chapel Hill (1994). *(Continuação)*

2.	Doença de Kawasaki	Arterite envolvendo vasos de pequeno, médio e grande calibres associados com síndrome linfonodal e mucocutânea. Artérias coronárias geralmente estão envolvidas. Aorta e veias podem estar envolvidas. Geralmente ocorre em crianças.	3. Alterações da cavidade oral, incluindo eritema, secura, mucosa orofaringe hiperemiada 4. Alterações nas extremidades distais dos membros, incluindo rubor e edema endurado das mãos e pés e descamação periungueal 5. Exantema eritematoso polimorfo (morbiliforme, escarlatiniforme, maculopapular, eritema marginado) propagando-se das extremidades para o tronco. Dura aproximadamente uma semana 6. Aumento não supurado dos linfonodos cervicais O diagnóstico exige cinco dentre os seis critérios acima

Vasculite de vasos de pequeno calibre

1.	Vasculite de hipersensibilidade (vasculite leucocitoclástica cutânea)	Angeíte leucocitoclástica cutânea isolada sem vasculite sistêmica ou glomerulonefrite.	1. Idade inferior a 16 anos quando do diagnóstico inicial 2. História de uso de medicações ao tempo do aparecimento dos sintomas 3. Púrpura palpável 4. Erupção cutânea maculopapular 5. Biópsia com resultado positivo S: 71%; E: 83,9% com três critérios
2.	Granulomatose de Wegener	Inflamação granulomatosa envolvendo o trato respiratório e vasculite necrotizante acometendo vasos de pequeno e médio calibres (capilares, vênulas, arteríolas e artérias). Glomerulonefrite necrotizante é comum.	1. Inflamação nasal ou oral 2. Radiografia de tórax evidenciando nódulos, infiltrados ou cavitação 3. Hematúria microscópica ou cilindros hemáticos na urina 4. Inflamação granulomatosa na biópsia S: 88,2%; E: 92% com dois critérios
3.	Síndrome de Churg-Strauss	Inflamação granulomatosa rica em eosinófilos envolvendo trato respiratório e vasculite necrotizante acometendo vasos de pequeno e médio calibres. Associação com asma e eosinofilia.	1. Asma 2. Eosinofilia (> 10%) 3. Neuropatia 4. Infiltrados pulmonares (não fixos) 5. Eosinófilos extravasculares na biópsia S: 85%; E: 99,7% com quatro critérios

(Continua)

Quadro 4.2 Classificação das vasculites segundo o American College of Rheumatology (1992) e o consenso de Chapel Hill (1994).
(Continuação)

4. Púrpura de Henoch-Schön-lein (PHS)	Vasculite, com depósitos imunes predominantemente de IgA, acometendo pequenos vasos (arteríolas, vênulas e capilares). Tipicamente acomete pele, intestino e glomérulos. Associação com artralgia e artrite.	1. Púrpura palpável 2. Idade inferior a 20 anos quando do diagnóstico inicial 3. Angina mesentérica 4. Neutrófilos na parede dos vasos na biópsia S: 87%; E: 88% com dois critérios
5. Vasculite crioglobulinêmica (essencial)	Vasculite, com depósitos imunes de crioglobulinas, acometendo pequenos vasos (arteríolas, vênulas ou capilares). Associação com crioglobulinas séricas. Geralmente pele e glomérulos são envolvidos.	
6. Poliangeíte microscópica (PAM)	Vasculite necrotizante, com pouco ou nenhum depósito imune, acometendo pequenos vasos (arteríolas, vênulas e capilares). Arterite necrotizante envolvendo vasos de pequeno e médio calibres pode estar presente. Glomerulonefrite necrotizante é muito comum. Capilarite pulmonar pode ocorrer.	

S = sensibilidade; E = especificidade.

Quadro 4.3 Nomenclatura revisada no consenso de Chapel Hill (2012) para as vasculites.[45]

Vasculites dos grandes vasos (VGV)	Arterite de Takayasu (ATK) Arterite de células gigantes (ACG)	
Vasculites dos médios vasos (VMV)	Poliarterite nodosa (PAN) Doença de Kawasaki (DK)	
Vasculites dos pequenos vasos (VPV)	Vasculites associadas a anticorpos anticitoplasma de neutrófilos (ANCA)	Poliangeíte microscópica (PAM) Granulomatose com angeíte (antigo Wegener) (GPA) Granulomatose eosinofílica com poliangeíte (antigo Churg-Strauss) (GEPA)

(Continua)

Quadro 4.3 Nomenclatura revisada no consenso de Chapel Hill (2012) para as vasculites.[45]
(Continuação)

Vasculites dos pequenos vasos (VPV)	VPV por imunocomplexos	Doença antimembrana basal glomerular (anti-MBG)
		Vasculite crioglobulinêmica (VC)
		Vasculite por IgA (VIgA)
		Urticária vasculite hipocomplementenêmica (UVH) (vasculite anti-C1q)
Vasculites de vasos variados (VVV)	Doença de Behçet (DB)	
	Síndrome de Cogan (SC)	
Vasculites de órgãos únicos	Angeíte leucocitoclástica cutânea (ALC)	
	Arterite cutânea (AC)	
	Vasculite primária do sistema nervoso central	
	Aortite isolada	
	Outras	
Vasculites associadas com doença sistêmica	Vasculite lúpica	
	Vasculite reumatoide	
	Vasculite sarcoídea	
	Outras	
Vasculites associadas a uma etiologia provável	Vasculite crioglobulinêmica associada com hepatite C	
	Vasculite associada com hepatite B	
	Aortite associada com sífilis	
	Vasculite por imunocomplexos associada a droga (medicamento)	
	Vasculite associada a ANCA induzida por droga	
	Vasculite associada a câncer	
	Outras	

Uma classificação foi proposta por David Fiorentino em 2003 para as vasculites cutâneas.[15] Essa classificação é baseada na predominância do tamanho dos vasos acometidos. Parece-nos que essa classificação seja mais racional e adequada aos dermatologistas (Quadro 4.4).

Há ainda um grupo heterogêneo de doenças capazes de simular a vasculite cutânea, e pode ser classificado em doenças que produzem hemorragia (petéquias, púrpuras e equimoses) e oclusão vascular (livedo, cianose, úlceras, necrose digital e gangrena), denominado pseudovasculites,[47] as quais abordamos anteriormente nessa análise crítica.

Os mecanismos fisiopatogênicos envolvidos nas vasculites de senso geral estão sumarizados no Quadro 4.5, e foram adaptados da referência 46.

Quadro 4.4 Classificação das vasculites proposta por David Fiorentino em 2003.

Predominantemente de pequenos vasos

1. Vasculite cutânea de pequenos vasos
2. Vasculite associada a malignidade
3. Vasculite crioglobulinêmica
4. Urticária vasculite
5. Púrpura de Henoch-Schönlein
6. Edema agudo hemorrágico do lactente

Predominantemente de vasos de médio calibre

Poliarterite nodosa
1. Forma clássica
2. Forma cutânea

Vasos de médio calibre e pequenos vasos

1. Associadas a ANCA ("*pauci-imunes*"):
    1.1. Poliangeíte microscópica
    1.2. Granulomatose de Wegener
    1.3. Síndrome de Churg-Strauss
    1.4. Vasculite induzidas por droga associada a ANCA
2. Vasculites associadas com doenças autoimunes e tecido conectivo:
    2.1. Artrite reumatoide
    2.2 Lúpus eritematoso sistêmico
    2.3. Síndrome de Sjögren
    2.4. CREST (Calcinose, Raynaud, envolvimento Esofágico, Esclerodactilia, Telangiectasia)
    2.5. Esclerodermia sistêmica progressiva

Dermatoses neutrofílicas com desordens vasculares associadas

1. Vasculites crônicas fibrosantes localizadas
    1.1. *Erythema elevatum diutinum*
    1.2. Granuloma facial
2. Vasculite nodular
3. Síndrome de Sweet
4. Pioderma gangrenoso
5. Doença de Behçet

(Continua)

Quadro 4.4 Classificação das vasculites proposta por David Fiorentino em 2003. *(Continuação)*

6. Picadas de artrópodes
7. Púrpura hipergamaglobulinêmica de Waldenström
8. Doenças inflamatórias intestinais

Vasculites de grandes vasos

1. Arterite de células gigantes (arterite temporal)
2. Arterite de Takayasu

Excluídas as vasculites infecciosas e inclui vasculite de pequenos e médios vasos. Adaptado de Fiorentino.[15]

Quadro 4.5 Mecanismos patogênicos implicados nas vasculites.[46]

Mecanismo Patogênico	Síndrome Vasculítica	Padrão de Vasculite	Estudo Sorológico
Infecção direta	Infecções por *Rickettsia*, vírus, sífilis, hanseníase	Linfocítica de pequenos vasos	IgG para *Rickettsia* sp.
Tipo I Anafilático	Vasculite eosinofílica	Eosinofílica de pequenos vasos	↑ Eosinófilos
Tipo II Citotóxico Anticorpos citolíticos	Síndrome de Churg-Strauss	Eosinofílica/neutrofílica principalmente de pequenos e médios vasos	p-ANCA ↑ Eosinófilos
	Granulomatose de Wegener	Neutrofílica principalmente de pequenos e médios vasos	c-ANCA
	Poliangeíte microscópica	Neutrofílica principalmente de pequenos e médios vasos	p-ANCA
Tipo III Imunocomplexos	Púrpura de Henoch-Schönlein	Neutrofílica de pequenos vasos	
	Vasculite leucocitoclástica cutânea (vasculite de hipersensibilidade)	Neutrofílica de pequenos vasos	
	Vasculite crioglobulinêmica	Neutrofílica principalmente de pequenos e médios vasos	↑ Crioglobulinas Vírus da hepatite C
	Poliarterite nodosa	Neutrofílica de médios vasos	Vírus da hepatite B, Vírus da hepatite C

(Continua)

Quadro 4.5 Mecanismos patogênicos implicados nas vasculites.[46] *(Continuação)*

Mecanismo Patogênico	Síndrome Vasculítica	Padrão de Vasculite	Estudo Sorológico
Tipo IV Hipersensibilidade Tardia	Arterite de células gigantes (arterite temporal)	Granulomatosa de médios vasos	↑ Velocidade de hemossedimentação (VHS)
	Síndrome de Sneddon	Linfocítica de médios vasos (endotelite)/endarterite obliterante (Vasculite verdadeira questionada)	Anticorpos antiendotélio, Anticorpos antifosfolípides (variável)

Os achados histopatológicos das vasculites cutâneas encontram-se expostos no Quadro 4.6.[46] Essas alterações podem ser classificadas em: (1) sinais histológicos de vasculite aguda; (2) alterações secundárias à vasculite ativa; (3) sequela histológica de vasculite; e (4) alterações indicativas do subtipo ou da etiologia das vasculites.

Quadro 4.6 Critérios diagnósticos histológicos para vasculites cutâneas.

Sinais histológicos de vasculite aguda (ativa)

1. Pequenos vasos na derme (vênulas e arteríolas) (necessários 2 de 3 critérios)*:
   - Infiltrado inflamatório perivascular† e/ou intravascular;
   - Dano e/ou destruição da parede do vaso por infiltrado inflamatório;
   - Deposição de fibrina intramural e/ou intraluminal ("necrose fibrinoide").
2. Vasos musculares dérmicos e subcutâneos (pequenas artérias e veias) (os 2 critérios são necessários)
   - Infiltrado na parede do vaso muscular por células inflamatórias;
   - Deposição de fibrina intramural e/ou intraluminal ("necrose fibrinoide)‡.

Alterações secundárias à vasculite ativa (sugestivo de, mas não diagnóstico) †

a) Extravasamento de hemácias (petéquia, púrpura, hematoma);
b) Poeira nuclear, perivascular (leucocitoclasia);
c) Edema endotelial, descolamento ou necrose;
d) Necrose de glândula écrina (ou regeneração com hiperplasia de células basais);
e) Ulceração;
f) Necrose/infarto.

(Continua)

Quadro 4.6 Critérios diagnósticos histológicos para vasculites cutâneas. *(Continuação)*

Sequela histológica de vasculite (sinais de cronicidade e lesões cicatriciais de vasculite)

a) Laminação (casca de cebola) dos constituintes da parede vascular (proliferação concêntrica dos pericitos e das células de músculo liso†;
b) Obliteração luminal (endarterite obliterante): proliferação da camada íntima ou média dos elementos celulares levando à oclusão luminal com preservação da lâmina elástica interna†;
c) Perda completa ou segmentar da lâmina elástica nos vasos médios e grandes associado com tecido cicatricial acelular;
d) Angioendoteliomatose reativa;
e) Neovascularização da camada adventícia.

Alterações indicativas do subtipo ou da etiologia das vasculites

Fibrose lamelar:
- *Erythema elevatum diutinum*, granuloma facial ou pseudotumor inflamatório.

Dermatite granulomatosa em paliçada (necrotizante) ou granuloma de Winkelmann:
- Granuloma extravascular "vermelho" (eosinófilos, figuras em chama): Síndrome de Churg-Strauss.
- Granuloma extravascular "azul" (neutrófilos, poeira nuclear): Granulomatose Wegener, vasculite reumatoide, síndrome de Churg-Strauss (raro).

Dermatite vacuolar de interface (pode haver depósito de mucina na derme):
- Doenças do tecido conectivo, como lúpus eritematoso e dermatomiosite.

Dermatoses "pustulosas" com abscessos neutrofílicos intraepitérmicos ou subepidérmicos.

* Necessário para o diagnóstico de vasculite; † Outros tipos de injúria vascular podem apresentar padrão; ‡ Depósito intraluminal de fibrina pode ser encontrado em lesões arteriais não vasculíticas como hipertensão maligna e síndrome antifosfolípide.

TIPOS DE VASCULITES

Predominantemente de pequenos vasos, segundo classificação proposta por Fiorentino[15]

Vasculite Cutânea dos Pequenos Vasos (VCPV)

Define as vasculites com acometimento cutâneo, predominantemente dos vasos de pequeno calibre, sem envolvimento de órgãos ou sistemas internos pelo processo de vasculite visceral, excluído pela anamnese, exame físico e exames complementares.[15] Os possíveis agentes precipitantes da VCPV encontram-se relacionados no Quadro 4.7.[3,4,49-53]

A VCPV pode ocorrer em associação com doenças coexistentes, conforme relacionadas a seguir:[3,4,49,50,52,54]

1. Doenças crônicas:
    1.1) Artrite reumatoide;
    1.2) Doença de Behcet;
    1.3) Lúpus eritematoso sistêmico;
    1.4) Síndrome de Sjögren;

Quadro 4.7 Agentes precipitantes das vasculites.

Infecções	Bacterianas: *Streptococcus* beta-hemolítico do grupo A, *Staphylococcus aureus*, *Mycobacterium leprae*. Infecções virais: hepatites A, B e C, herpes simplex, vírus *influenza*. Protozoários: *Plasmodium malariae*. Helmintos: *Schistosoma mansoni, Schistosoma haematobium, Onchocerca volvulus*.
Drogas	Anticoncepcionais hormonais, derivados do soro, vitaminas, vacina anti-*influenza*, sulfonamidas, fenolftaleína, ácido aminosalicílico, estreptomicina, hidantoína, insulina, diuréticos tiazídicos, fenotiazina, estreptoquinase, tamoxifeno.
Produtos químicos	Inseticidas e derivados do petróleo.
Alérgenos alimentares	Proteínas do leite, glúten.

1.5) Síndrome do *bypass* intestinal;

1.6) Fibrose cística;

1.7) Cirrose biliar primária;

1.8) Retocolite ulcerativa;

1.9) Crioglobulinemia;

1.10) Estados de hipercoagulabilidade;

1.11) Infecção pelo HIV.

2. Neoplasias malignas:

   2.1) Doenças linfoproliferativas (micose fungoide, doença de Hodgkin, leucemia de células T do adulto, mieloma múltiplo, linfossarcoma);

   2.2) Tumores sólidos (carcinoma do pulmão, carcinoma da mama, carcinoma da próstata, carcinoma do cólon, neoplasias da cabeça e do pescoço, neoplasia renal).

A etiologia da VCPV permanece desconhecida em cerca de 60% dos pacientes.[3,4,50,52,55] A maioria dos fatores etiológicos tem sido relacionada por associação, sendo a demonstração direta menos frequente. Fatores etiológicos verdadeiramente comprovados são: proteína M estreptocócica, *Mycobacterium tuberculosis* e antígeno de superfície da hepatite B.[56,57]

Segundo Fiorentino, a etiologia das vasculites cutâneas pode ser atribuída conforme o Quadro 4.8.[15]

Quadro 4.8 Frequência dos diferentes fatores etiológicos sindrômicos nas vasculites.

Etiologia	% do total
Idiopática	45% a 55%
Infecciosa	15% a 20%
Doenças inflamatórias	15% a 20%
Medicamentosa	10% a 15%
Neoplásica	2% a 5%

Imunofluorescência direta na VCPV

A correlação clínico-patológica é sempre obrigatória no diagnóstico das vasculites. O clínico deve ter em mente que a doença tem um espectro contínuo de evolução natural. A biópsia cutânea simplesmente representa um dado momento dessa evolução. Dessa forma, as lesões que tenham se instalado há pouco tempo ou aquelas que já se estabeleceram há muito tempo podem não demonstrar as características neutrofílicas necessárias para firmar-se o diagnóstico. Entretanto, a observação de antígenos e imunorreagentes nos vasos da derme pela imunofluorescência direta pode ser útil ao diagnóstico (Figura 4.5).

Na VCPV, os estudos de microscopia eletrônica e microscopia imunoeletrônica demonstram a presença de depósitos elétron-densos e amorfos, sem a periodicidade da fibrina, sugestivos de imunocomplexos. Esses depósitos são localizados na membrana basal da pa-

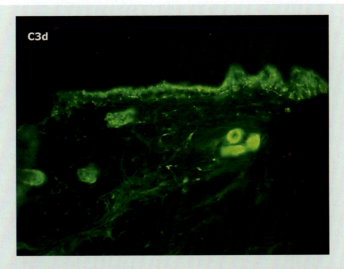

Figura 4.5 Imunofluorescência direta demonstrando deposição de C3 nos vasos da derme e na zona de membrana basal. A paciente tinha 18 anos na época dessa biópsia quando havia surgido discreta púrpura palpável nas pernas. Um ano depois desenvolveu lúpus eritematoso sistêmico.

rede vênular pós-capilar, no lado do lúmen do vaso, nas lesões instaladas recentemente. Observa-se também material semelhante nos vacúolos citoplasmáticos dos neutrófilos perivasculares.[3,4,49-51,58]

A necrose fibrinoide da parede vascular é a característica mais relevante na distinção histopatológica entre uma verdadeira vasculite leucocitoclástica e outras reações ou dermatoses vasculares neutrofílicas.[59,60] Nessas outras dermatoses, o fenômeno de necrose fibrinoide da parede vascular está ausente.

Nas vasculites leucocitoclásticas cutâneas (vasculites de hipersensibilidade de Zeek),[6] os níveis de complemento costumam ser normais.[3,4,18,49-51,53,58] Entretanto, encontramos achados positivos na imunofluorescência direta (IFD) em cerca de 50% dos pacientes.[3,4,18,49-51,53,58] A IFD tem demonstrado deposição granular de IgM > IgG > C3 dentro e ao redor da parede dos vasos sanguíneos.[3,4,18,49,53] Esses achados podem variar de acordo com a série de doentes estudados. Alguns autores relatam a IgA como imunoglobulina mais comumente encontrada (82% dos casos), seguida pela IgM (56%) e IgG (20%).[15,61-65] Vale ressaltar que os depósitos de IgA foram, na sua maioria, encontrados nas vasculites que não preenchiam critérios para o diagnóstico de púrpura de Henoch-Schönlein (PHS, atualmente denominada vasculite por IgA).[3,4,19,49-53,58,66] Além disso, fora do contexto da PHS, depósitos vasculares de IgA podem ocorrer em várias circunstâncias: na pele não lesada dos pacientes com nefropatia por IgA, no alcoolismo, nas reações a droga (carbamazepina) e na dermatite herpetiforme.[47,49-73] Também encontramos depósitos de IgA na vasculite leucocitoclástica relacionada à doença intestinal inflamatória, espondilite anquilosante e outras espondiloartropatias soronegativas, na síndrome de Sjögren, na artrite reumatoide e nas vasculites associadas a neoplasias malignas como carcinoma da próstata, carcinoma broncogênico, paraproteinemia (mieloma múltiplo) e linfomas.[74-80]

Manifestações clínicas na VCPV

A VCPV é caracterizada por um espectro variado de lesões cutâneas, sendo a púrpura palpável a lesão dermatológica mais comum[1-5] (Figura 4.6). Entretanto, em alguns doentes por vezes as lesões são representadas por púrpura de diâmetro de 2-3 mm a 5 mm, não palpáveis, fato este que não exclui o diagnóstico de VCPV.

Em geral, a pele é frequentemente o único órgão envolvido, porém pode haver comprometimento sistêmico, e as lesões cutâneas representando o sinal inicial desse envolvimento.[5]

No início, a maioria dos pacientes apresenta púrpura, que pode ser palpável ou não. Com a evolução da doença, as lesões podem variar em tamanho, de puntiforme a vários centímetros, tornando-se papulosas, pápulo-nodulares, vesiculares, bolhosas, pustulosas ou ulceradas com infartos superficiais (Figuras 4.7A-D).[1-4,49-51,54,81-87] As lesões geralmente ocorrem no mesmo estágio evolutivo, apresentando-se em surtos, estando localizadas inicialmente nas pernas, nos tornozelos ou em outras áreas pendentes ou sob maior pressão hidrostática. São incomuns na face, nas membranas mucosas, nas áreas intertriginosas, nas áreas palmar e plantar.[3-5,49] Os sintomas variam desde prurido moderado até dor intensa e regridem dentro de 3 a 4 semanas.[3,4,51] Podem deixar cicatrizes atróficas, hipocromia ou hipercromia residual. O frio, a estase sanguínea e as alterações constitucionais podem predispor ao desenvolvimento da vasculite.[3-6,51,54]

Formas clínicas de aspecto anular da vasculite leucocitoclástica têm sido descritas em circunstâncias diversas, tais como: urticária vasculite (normo ou hipocomplementêmica) (Figura 4.8), mieloma múltiplo, gamopatia monoclonal de significado indeterminado, gravidez, eritema anular

Vasculites 167

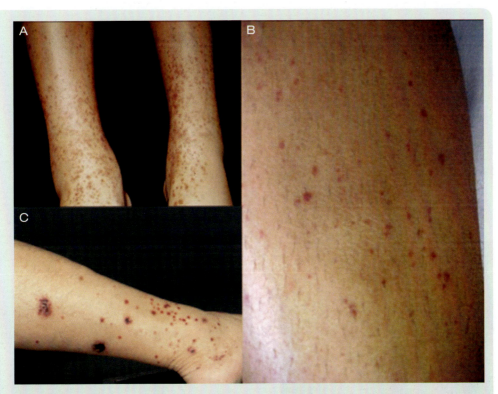

Figura 4.6 Púrpura palpável como manifestação de vasculite. Em A e B, púrpura petequial palpável, e em C, presença de lesões purpúricas coalescentes originando ulceração.

recorrente com púrpura, sarcoidose, púrpura de Henoch-Schönlein, doença inflamatória intestinal, *erythema elevatum diutinum* e edema agudo hemorrágico do lactente.[88-92]

As mucosas podem ser acometidas com lesões geralmente assintomáticas, embora possam determinar queimação ou prurido.

O curso geralmente é autolimitado, porém as lesões podem recorrer ou tornar-se crônicas ou intermitentes, durante meses a anos.[5] Os episódios podem estar associados com mal-estar, artralgia, febre e mialgia.[5,15] Pode haver fenômeno de Koebner ou patergia em áreas manipuladas pelo paciente.[93] Cerca de 10% dos pacientes terão doença recorrente no intervalo de meses a anos.[15]

Manifestações sistêmicas associadas a vasculites de pequenos vasos são incomuns, porém, podem estar presentes, como os relacionados no Quadro 4.9 e as relacionadas aos diferentes calibres de vasos acometidos no Quadro 4.10.

A síndrome de Sjögren pode estar associada a VPV em 20% a 30% dos casos.[3,4,51] As lesões variam de petéquias a púrpura palpável com equimoses extensas e até mesmo vesículas.[94,95]

Lesões de vasculite pustulosa, com pústulas sobre base purpúrica, podem ocorrer não apenas na VCPV, como também em outras afecções, como a doença de Behçet, na síndrome artrite-dermatose associada a doença intestinal, na gonococcemia, na meningococcemia crô-

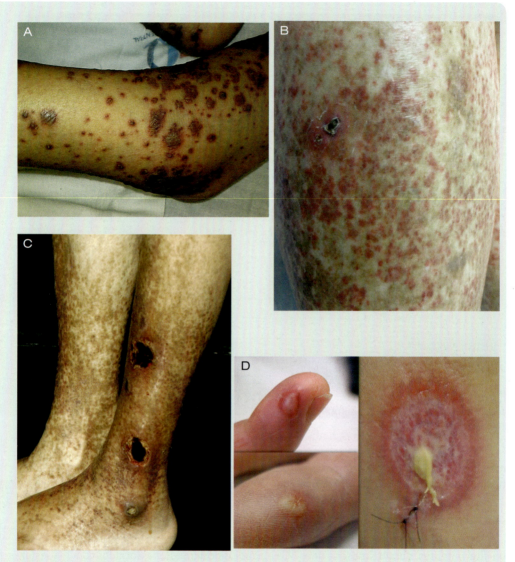

Figura 4.7 **(A)** Púrpura palpável com vesículas e bolhas hemorrágicas. **(B)** Púrpura palpável nas pernas. **(C)** Ulcerações com infarto cutâneo (necrose). **(D)** Vasculite se apresentando como pústula (à esquerda) e lesão tipo pioderma-símile (à direita).

nica e em outras erupções cutâneas primárias idiopáticas.[3,4,96-99] A histopatologia dessas lesões varia conforme etiologia e, dependendo da lesão submetida a exame histopatológico, observa-se um espectro que varia desde a vasculite leucocitoclástica completamente desenvolvida até uma reação vascular neutrofílica.[3-5] Essa reação vascular pode cursar com alterações vasculares diversas, porém sem necrose fibrinoide na parede vascular, leucocitoclasia menos pronunciada e menor extravasamento de hemácias, semelhante ao que ocorre na síndrome de Sweet, e para as quais se adota a denominação reações vasculares neutrofílicas.[3,15]

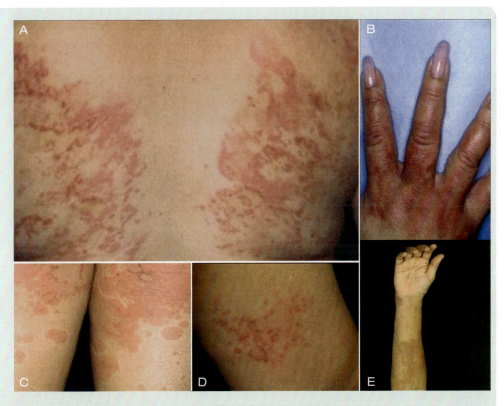

Figura 4.8 Lesões de urticária vasculite com púrpura. Em **(A)** até **(D)**, observa-se urticária e púrpura, e em **(E)**, hipercromia residual.

Quadro 4.9 Manifestações sistêmicas associadas a vasculites de pequenos vasos (VPV).

Rins	Nefrite com hematúria microscópica, proteinúria, insuficiência renal aguda ou crônica
Pulmões	Tosse, hemoptise
Ouvido, nariz e garganta	Congestão dos seios paranasais, formação de crostas no septo nasal, hemorragias, ulcerações, nariz em sela, estenose da traqueia
Articular	Artralgia, artrite
Coração	Angeíte miocárdica, pericardite
Olhos	Vasculite retiniana, ceratite, conjuntivite, edema de papila por pseudotumor cerebral
Sistema nervoso central	Cefaleia, diplopia, hipoestesia, parestesia
Trato gastrointestinal	Cólica, náusea, vômito, melena, diarreia, hematêmese
Miscelânea	Febre, pancreatite, perda de peso, aumento da fadiga, sudorese noturna

Quadro 4.10 Manifestações clínicas associadas especificamente a calibre de vaso comprometido pela vasculite.

Grandes vasos (> 150 μm)	Vasos de médio calibri (50 a 150 μm)	Vasos de pequeno calibre (< 50 μm)

• Claudicação
• Pressão arterial assimétrica
• Ausência de pulsos
• Dilatação aórtica
• Simtomas constitucionais:
  • febre;
  • perda de peso;
  • mal-estar;
  • artralgia, artrite, os quais ocorrem nas casvulites de vasos de qualquer calibre
	• Nódulos subcutâneos
	• Ulcerações profundas
	• Livedo reticular ou racemoso
	• Cicatrização digitais ou palmares
	• Gangrena digital
	• Mononeurite
	• Infarto cutâneo (púrpura retiforme)
	• Aneurismas
	• Nódulos eritematosos
	• Hipertensão arterial renal
	• Sintomas constitucionais
		• Púrpura palpável
		• Púrpura não palpável
		• Eritema infiltrado
		• Urticária
		• Lesões vésico-bolhosas
		• Ulcerações superficiais
		• Hemorragias subungueais em estilhaço
		• Pústulas
		• Dermatite granulomatosa em paliçada neutrofílica
		• Esclerite, episclerite, uveíte
		• Dor em cólica
		• Hemorragia pulmonar
		• Sintomas constitucionais

Ao longo do exercício da dermatologia, bem como nos onze anos do atendimento ambulatorial na Divisão de Dermatologia do HC-FMUSP, no ambulatório de vasculites, foi possível registrar uma série de casos de vasculites de pequenos, médios e grandes vasos, alguns dos quais foram registrados sob a forma de artigos publicados, ora como revisão da literatura, ora como relato de casos ou série de casos, conforme compilado no Quadro 4.11.

Quadro 4.11 Artigos publicados ao longo da nossa atividade acadêmica no âmbito das vasculites.

Autores	Ano de publicação	Título do artigo	Periódico em que foi publicado	Comentários
Criado PR, Criado RFJ, Sawaya S, Valente NYS[100]	1996	Edema agudo hemorrágico do lactente: relato de caso.	Anais Brasileiros de Dermatologia	Relato de caso de uma criança de dois anos de idade que desenvolveu o edema agudo hemorrágico do lactente. Constituiu o primeiro relato publicado na literatura brasileira.

(Continua)

Quadro 4.11 Artigos publicados ao longo da nossa atividade acadêmica no âmbito das vasculites. *(Continuação)*

Autores	Ano de publicação	Título do artigo	Periódico em que foi publicado	Comentários
Criado PR, Criado RFJ, Vasconcellos C, Ramos RO, Gonçalves AC[101]	2004	Reações cutâneas graves adversas a drogas – aspectos relevantes ao diagnóstico e ao tratamento – Parte II: Síndrome de hipersensibilidade a droga, pustulose exantemática generalizada aguda, doença do soro, vasculites induzidas por droga e necrose cutânea induzida por anticoagulante.	Anais Brasileiros de Dermatologia	Revisão sobre reações graves adversas a drogas, dentre as quais as vasculites ANCA positivas induzidas por droga.
Brandt HCR, Arnone M, Valente NYS, Criado PR, Sotto MN[102]	2007	Vasculite cutânea de pequenos vasos: etiologia, patogênese, classificação e critérios diagnósticos Parte I.	Anais Brasileiros de Dermatologia	Revisão sobre vasculites de pequenos vasos, parte I.
Brandt HCR, Arnone M, Valente NYS, Criado PR, Sotto MN[103]	2007	Vasculite cutânea de pequenos vasos: subtipos e tratamento Parte II.	Anais Brasileiros de Dermatologia	Revisão sobre vasculites de pequenos vasos, parte II.
Brandt HCR, Arnone M, Valente NYS, Sotto MN, Criado PR[104]	2009	Vasculites dos médios e grandes vasos	Anais Brasileiros de Dermatologia	Revisão sobre vasculites de médios e grandes vasos.
Criado PR, Antinori LCL, Maruta CW, Reis VMS[105]	2013	Evaluation of D-dimer serum levels among patients with chronic urticaria, psoriasis and urticarial vasculitis.	Anais Brasileiros de Dermatologia	Estudo sobre os níveis séricos de d-dímeros, o que indica ativação da coagulação e fibrinólise, na urticária crônica e em doentes com urticária vasculite, em que esses níveis foram os mais elevados.
Rocha LK, Romiti R, Shinjo S, Levy Filho M, de Carvalho JF, Criado PR[106]	2013	Cutaneous manifestations and comorbidities in 60 cases of Takayasu arteritis.	Journal of Rheumatology	Série retrospectiva de doentes com arterite de Takayasu e achados dermatológicos.

(Continua)

Quadro 4.11 Artigos publicados ao longo da nossa atividade acadêmica no âmbito das vasculites.
(Continuação)

Autores	Ano de publicação	Título do artigo	Periódico em que foi publicado	Comentários
Criado PR, Martins ACGP, Gaviolli CF, Alavi A[107]	2014	Propylthiouracil-induced vasculitis with antineutrophil cytoplasmic antibody	International Journal of Lower Extremity Wounds	Relato de um caso clínico de uma doente com hipertireoidismo, que desenvolveu vasculite ANCA positiva após uso prolongado do propiltiouracil.

Urticária vasculite (UV)

A urticária vasculite corresponde de 5% a 10% das urticárias crônicas.[108,109] Constitui uma entidade clínico-patológica distinta, apresentando lesões individuais com duração além de 24 horas, púrpura, pigmentação pós-inflamatória e sintomas de queimação cutânea.[32] Acomete principalmente o tronco, e as extremidades e a duração média da doença é de 3 anos.[110,111] Ocorre em cerca de 30% dos pacientes com síndrome de Sjögren e em 20% dos doentes com LES.[109] Pode ocorrer ainda durante infecções (incluindo vírus da hepatite C), pelo uso de medicamentos, gamopatias monoclonais com IgM ou IgG, neoplasias hematológicas, exposição à radiação ultravioleta, ao frio, após exercício e na síndrome de Schnitzler.[112] Pode ser classificada em UV normocomplementenêmica (UVN) e UV hipocomplementenêmica (UVH).[112-115]

A forma normocomplementenêmica compreende de 70% a 80% dos casos.[32,111,112] Geralmente é idiopática, autolimitada e restrita à pele. A forma hipocomplementenêmica é mais associada a doença sistêmica, como artrite (50%), asma e doença pulmonar obstrutiva crônica (20%) e doença intestinal (20%).[110] A síndrome da UVH descrita por McDuffie *et al*.[116] apresenta anticorpos anti-C1q, com ou sem diminuição da fração C1 em 100% dos casos, associados a irite, uveíte, episclerite, angioedema e doença obstrutiva pulmonar.[115,117,118] No exame histopatológico a UV demonstra sinais de vasculite leucocitoclástica.[114] O predomínio de neutrófilos intersticiais sobre eosinófilos pode ajudar na distinção de forma hipocomplementenêmica em relação à forma normocomplementenêmica.[114,118] Pode haver velocidade de hemossedimentação elevada, FAN positivo e anti-DNA dupla hélice em 24% dos pacientes.[109,111]

As frações do complemento (C3 e C4) podem ser indetectáveis ou mesmo normais.[112-115] Não há estudos randomizados para o tratamento da UV e não há terapêutica universalmente efetiva, devendo o tratamento ser individualizado. Entretanto, atualmente tem-se empregado colchicina e/ou hidroxicloroquina com resultados consistentes.[122-125]

Em 2013, publicamos um estudo retrospectivo sobre os níveis de d-dímeros séricos, marcadores de ativação da coagulação e fibrinólise em doentes com urticária crônica em atividade clínica, outro grupo com urticária crônica em remissão clínica, um grupo controle de doentes com psoríase e outro grupo menor de doentes com urticária vasculite (UV) normo e hipocomplementêmica.[105] De forma interessante, os doentes com UV foram os que apresentaram maiores níveis séricos entre todos os pacientes (Quadro 4.12).

Quadro 4.12 Valores séricos de d-dímeros entre os doentes com urticária crônica em atividade, em remissão, psoríase e urticária vasculite.[105]

Grupo de pacientes	Número paciente	Idade (anos)	Sexo (F, feminino ; M, masculino)	Nível de D-dímero (ng/m FEU)
Urticária crônica ativa	1	36	F	1.400
	2	39	F	1.350
	3	69	F	1.016
	4	24	F	900
	5	29	M	800
	6	26	F	780
	7	34	F	760
	8	43	M	720
	9	36	F	708
	10	46	F	670
	11	26	F	650
	12	43	F	589
Urticária crônica em remissão	1	28	M	470
	2	44	F	470
	3	29	F	400
	4	38	F	380
	5	54	F	320
	6	45	F	310
	7	28	F	290
	8	38	M	280
	9	49	F	270
	10	40	M	200
Psoríase	1	50	F	501
	2	52	M	420
	3	29	F	410
	4	32	M	400
	5	53	F	390
	6	44	F	380

(Continua)

Quadro 4.12 Valores séricos de d-dímeros entre os doentes com urticária crônica em atividade, em remissão, psoríase e urticária vasculite.[105]
(Continuação)

Grupo de pacientes	Número paciente	Idade (anos)	Sexo (F, feminino ; M, masculino)	Nível de D-dímero (ng/m FEU)
Psoríase	17	44	F	360
	8	49	M	330
	9	36	F	330
	10	37	M	320
	11	48	M	300
	12	48	M	250
	13	39	F	240
	14	28	M	220
	15	47	M	200
Urticária vasculite	1	29	F	2.600
	2	48	F	1.200
	3	39	F	900
	4	59	M	890
	5	38	F	780

Após publicação, seguiram-se outros dois artigos indexados na base de dados Pubmed/Medline relatando a elevação dos d-dímeros em pacientes com urticária vasculite.[126,127] Os cinco doentes com UV e elevação sérica dos d-dímeros podem ter seus dados demográficos e valores de d-dímeros consultados no Quadro 4.13.

Esses dados clínicos provavelmente refletem a relação inequívoca entre a inflamação e o sistema de coagulação. É possível que, quando os mecanismos fibrinolíticos não atuam corretamente, ou então se somam a eles trombofilias herdadas ou adquiridas no mesmo doente, a coagulação, isquemia, trombose e necrose prevaleçam sobre os fenômenos inflamatórios vasculíticos. Isso foi sugerido em publicação prévia de Meekes et al.,[128] que avaliaram treze doentes com úlceras de membros inferiores causadas por vasculites leucocitoclásticas, encontrando elevada associação com fatores de trombofilia entre sete desses pacientes (53%). Outros autores também observaram entre tipo de associação.[129-130]

Em 2006, Ritis et al.[131] demonstraram que anticorpos antifosfolípides induziram a ativação do complemento e a ligação do C5a ao seu receptor nos neutrófilos, que estimulou a síntese de fator tecidual, um elemento-chave na iniciação da via extrínseca da cascata da coagulação. Esses resultados identificaram uma nova interação entre o sistema complemento e a cascata da coagulação, o que pode potencialmente ser explorado em termos terapêuticos no tratamento da síndrome antifosfolípide e outras doenças com trombose associadas a sistema complemento. Na Figura 4.9, observa-se a sucessão de eventos que culminam com a expressão de fator tecidual por neutrófilos e a ativação da cascata de coagulação.

Vasculites 175

Quadro 4.13 Pacientes com urticária vasculite normocomplementêmica (NUV) e hipocomplementêmica (HUV) e níveis séricos dos d-dímeros, segundo dados publicados na referência 105.

Paciente #	Idade	Gênero	Urticária vasculite no âmbito da atividade	Urticária vasculote normocomplementêmica (NUV) ou urticária vasculite hipocomplementêmica (HUV)	Nível de D-dímero (ng/mL FEU)
1	29	Feminino	Sim	HUV	2.600
2	59	Masculino	Sim	NUV	890
3	38	Feminino	Sim	HUV	780
4	48	Feminino	Sim	NUV	1.200
5	39	Feminino	Sim	NUV	900

An Bras Dermatol. 2013;8:8(3):355-60.

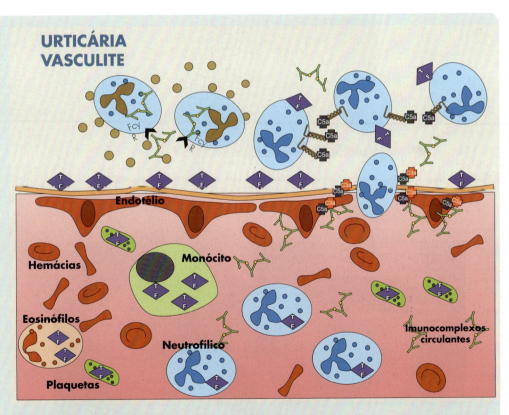

Figura 4.9 Ativação neutrofílica pelo C5a – gerado por imunocomplexos e expressão de fator tecidual – que pode determinar a ativação da coagulação e fibrinólise. Os imunocomplexos acabam determinando a destruição dos neutrófilos e leucocitoclasia.

Edema agudo hemorrágico do lactente

Outra variante de VCPV é o edema agudo hemorrágico do lactente (EAHL). Caracteriza-se pelo início abrupto de edema das extremidades e púrpura palpável em crianças menores de dois anos de idade. Na verdade, o EAHL representa uma variante anatomoclínica rara da vasculite leucocitoclástica, apresentando-se como petéquias e equimoses dolorosas, as quais se tornam edematosas e assumem o aspecto de alvo ou íris (Figura 4.10).

Admite-se causa infecciosa para esse tipo de vasculite leucocitoclástica de pequenos vasos, especialmente devido a um comportamento sazonal, tais como estreptococos, estafilococos, adenovírus, imunizações e reação a drogas.[100,132]

Manifestações clínicas do EAHL

O EAHL em geral tem início rápido, com lesões assumindo o aspecto de alvo no prazo de um a três dias (Figura 4.11A). Outras manifestações cutâneas são as púrpuras de aspecto reticulado e urticariforme, assim como lesões necróticas, especialmente nos pavilhões auriculares e extremidades (Figura 4.11B).

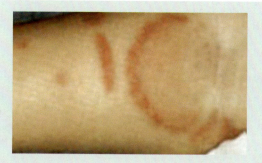

Figura 4.10   Lesões purpúricas em alvo no edema agudo hemorrágico do lactente.

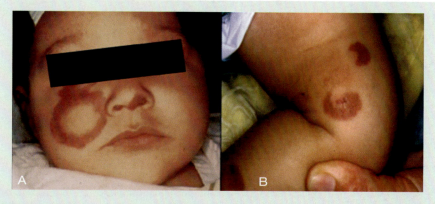

Figura 4.11   Lesões características do edema agudo hemorrágico do lactente. Em **(A)** púrpura anular malar e em **(B)** púrpura arciforme na coxa.

Desde o início, o quadro pode ser constituído pela tríade de edema das extremidades, febre e púrpura. Alguns casos podem apresentar apenas uma ou duas das manifestações anteriores.[100,132] Muitas vezes há leucocitose no sangue periférico, podendo ser observado desvio à esquerda no leucograma, elevação da velocidade de hemossedimentação e trombocitose.

O acometimento de outros órgãos é raro, com casos isolados de diarreia serossanguinolenta, intussuscepção intestinal, melena, hematúria macroscópica e leve proteinúria. Resolução completa do quadro e de forma espontânea ocorre em geral de uma a três semanas, dependendo do número de recrudescências durante a evolução da doença. O exame histopatológico é típico de vasculite leucocitoclástica.[5,15,100]

Diagnóstico de EAHL

A diagnose é clínica e histopatológica. Os diagnósticos diferenciais devem ser feitos com púrpura de Henoch-Schönlein, meningococcemia (púrpura fulminante), síndrome de Sweet, eritema polimorfo e maus-tratos infantis. Quando o edema acral é a única manifestação, devemos lembrar a doença de Kawasaki. Alguns autores postulam que o EAHL e a púrpura de Henoch-Schönlein sejam parte de um espectro contínuo com a vasculite de hipersensibilidade. Outros acreditam que sejam entidades nosológicas distintas.[5,15,100,132]

Em 1996, foi publicado o caso clínico de uma criança que desenvolveu o edema agudo hemorrágico do lactente nos Anais Brasileiros de Dermatologia, sendo o primeiro caso brasileiro relatado na literatura até então.[100] A criança tinha quatro meses de vida e o quadro cutâneo se instalou após episódio de gastroenterite aguda tratada com sulfametoxazol-trimetropina. Apesar da aparente gravidade clínica pelo aspecto cutâneo de equimoses, púrpura em alvo, edema de extremidades, febre e plaquetose, as quais exigem diferentes diagnoses diferenciais, com doenças graves como púrpura por meningococcemia, a evolução do edema agudo hemorrágico do lactente geralmente é benigna, com regressão espontânea em torno de 1 a 3 semanas,[5] tal como ocorreu com nosso paciente.

Diagnóstico das vasculites de pequenos vasos em geral

A avaliação laboratorial da VCPV é orientada por dados da anamnese e do exame físico, recomendando-se a partir dessas informações a realização dos seguintes exames: hemograma completo com plaquetas, eletrólitos, função renal e hepática, velocidade de hemossedimentação (VHS) e proteína C reativa (PCR), eletroforese de proteínas séricas, crioglobulinas, complemento total e frações (CH50, C3 e C4), FAN, fator reumatoide, anticorpos anticitoplasma de neutrófilos (ANCA), anticorpos antifosfolípides, sorologia para hepatites A, B e C e imunocomplexos circulantes. Além disso, devem ser solicitados um exame de urina de rotina, depuração de creatinina e proteinúria de 24 horas e biópsia cutânea com exame histopatológico e imunofluorescência direta.[5,15,46,62] Portanto, o diagnóstico das vasculites é pautado em duas grandes vertentes: (i) avaliação do acometimento sistêmico e (ii) avaliação da etiologia da vasculite (Figura 4.12).

Vasculite crioglobulinêmica

As crioglobulinemias podem se apresentar como púrpura palpável nas extremidades inferiores. As vasculites crioglobulinêmicas (VC) são vasculites mediadas por imunocomplexos que acometem predominantemente pequenos vasos (Figura 4.12).

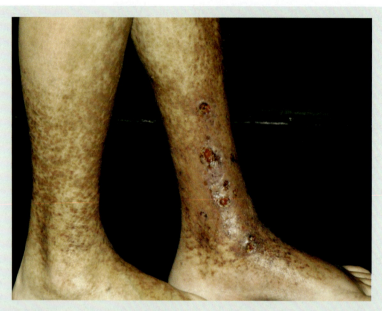

Figura 4.12 Púrpura palpável e ulcerações com escaras necróticas nas pernas em doente com vasculite crioglobulinêmica.

Menos frequentemente, podem envolver vasos de médio ou grande calibre.

As crioglobulinas são imunoglobulinas que se precipitam a baixas temperaturas e se redissolvem após aquecimento. São constituídas principalmente por IgG ou IgM (macroglobulina) ou raramente IgA.

A maioria dos casos de vasculite crioglobulinêmica, anteriormente chamada de vasculite crioglobulinêmica "essencial ou idiopática", pode na verdade ser atribuída à infecção pelo vírus da hepatite C (VHC). Estima-se que além de 50% dos pacientes portadores do VHC apresentam crioglobulinemia mista, e destes, cerca de 30% a 50% evoluam com sintomas de vasculite. A vasculite crioglobulinêmica também pode ocorrer secundariamente a doenças do tecido conectivo (LES, síndrome de Sjögren primária, dermatopolimiosite e artrite reumatoide), linfomas e, menos frequentemente, infecções, algumas das quais cursam com crioglobulinemia transitória (vírus das hepatites A e B, HIV, varicella-zoster vírus, citomegalovírus, HTLV-1, vírus da rubéola, *Mycobacterium leprae*, *Treponema pallidum*, endocardite bacteriana, *Plasmodium* sp., *Toxoplasma gondii*, parvovírus B19).

Em 2011, De Vita *et al.* propuseram critérios para o diagnóstico de vasculite crioglobulinêmica, expostos no Quadro 4.14.

Na crioglobulinemia mista essencial, as manifestações cutâneas típicas em geral são dependentes da estação do ano (estações frias). A chamada "púrpura ao frio" apresenta-se como petéquias hemorrágicas nas áreas expostas ao frio, especialmente nas mãos e nos pés, ou como grandes equimoses. Pode ocorrer aspecto clínico semelhante ao eritema pérvio, devendo ser diagnóstico diferencial. Pode estar presente a urticária ao frio, o fenômeno de Raynaud, a ulceração cutânea, o livedo racemoso, a acrocianose e a artralgia (Quadro 4.15).

Quadro 4.14 Critérios de anamnese, clínicos e laboratoriais, para o diagnóstico de vasculite crioglobulinêmica.

Item da história (pelo menos duas das seguintes)	1. Você lembra de um ou mais episódios de pequenas manchas vermelhas na sua pele, especialmente nas pernas? 2. Você teve manchas vermelhas nas pernas que deixaram cor acastanhada depois do seu desaparecimento? 3. Algum médico lhe disse que você teve hepatite viral?	
Item clínico (pelo menos 3 dos 4 existentes) (atualmente ou no passado)	Sintomas constitucionais	Fadiga, febre de baixo grau (37-37,9°C, sem causa, por mais de 10 dias), febre > 38°C, fibromialgia
	Acometimento articular	Artralgia, artrite
	Acometimento vascular	Púrpura, úlceras cutâneas, vasculite necrotizante, síndrome de hiperviscosidade, fenômeno de Raynaud
	Acometimento neurológico	Neuropatia periférica, envolvimento de nervo craniano, envolvimento do SNC por vasculite
Item laboratorial (pelo menos 2 dos 3) (presente)	Níveis reduzidos de C4	
	Fator reumatoide positivo	
	Componente M sérico positivo	

Considera-se o diagnóstico se pelo menos 2 dos 3 itens (questionário, clínica e laboratório) estão presentes. O paciente precisa ter crioglobulinas séricas positivas em pelo menos duas ocasiões com intervalo de 12 semanas.

Nos pacientes com VC, podem ser encontrados os seguintes achados sorológicos: anticorpos anti-VHC em 90%, anticorpos anti-VHB em 40%, antígeno de superfície do VHB (HBsAg) em 4%, hipocomplementenemia em 90%, fator reumatoide em 70% a 80%, anticorpos antinucleares (FAN) em 20%, anticorpos antiantígenos nucleares extraíveis (anti-ENA) em 8%, enzimas hepáticas elevadas em 25% a 40%, anticorpos antitireoide em 10% e ANCA em < 5%. Os autoanticorpos são frequentemente detectados na VC, tornando assim complicado o diagnóstico diferencial entre doenças autoimunes do tecido conectivo com VC secundária e VC associada à infecção pelo VHC associada a fenômenos autoimunes. Caso o curso clínico ou a presença de hipocomplementenemia, o fator reumatoide e outros achados imunohistológicos venham a ser sugestivos de VC, não estando presentes as crioaglutininas, deve-se investigar a criofibrinogenemia.

O tratamento das vasculites crioglobulinêmicas e crioglobulinemia é sumarizado no Quadro 4.16.

As ulcerações/úlceras cutâneas decorrentes da vasculite crioglôbulinêmica podem ser abordadas conforme o Quadro 4.17.

Quadro 4.15 Sintomas observados nos casos de vasculite crioglobulinêmica.

Sintomas comuns (> 70% dos pacientes)	• Púrpura (menos frequentemente urticária, livedo, exantema, necrose acral, ulcerações nas pernas); • Artralgia/artrite; • Fraqueza.
Sintomas frequentes (de 40% a 70% dos pacientes)	• Polineuropatia distal, motora e/ou sensitiva, simétrica ou não, mononeurite aguda multiplex; • Alveolite linfocítica subclínica.
Sintomas menos comuns (< 40% dos pacientes)	• Tríade de Meltzer (púrpura, artralgia e fraqueza); • Fenômeno de Raynaud; • Síndrome de Sjögren secundária; • Miocardite, coronarite; • Envolvimento retiniano; • Síndrome nefrótica ou nefrítica; • Poliarterite nodosa; • Mialgia/miosite; • Acometimento do SNC (AVC, vasculite cerebral, encefalopatia difusa, perda auditiva); • Acometimento gastrointestinal (dor abdominal, hematêmese, diarreia, infarto intestinal); • Arterite temporal secundária.

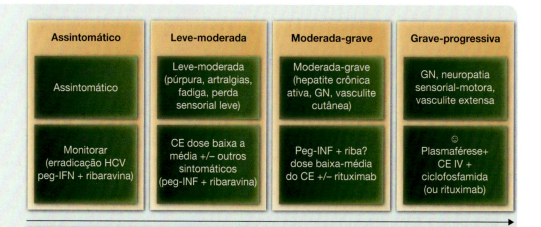

☺ Metilprednisolona: 500-1000 mg/dia por 3 dias, seguido por prednisone VO 14 mg/kg/dia
☺ Rituximabe: 375 mg/m²/semana por 4 semanas
☺ Ciclofosfamida: 2 mg/kg/dia via oral ou 600 mg/m²/mês IV por 2-4 meses

Quadro 4.16 Abordagem terapêutica da crioglobulinemia e vasculite associada.

Úlceras cutâneas por crioglobulinemia

Tratamento sistêmico

Etiologia:
- Antivirais (peg-IFN + ribavirina)

Patogenia:
- Imunossupressores (ciclofosfamida ou rituximabe)
- Corticosteroides
- Plasmaférese

Sintomático:
- Corticosteroides dose baixa
- Analgésicos

Tratamento local

Preparação do leito:
- Remoção do tecido necrótico
- Prevenir/tratar infecções
- Manter umidade
- Estimular avanço epitelial

Fatores de crescimento:
- Gel de plaquetas

Enxerto de pele autóloga

Quadro 4.17   Abordagem dirigida às úlceras cutâneas por crioglobulinemia.

Vasculite associada a malignidades

A VCPV pode associar-se a malignidades, especialmente nas doenças linfoproliferativas e menos frequentemente com tumores sólidos.

As vasculites como manifestações paraneoplásicas são incomuns, especialmente em relação às doenças linfoproliferativas, ocorrendo na literatura apenas relatos de casos isolados ou séries pequenas de doentes estudados. Entretanto, a vasculite pode constituir o primeiro sinal de malignidade. Em alguns pacientes, a VCPV pode preceder em dois a quatro anos o surgimento das manifestações clínicas do tumor. A púrpura palpável dos membros inferiores é a manifestação mais comum, também se apresentando como urticária vasculite ou *erythema elevatum diutinum*.

As vasculites associadas a doenças linfoproliferativas normalmente são classificadas como vasculites cutâneas e/ou sistêmicas (Quadro 4.18), sendo as cutâneas mais frequentes. Em uma revisão de três grandes séries de casos de vasculite, apenas 1% foi relacionada a doenças linfoproliferativas. Entre as vasculites cutâneas o padrão mais comum é a vasculite leucocitoclástica e necrotizante. Outras formas menos comuns são as vasculites granulomatosas e vasculites específicas com características de linfoma de células T com hipereosinofilia.

Entre as vasculites sistêmicas associadas a doenças linfoproliferativas, as mais comuns são as associadas a crioglobulinemia. Os mecanismos propostos para o desenvolvimento de vasculite nesses pacientes são: (1) induzida por imunocomplexos, por crioglobulinas ou antígenos tumorais; (2) anticorpos dirigidos a antígenos tumorais sensibilizantes, determinando reação cruzada com antígenos endoteliais; (3) anticorpos dirigidos às células endoteliais originando-se de células malignas, que se comportam como um "enxerto" dentro do seu hospedeiro; (4) doença por imunocomplexos induzida por infecções ou drogas, devido ao bloqueio da vigilância imunológica pela doença tumoral ou exposição a vários fármacos; (5) produtos das células neoplásicas (substâncias vasoativas, enzimas, fatores quimiotáxicos) e depósito de proteína monoclonal nos vasos sanguíneos e início de inflamação e oclusão; (6) invasão direta da célula tumoral no endotélio e liberação de citocinas; e (7) destruição da parede vascular por efeito mecânico direto do trombo ou êmbolo tumoral.

Uma vez que a vasculite pode preceder a malignidade, especialmente nas vasculites em indivíduos idosos, deve-se proceder à minuciosa avaliação e monitoramento de doenças linfoproliferativas.

Quadro 4.18 Vasculites associadas a doenças linfoproliferativas.

Vasculites cutâneas	Vasculite leucocitoclástica	Linfoma linfocítico, linfoma cutâneo de células T, síndrome de Sézary, linfadenopatia angioimunoblástica, doença de Hodgkin, leucemia de células pilosas
	Vasculites granulomatosas	Linfoma e linfadenopatia angioimunoblástica
	Linfoma de células T e hipereosinofilia	
Vasculites sistêmicas	Crioglobulinemia	Linfoma linfocítico, doença de Hodgkin, leucemia linfocítica crônica, macroglobulinemia de Waldenström, linfadenopatia angioimunoblástica
	Poliarterite nodosa	Leucemia de células pilosas
	Granulomatose de Wegener	Doença de Hodgkin
	Angeíte granulomatosa do SNC	Linfoma linfocítico, doença de Hodgkin
	Arterite temporal	Linfoma linfocítico, leucemia de células pilosas
	Púrpura de Henoch-Schönlein	Linfoma linfocítico
	Glomerulonefrite necrotizante	Linfoma linfocítico
	Vasculite necrotizante sistêmica com eosinofilia	Doença de Hodgkin

Vasculite por IGA (púrpura de Henoch-Schönlein)

A púrpura de Henoch-Schönlein, também conhecida como púrpura anafilactoide ou púrpura reumática, caracteriza-se por lesões cutâneas em 100% dos casos, dor articular em 60% a 84%, sintomas gastrointestinais em 35% a 85% e alterações renais em 44% a 47%.

Ocorre principalmente em crianças, sendo o sexo masculino mais acometido. Apresenta um pico de incidência (75% dos casos) dos 2 aos 11 anos de idade. A PHS é a forma de vasculite mais comum em crianças, porém há casos descritos até os 89 anos de idade. É mais comum entre brancos e hispânicos. Há uma predominância sazonal na primavera e no inverno entre as crianças e no verão entre os adultos.

Na dermatologia, utiliza-se o termo púrpura de Henoch-Schönlein para pacientes com VCPV com deposição de imunocomplexos do tipo IgA observados à IFD. A doença é, por vezes, precedida de 1 a 3 semanas por infecção estreptocócica, estando esse microrganismo envolvido em cerca de 1/3 dos casos, em que há culturas de orofaringe positivas para estreptococos beta-hemolítico do grupo A ou títulos elevados da antiestreptolisina O (ASLO) ou infecção do trato respiratório superior.

Em relação às manifestações clínicas na PHS, no início, em 40% dos casos, há febre, cefaleia, sintomas articulares e dor abdominal, com duração de até duas semanas. Uma erupção urticariforme pode preceder as manifestações cutâneas típicas, que se caracterizam por petéquias hemorrágicas simétricas ou púrpura palpável nos membros e nas nádegas. Em geral, o tronco é poupado. O fenômeno de Koebner pode ocorrer nas áreas submetidas a trauma. Em casos raros há bolhas, erosões e necrose cutânea. As lesões cutâneas regridem em 10 a 14 dias. O prurido é mínimo ou ausente. O edema doloroso do couro cabeludo, da face, das áreas periorbitárias, das orelhas e das extremidades são características nas crianças pequenas e podem constituir a única manifestação cutânea. Edema escrotal, aspecto contusiforme com edema testicular e dor simulando torção de testículo ocorrem em cerca de 1/3 dos pacientes masculinos.

O acometimento articular ocorre nos joelhos e tornozelos com artrite e/ou artralgia. Pode constituir a primeira manifestação em 25% dos pacientes. O trato gastrointestinal pode ser acometido, ocasionando cólicas, vômitos, intussuscepção intestinal em 50% a 65% dos pacientes, melena em 50%, enterorragia ou hematêmese em 15%. Os sintomas gastrintestinais podem constituir a primeira manifestação da doença em 14% dos pacientes. A ultrassonografia do abdome é o método de eleição para avaliar o acometimento gastrintestinal, uma vez que estudos radiológicos contrastados estão contraindicados pelo risco de perfuração intestinal. Pode haver glomerulonefrite aguda focal ou difusa, sendo frequentes a hematúria e a proteinúria. Pode haver progressão para insuficiência renal aguda ou crônica.

A forma crônica pode ocorrer mesmo após décadas da fase aguda da doença. São considerados fatores preditivos de acometimento renal a disseminação da púrpura acima da linha da cintura, o VHS elevado e a febre associada. O acometimento do sistema nervoso central ocorre em 2% a 8% dos pacientes, com cefaleia, irritabilidade, convulsões e diplopia. Hemorragia intracraniana, déficit neurológico focal, mononeuropatias e polirradiculopatias são também descritos.

O exame histopatológico na PHS demonstra vasculite leucocitoclástica com depósitos granulosos de IgA, C_3 e fibrinogênio na parede dos vasos da derme em 75% a 93% das lesões recentemente instaladas. Os depósitos granulosos de IgA nos vasos dérmicos, embora critério sensível para o diagnóstico da PHS, não são específicos. Depósitos de IgA nos vasos suportam o diagnóstico, porém podem ser encontrados em outras doenças.

A biópsia cutânea permanece como ferramenta mais adequada para o estudo histopatológico dos casos suspeitos de púrpura de Henoch-Schönlein. A biópsia renal é indicada apenas na presença de sintomas e sinais suficientemente relevantes de nefropatia. Pode ser necessário tratamento com drogas imunossupressoras. Quando houver apenas hematúria e/ou proteinúria, sem outros comemorativos, não há necessidade de imunossupressão. Portanto, nesses casos e na ausência de sinais de nefropatia, a execução da biópsia cutânea, o exame histopatológico e o uso da imunofluorescência direta são suficientes para o diagnóstico de PHS.

O diagnóstico da PHS é clínico, histopatológico e através do uso de imunofluorescência direta. A PHS pode ser confundida com outros diagnósticos dermatológicos, tais como: urticária, urticária vasculite, erupção a drogas, exantemas virais e vasculites associadas a doenças autoimunes do tecido conectivo (LES, artrite reumatoide) e outras vasculites sistêmicas (poliarterite nodosa, crioglobulinemia, granulomatose de Wegener e síndrome de Churg-Strauss). Nas crianças pequenas o principal diagnóstico diferencial é feito com o edema agudo hemorrágico do lactente.

O manejo da vasculite por IgA em adultos é difícil para os clínicos em virtude da ausência de correlação entre a apresentação inicial da doença e o desfecho a longo prazo da doença renal, uma vez que é possível a ocorrência de remissão espontânea em doentes com grave apresentação da enfermidade ou, em contraste, possível evolução para doença renal em estágio terminal (DRET) em doentes com sintomas leves.

Não há um guia para se proceder à biopsia renal, mas ela parece ser apropriada em casos de insuficiência renal aguda relacionada à glomerulonefrite rapidamente progressiva, síndrome nefrótica, diagnóstico incerto ou em caso de proteinúria persistente (> 1g/dia) do 3º ao 6º mês de doença apesar do uso de inibidores da enzima conversora de angiotensina.

Em contraste com as crianças, nas quais o episódio da doença é único, nos adultos as recidivas ocorrem em torno de 20% dos pacientes. Entre as manifestações precoces e agudas graves estão perfuração gastrointestinal e/ou sangramento e acometimento pulmonar com hemorragia intra-alveolar. Em adultos, um estudo de grande casuística mostrou que 11% alcançaram DRET, 13% tiveram grave insuficiência renal (taxa estimada de filtração glomerular, eGFR, < 30 mL/mim) e 14% insuficiência renal moderada (eGFR < 50 mL/min). Os fatores associados com a DRET incluíram alteração basal da função renal, proteinúria basal > 1 ou 1,5 g/dia, hematúria macroscópica, hipertensão e proteinúria ≥ 1g/dia durante o seguimento do doente. Na biopsia renal, os graus de fibrose intersticial, glomérulos escleróticos e necrose fibrinoide são associados a um prognóstico renal pobre.

A vasculite por IgA pode recorrer mesmo após transplante renal em 35% dos doentes e perda do transplante em 11% deles até 5 anos após o transplante realizado. Assim, a insuficiência renal é rara em crianças e pode atingir pelo menos cerca de 30% dos adultos. Pillebout classificou o grau e a extensão das lesões glomerulares em cinco classes histológicas, que demonstram forte correlação clínico-patológica: (i) classe I (glomerulonefrite mesangiopática); (ii) classe II (glomerulonefrite focal e segmentar); (iii) classe III (glomerulonefrite proliferativa endocapilar); (iv) classe IV (glomerulonefrite proliferativa endo e extracapilar) e (v) classe V (fibrose renal).

O tratamento da vasculite por IgA é frequentemente sintomático devido ao curso geralmente benigno. Atualmente, a maioria dos estudos disponíveis foi realizada em doentes pediátricos, incluindo graves complicações gastrintestinais ou glomerulonefrite proliferativa, de forma que esteroides e/ou drogas imunossupressoras podem por fim ser necessárias. Na Figura 4.13, podemos observar as sugestões terapêuticas para a vasculite por IgA.

Outras formas de vasculite cutânea dos pequenos vasos

Na artrite reumatoide, a VCPV ocorre com maior frequência nos pacientes portadores do HLA-DR4. Nesses indivíduos, a artrite reumatoide é grave cursando com altos títulos do ator reumatoide (FR) e nódulos cutâneos com acometimento de vasos de pequeno e médio

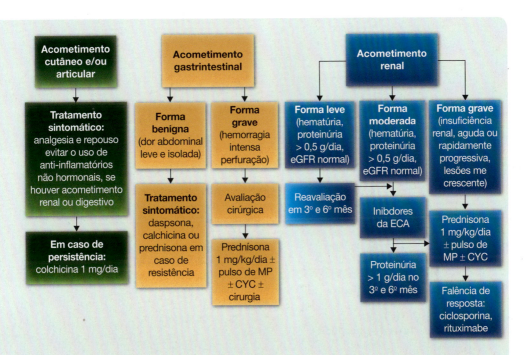

Figura 4.13 Algoritmo de manejo e tratamento para doentes com vasculite por IgA, de acordo com acometimento de diferentes órgãos. Adaptado de Audemard-Verger A, et al. IgA vasculitis (Henoch-Shönlein purpura) in adults: Diagnostic and therapeutic aspects. Autoimmun Rev. 2015;14(7):579-85.

calibres. Podem estar associados sinais e sintomas sistêmicos, tais como: neuropatia periférica, púrpura palpável, ulceração cutânea, escleromalácia, envolvimentos renal, cardíaco e pulmonar, gangrena digital, sangramento gastrointestinal, infartos no leito ungueal ou telangiectasias, ulcerações e pequenas petéquias digitais e pápulas nas polpas digitais (lesões de Bywater).

Nos indivíduos com infecção pelo HIV, ocorre púrpura palpável e/ou lesões petequiais hemorrágicas como manifestações clínicas características da VCPV. As pernas e os braços são os locais de predileção. A púrpura palpável pode desenvolver-se nesses indivíduos em localização perifolicular. Ocorre comumente de forma simétrica na face anterior das pernas, nos tornozelos e no escroto, com lesões papulosas purpúricas perifoliculares de 3 a 5 mm de diâmetro. O quadro mimetiza as lesões cutâneas do escorbuto. Na infecção pelo HIV, parece haver uma redução total das reservas de vitamina C no organismo, de forma suficiente para que ocorra acentuação folicular de certas doenças cutâneas.

A VCPV pode ocorrer na doença do soro ou nas reações da doença do soro símile, nos indivíduos expostos a fármacos através de uma reação de imunocomplexos. Na Figura 4.14, pode-se acompanhar o diagnóstico das vasculites com envolvimento cutâneo. Sintomas como mal-estar, febre, artralgia, linfadenopatia periférica, náuseas e vômitos surgem em geral de 7 a 10 dias após a exposição primária, ou de 2 a 4 dias após uma segunda exposição, e têm duração de 4 ou mais dias, sem deixar sequelas.

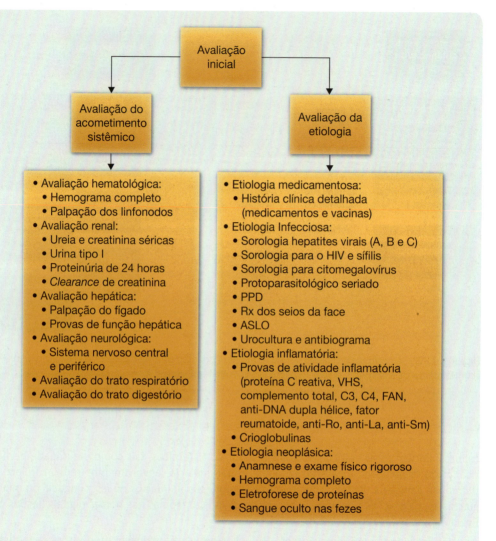

Figura 4.14 Diagnóstico das vasculites com envolvimento cutâneo.

Tratamento geral das vasculites de pequenos vasos

As vasculites dos pequenos vasos constituem o grupo que mais alcança a atenção dos dermatologistas, dada a alta frequência do acometimento cutâneo. O tratamento deve sempre ser dirigido à possível etiologia identificada (infecções, drogas, aditivos alimentares, entre outros), o que frequentemente determina a rápida resolução da doença e, por vezes, não exige terapêutica específica para as lesões cutâneas. Medidas como o repouso com elevação dos membros podem auxiliar a cura das lesões.[5,15,46]

Nos casos de etiologia não identificada ou extenso acometimento cutâneo ou sistêmico, a abordagem com terapia sistêmica pode estar indicada. Vários fármacos podem ser utilizados:

a) **Corticosteroides sistêmicos:** utiliza-se a prednisona ou prednisolona em doses orais de 0,5 mg/kg/dia a 1,0 mg/kg/dia. Utilizado nos doentes com manifestações sistêmicas da VCPV ou ulcerações cutâneas. A redução das doses deve ser lenta e gradual, em 3 a 6 semanas, devido à possibilidade de recrudescência das lesões.

b) **Colchicina:** na dose inicial de 0,6 mg até 1,8 mg divididos em três tomadas ao dia. Pode ser útil impedindo a quimiotaxia dos neutrófilos.

c) **DDS (dapsona):** pode ser utilizada especialmente nos pacientes com *erythema elevatum diutinum*, na dose de 50 mg/dia a 200 mg/dia.

d) **Iodeto de potássio:** utilizado principalmente nos casos de vasculite nodular na dose de 0,3 g a 1,5 g. Pode ser dividido em até quatro tomadas ao dia.

e) **Anti-histamínicos:** os anti-histamínicos com atividade anti-H1 isolados ou em combinação com os de ação anti-H2 têm utilidade aliviando o prurido, bloqueando a liberação de histamina e outras substâncias vasoativas dos mastócitos. Diminui também a permeabilidade vascular aos imunocomplexos.

f) **Imunossupressores:** são drogas úteis nos casos de doença rapidamente progressiva e com acometimento sistêmico, quando os corticosteroides não são suficientes para controlar a doença. Utilizado também nas vasculites necrotizantes dos grandes vasos. Pode ser empregada a ciclofosfamida na dose de 2 mg/kg/dia em doses diárias ou como pulsoterapia mensal em doses de 0,5-0,75 g/m^2 de superfície corporal), assim como a azatioprina na dose de 50 mg/dia a 200 mg/dia, methotrexate na dose de 10 mg/semana a 25 mg/semana e ciclosporina na dose de 3 mg/kg/dia a 5 mg/kg/dia.

Nos casos de vasculite induzida por imunocomplexos e doença arterial concomitante, o uso de drogas que atuam na redução da agregação plaquetária (dipiridamol, ácido acetilsalicílico) e a plasmaférese podem ser indicados.[5,15,46]

Em 2007, foram publicados dois artigos nos Anais Brasileiros de Dermatologia revisando diferentes aspectos das vasculites de pequenos vasos, a fim de difundir seu reconhecimento e manejo no meio dermatológico.[102,103] Nesses artigos, muitas afecções não abordadas aqui foram abrangidas, em decorrência da extensão do texto. Foram produzidos também quatro capítulos de livros sobre o mesmo tema em 2007,[133] 2010[134,135] e 2014.[136,137]

Em 2015, orientou-se um trabalho de conclusão de curso de residência em que foram avaliados retrospectivamente 282 pacientes com vasculite confirmada por exame anatomopatológico de biópsia da pele, executadas entre 2007 e 2014 no HC-FMUSP, em que procuramos relacionar os achados da imunofluorescência direta (IFD) com aspectos clínicos e laboratoriais desses doentes. Como critério de exclusão estabeleceu-se a positividade de imunorreagentes na IFD em outras áreas da pele que não vasos sanguíneos.

Os resultados podem ser observados nos Quadros 4.19 a 4.23.*

---

*Esse estudo foi realizado pelos médicos Caroline Maris e Antonio Heringer, orientado por mim e pela Professora Doutora Valeria Aoki.

Quadro 4.19 Dados demográficos, achados etiológicos entre os 282 doentes com vasculite de pequenos vasos avaliados retrospectivamente entre 2007 e 2014 no HC-FMUSP.

Dados demográficos)		Média de idade	45 anos
		Idade mínima	5 anos
		Idade máxima	87 anos
		Homens	91 (32,27%)
		Mulheres	191 (67,73%
Associações etiológicas identificadas	Neoplasias malígnas	Total	25/165 (15,15%)
		Hematológicas:	8/25 (32%)
		Leucemia mieloide aguda	1
		Linfoma / leucemia de células T do adulto	1
		Leucemia linfocítica crônica de células B	2
		Linfomas de grandes células B	2
		Linfoma de células do manto	1
		Micose fungoide	1
Associações etiológicas identificadas	Neoplasias malígnas	Órgãos Sólldos	17/25 (68%)
		Mamas	3
		Colangiocarcinoma	1
		Cólon	4
		Duodeno	1
		Endométrio	1
		Fígado	2
		Pulmões	2
		Melanoma	1
		Nasofaringe	1
		Sarcoma	1
	Doenças autoimunes	Total	65/173 (37,57%)
		Síndrome antifosfolípide	1

(Continua)

Quadro 4.19 Dados demográficos, achados etiológicos entre os 282 doentes com vasculite de pequenos vasos avaliados retrospectivamente entre 2007 e 2014 no HC-FMUSP. *(Continuação)*

Doenças autoimunes	Anemia hemolítica autoimune	1
	Doença de Behçet	3
	Penfigoide bolhoso	1
	Síndrome de Churg–Strauss	2
	Lúpus eritematoso crônico discoide	1
	Granulomatose de Wegener	3
	Doença de Graves	1
	Hipotiroidismo	3
	Artrite reumatoide juvenil	1
	Policondrite recidivante	1
	Artrite reumatoide	7
	Síndrome de Sjögren	10
	Lúpus eritematoso sistêmico	23

Desses 282 doentes, 47 pacientes foram excluídos da análise estatística por apresentarem IFD com imunorreagentes em outras áreas do fragmento de pele, além dos vasos sanguíneos, restando para o estudo 235 doentes.

Dentre as diferentes etiologias estabelecidas, pudemos identificá-las como idiopática em 29 de 123 casos (25,58%) dos doentes com dados bem documentados em prontuário (Quadro 4.20).

Quadro 4.20 Causas estabelecidas e casos idiopáticos entre os 282 doentes com vasculite de pequenos vasos avaliados retrospectivamente entre 2007 e 2014 no HC-FMUSP. Vários doentes apresentavam concomitância de causas ou condições associadas.

Causas/condições associadas	Total
Medicamentos	61/126 (48,41%)
Doenças autoimunes ou inflamatórias	50/141 (35,46%)
Infecções	40/136 (29,41%)
Neoplasia	24/137 (17,52%)
Idiopática	29/123 (23,58%)

Dentre os 24 casos de doentes com vasculites associadas a neoplasias malignas, sete casos eram de etiologia hematológica (29,19%) e 17 (70,83%) de órgãos sólidos.

As alterações laboratoriais encontradas entre os doentes podem ser observadas no Quadro 4.21.

Quadro 4.21 Alterações laboratoriais encontradas na análise de 282 pacientes com vasculite de pequenos vasos avaliados retrospectivamente entre 2007 e 2014 no HC-FMUSP.

Exame laboratorial	Alterações encontradas nos doentes (%) sobre o número de doentes com informação disponível	
Função renal	76/271 (28,04%)	
Proteinúria	80/208 (38,46%)	
Hematúria	66/205 (32,20%)	
Sangue oculto positivo nas fezes	8/45 (17;78%)	
FAN	77/244 (31,56%)	
FR	42/181 (23,20%)	
ANCA	12/203 (5,91%)	pANCA (4 positivos) cANCA (3 positivos)
Anti SSA/SSB	27/161 (16,77%) [Anti-SSA] 21/161 (13,04%) [Anti-SSB]	
C3 diminuído	58/228 (25,44%)	
C4 diminuído	40/227 (17,62%)	
Proteína C Reativa (PCR)	173/239 (72,89%)	

FAN = fator antinuclear; FR = fator reumatoide; ANCA = anticorpo anticitoplasma de neutrófilos; SSA/SSB = anticorpos anti-Ro e anti-La; C3 = terceira fração do complemento; C4 = quarta fração do complemento.

O perfil de deposição de imunorreagentes encontrado entre os 235 doentes pode ser observado nos Quadros 4.22 e 4.23.

Quadro 4.22 Imunorreagentes encontrados nas biópsias cutâneas submetidas ao exame de imunofluorescência direta, na análise de 235 doentes com vasculite de pequenos vasos avaliados retrospectivamente entre 2007 e 2014 no HC-FMUSP.

Imunorreagentes	Padrão de deposição	Número de casos (%)
IgM	Granular	40 (76,92%)
	Linear	12 (23,08%)
IgG	Granular	8 (30,77%)
	Linear	18 (69,23%)
IgA	Granular	52 (72,22%)
	Homogêneo	1 (1,39%)
	Linear	19 (26,39%)
C3	Discreto	1 (0,78%)
	Granular	104 (81,25%)
	Linear	22 (17,19%)
	Reticular	1 (0,78%)

Quadro 4.23 Diferentes achados de deposição de imunorreagentes nas biópsias cutâneas submetidas a imunofluorescência direta, entre 235 doentes com vasculite de pequenos vasos avaliados retrospectivamente entre 2007 e 2014 no HC-FMUSP.

Perfil de deposição de imunorreagentes	Valores absolutos (frequência %)
IgM - IgG - IgA - C3 -	70 (29,79%)
IgM - IgG - IgA - C3 +	57 (24,26%)
IgM + IgG - IgA - C3 +	24 (10,21%)
IgM - IgG - IgA + C3 +	22 (9,36%)
IgM - IgG - IgA + C3 -	18 (7,66%)
IgM + IgG + IgA + C3 +	8 (3,4%)

(Continua)

Quadro 4.23 Diferentes achados de deposição de imunorreagentes nas biópsias cutâneas submetidas a imunofluorescência direta, entre 235 doentes com vasculite de pequenos vasos avaliados retrospectivamente entre 2007 e 2014 no HC-FMUSP. *(Continuação)*

Perfil de deposição de imunorreagentes	Valores absolutos (frequência %)
IgM + IgG - IgA + C3 +	7 (2,98)%
IgM - IgG + IgA + C3 +	7 (2,98%)
IgM + IgG - IgA + C3 -	6 (2,55%)
IgM + IgG - IgA - C3 -	5 (2,13%)
IgM - IgG + IgA - C3 -	4 (1,7%)
IgM - IgG + IgA + C3 -	3 (1,28%)
IgM - IgG + IgA - C3 +	2 (0,85%)
IgM + IgG + IgA + C3 -	1 (0,43%)
IgM + IgG + IgA - C3 +	1 (0,43%)
Total	235 (100%)

- = ausente; + = presente.

A correlação entre os achados da IFD e as alterações laboratoriais observadas está contida no Quadro 4.24.

Quadro 4.24 Correlação entre exames laboratoriais alterados e imunorreagentes presentes na imunofluorescência direta, entre os 235 doentes com vasculite de pequenos vasos avaliados retrospectivamente entre 2007 e 2014 no HC-FMUSP.

Exames laboratoriais avaliados	Alterações encontradas	Imunofluorescência direta
C3	Baixo	IgM+ (p = 0,04, OR 2,42)
C4	Baixo	IgM+ (p < 0,001, OR 6,19)
ANCA	Positivo	IgG+ (p < 0,001, OR = 23,37)
FAN	Positivo	IgM+ (p = 0,01, OR = 2,75)
Anti SSA/SSB	Positivo	IgM+ (p = 0,04, OR = 3,22)
Urina I	Hematúria (> 3 hemácias por campo)	C3+ (p = 0,04, OR = 2,17)

- = ausente; + = presente; FAN = fator antinuclear; FR = fator reumatoide; ANCA = anticorpo anticitoplasma de neutrófilos, SSA/SSB = anticorpos anti-Ro e anti-La; C3 = terceira fração do complemento; C4 = quarta fração do complemento; OR = *odds ratio*.

As conclusões obtidas no estudo correlacionando-se os achados da IFD com dados demográficos e laboratoriais encontram-se sumarizadas no Quadro 4.25.

Quadro 4.25 Sumário das correlações entre imunorreagentes presentes nas biópsias cutâneas avaliadas com imunofluorescência direta (IFD) e dados clínicos, entre os 235 doentes com vasculite de pequenos vasos avaliados retrospectivamente entre 2007 e 214 no HC-FMUSP.

Imunofluorescência direta	Associações
IgA+	• Faixa etária mais jovem • Neoplasia incomum • Doenças autoimunes ausentes
IgG+	• Idade mais elevada • ANCA positivo
IgM+	• Gênero mais comum (feminino) • Doenças autoimunes presentes • Níveis de C3/C4 baixos • Anti SSA/SSB positivos • FAN positivo
C3+	• Hematúria • Acometimento renal

Por fim, esses dados, que representaram o maior número de doentes com vasculite cutânea analisados na literatura indexada no Pubmed/Medline até março de 2015, foram comparados a outros estudos similares publicados e sumarizados no Quadro 4.26.

Quadro 4.26 Artigos com casuística relevante sobre vasculites cutâneas e achados de imunofluorescência direta, comparados aos doentes no HC-FMUSP.

Referência/ Ano	Local do estudo	Casuística (doentes)	Métodos	IFD+ %	IR+	Conclusões
Sais G et al., 1998[73]	Hospital, Barcelona, Espanha	160	IFD de 102 pacientes; correlação clínico-laboratorial com a IFD em doentes com vasculite sistêmica	84,4	IgA	Nenhuma correlação

(Continua)

Quadro 4.26 Artigos com casuística relevante sobre vasculites cutâneas e achados de imunofluorescência direta, comparados aos doentes no HC-FMUSP. *(Continuação)*

Referência/ Ano	Local do estudo	Casuística (doentes)	Métodos	IFD+ %	IR+	Conclusões
Barnadas et al., 2004[138]	Hospital de la Sta. Creu i St. Pau, Barcelona, Espanha	65	IFD de 50 doentes com vasculite comparados a 15 sem vasculite	Sem relevância	IgA	IgA: vasculite renal, crioglobulina negativa, VHC negativo; IgM/IgG: crioglobulina positivo
Alalwani M. et al., 2014[139]	Cleveland Clinic, Ohio, EUA	218	IFD de 106 (88 doentes com dados disponíveis); correlação clínico-laboratorial com a IFD	70,5	IgA	IgA: C4, La/Ro, FAN, ANCA, leucócitos elevados, idade, etnia; vasculite gastrintestinal/ renal
Arora A. et al., 2014[140]	Mayo Clinic, Rochester, Minnesota, EUA	84	IFD em 75 pacientes; IFD negativa em 28% dos doentes	72%	Não referido	Vasculite foi idiopática em 29 de 38 pacientes com vasculite cutânea de pequenos vasos (76%) e 24 de 25 pacientes com vasculite por IgA (96%). Trinta e nove dos 84 pacientes (46%) apresentaram acometimento sistêmico, com o sistema renal sendo o mais acometido (17 de 39 [44%]).
Divisão de Dermatologia HC-FMUSP, 2015. Estudo apresentado como pôster no 23º World Congress of Dermatology (Vancouver, Canadá, maio de 2015)	São Paulo, Brasil	282	IFD de 282; correlação clínico-laboratorial com IFD em 235 doentes	70,2%	C3	IgA: idade mais jovem, menos neoplasia maligna, menor frequência de doença autoimune; IgG: idade mais elevada, ANCA+; IgM: C3/C4, FAN, La/Ro positivos, gênero feminino, autoimune mais frequente; C3: hematúria e vasculite renal

Frente à multiplicidade de entidades que envolvem o cenário das vasculites de pequenos vasos, manifestações cutâneas e extracutâneas variadas, é fundamental o papel do dermatologista, por diferentes aspectos:

(a) A pele é o órgão mais frequentemente acometido pela doença e com a propriedade de fácil acesso à biópsia cutânea, que permite confirmar a presença verdadeira de vasculite ou não.

(b) O dermatologista é o especialista treinado a reconhecer a morfologia das lesões e direcionar a biópsia adequada, representando as diferentes camadas da pele ao subcutâneo necessárias ao diagnóstico de uma entidade nosológica específica, que se não bem representada na biópsia pode ter seu diagnóstico não adequadamente fundamentado.

(c) A interação do dermatologista com o patologista e outros especialistas é fundamental, uma vez que a lesão cutânea pode ser a manifestação de uma doença sistêmica ou mesmo o prenúncio dela.

VASCULITES PREDOMINANTEMENTE DE VASOS DE MÉDIO CALIBRE, SEGUNDO CLASSIFICAÇÃO PROPOSTA POR FIORENTINO[15]

Poliarterite nodosa clássica

A poliarterite nodosa clássica é uma doença multissistêmica que pode provocar grande morbidade. As lesões cutâneas ocorrem em apenas em 20% a 50% dos pacientes, sendo a VCPV (púrpura palpável) a manifestação mais comum. As lesões cutâneas sugestivas de envolvimento dos grandes vasos (podem envolver também artérias musculares) manifestam-se como úlceras cutâneas grandes, púrpura retiforme (Figura 4.15), livedo racemosa ou "pontuado" e gangrena digital.[5,11,12,48]

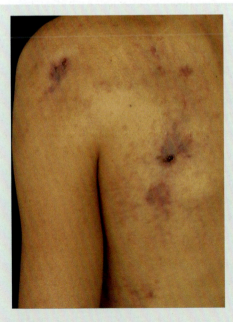

Figura 4.15 Livedo racemosa em paciente com poliarterite nodosa sistêmica originando púrpura retiforme.

São características da poliarterite nodosa clássica:

a. Doença multissistêmica;
b. Acomete mais homens;
c. Qualquer idade (maior ocorrência entre os 40 e 60 anos);
d. Sintomas constitucionais: febre, mal-estar, perda de peso, artralgia;
e. A vasculite determina sintomas e sinais como: fadiga muscular, dor abdominal, mononeurite múltipla, hipertensão arterial (acometimento das pequenas artérias e arteríolas, levando à hipertensão renovascular e insuficiência renal), orquite (mais comum quando associada a infecção pelo HBV), insuficiência cardíaca congestiva;
f. Tem o vírus da hepatite B como causa em 5% a 7% (literatura varia de 5% até 54% dos casos);
g. Há múltiplas dilatações nas artérias de médio calibre dos rins, fígado e outros órgãos internos. Essa dilatação não é patognomônica, ocorrendo também na displasia fibromuscular, aterosclerose, lúpus eritematoso sistêmico, endocardite infecciosa, neurofibromatose, ateroembolia, síndrome de Ehlers-Danlos e mixoma do átrio esquerdo;
h. Manifestações cutâneas em 20% a 50% dos casos, principalmente púrpura palpável, podendo ocorrer também outras (doença dos vasos médios) como: livedo reticular, úlceras grandes, nódulos subcutâneos (de 0,5 cm a 2 cm de diâmetro, no trajeto das artérias superficiais e especialmente em torno dos joelhos, na porção anterior das pernas e dorso dos pés) e raramente infarto digital.[5,11,12,47]

Poliarterite nodosa cutânea

Na poliarterite nodosa cutânea, as lesões surgem como nódulos dérmicos ou subcutâneos, mais palpáveis do que visíveis, na maioria das ocasiões, especialmente dispostos na porção inferior das pernas, próximos da região maleolar, podendo ascender a coxas e nádegas e eventualmente mãos e pés (Figura 4.16). Esses nódulos podem ulcerar (Figura 4.17) e, ao remitirem, deixam uma pigmentação livedoide tipo "poeira estelar" ou deixam cicatrizes estelares marfíneas, tipo atrofia branca (Figura 4.18).

Nas crianças, é observada gangrena digital. Neuropatia periférica ocorre em 20% dos doentes, do tipo mononeurite múltipla, nas extremidades inferiores. Em alguns doentes, observa-se apenas livedo racemosa extenso e neuropatia periférica. A PAN cutânea está associada a infecção estreptocócica (especialmente nas crianças), parvovírus B19, infecção pelo HIV, infecção pelo vírus da hepatite B, tuberculose, além de doença intestinal inflamatória e trombose da veia cava inferior.[5,11,12,47]

Frente a um doente com suspeita clínica de PAN cutânea, deve-se proceder à avaliação do acometimento sistêmico, pesquisando-se a possível etiologia por meio da anamnese (drogas, infecções, outras doenças) e exame físico completo. Solicitar ASLO, PPD e sorologia para os vírus das hepatites B e C. O seguimento do doente com doença exclusivamente cutânea deve ser realizado a cada 6-12 meses. Se o paciente evoluir de forma assintomática, deverá ser submetido à rigorosa anamnese e a exame físico completo, com aferição da pressão arterial, solicitação de exames laboratoriais, como hemograma completo, VHS, complemento total e frações, funções renal e hepática. Caso o paciente apresente sintomas sugestivos da PAN sistêmica (clássica), deve-se solicitar hemograma, VHS, anticorpos antinucleares, ANCA, fator reumatoide e ASLO.[5,11,12,47]

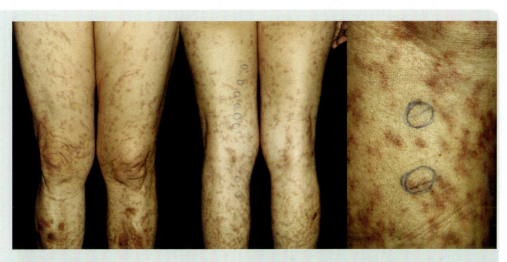

Figura 4.16 Livedo racemosa em doente com poliarterite nodosa cutânea e marcação dos locais onde os nódulos subcutâneos foram palpados com aspecto de trajeto sequencial.

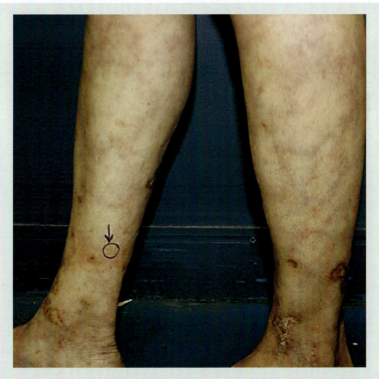

Figura 4.17 Ulceração ocorrida em área de nódulo pérvio em paciente com poliarterite nodosa cutânea.

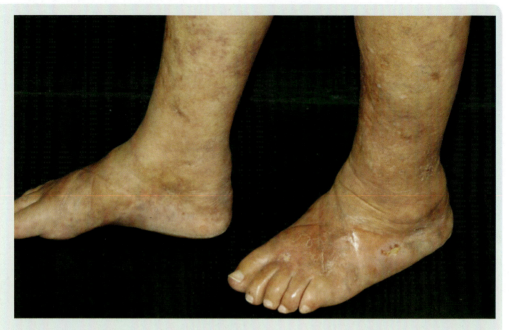

Figura 4.18 Cicatrizes do tipo atrofia branca (observar dorso do pé esquerdo), que podem ocorrer na poliarterite nodosa cutânea.

São descritos, em séries estudadas, cinco fatores associados com maior mortalidade entre os doentes:[5,11,12,47]

a. Creatinina > 1,58 mg/dL;
b. Proteinúria > 1g/dia;
c. Acometimento do trato gastrointestinal (sangramento, perfuração, infarto ou pancreatite);
d. Acometimento do sistema nervoso central;
e. Cardiomiopatia.

Os autores observaram a sobrevida em cinco anos dos doentes de acordo com a presença das manifestações acima relacionadas: nenhum fator presente (88%), um fator presente (74%) dois ou mais fatores presentes (54%).[5,11,12,47]

No ambulatório de vasculites na Divisão de Dermatologia do HC-FMUSP, compilamos em trabalho que orientamos a Dra. Gabriela Franco, os dados de 22 doentes com diagnóstico histopatológico firmado como poliarterite nodosa, com lesões dermatológicas e sem acometimento sistêmico, entre 2003 e 2014, cujos dados podem ser consultados nas Tabelas 4.1 e 4.2, além dos Quadros 4.27 e 4.28. Esses dados foram submetidos à publicação em periódico indexado em 2015.

Tabela 4.1 Dados de idade e gênero dos 22 doentes com poliarterite nodosa cutânea, atendidos no ambulatório de vasculites da Divisão de Dermatologia do HC-FMUSP entre 2003 e 2014.

Idade	Masculino	Feminino
0 – 10	1	0
11 – 20	0	1
21 – 30	1	2
31 – 40	2	5
41 – 50	0	3
> 50	1	6
Total	5	17

Idade média ± desvio-padrão (SD) 39,4 ± 15,2 anos.
Idade média nas mulheres ± desvio-padrão (SD) 41.7 ± 14,5 anos.
Idade média nos homens ± desvio-padrão (SD) 31.6 ± 16,6 anos.

Quadro 4.27 Comorbidades apresentadas entre os 22 doentes com poliarterite nodosa cutânea, atendidos no ambulatório de vasculites da Divisão de Dermatologia do HC-FMUSP entre 2003 e 2014.

Doença	Número de casos
Hipertensão arterial sistêmica*	6
Diabetes *mellitus*	3
Dermatite intersticial granulomatosa	1
Lúpus eritematoso cutâneo subagudo	1
Síndrome de Sjögren	1
Esclerose múltipla	1
Neoplasia (carcinoma de mama ductal)	1

*Hipertensão arterial sem acometimento renal como etiologia.

Tabela 4.2 Dados demográficos e laboratoriais dos doentes com poliarterite nodosa cutânea, atendidos no ambulatório de vasculites da Divisão de Dermatologia do HC-FMUSP entre 2003 e 2014.

Caso Nº	Gênero/idade ao início (anos)	Manifestações cutâneas	Localização	Sintomas locais	Mononeurite múltipla	Exames laboratoriais	PPD	Presença de trombofilias	Seguimento (meses)
1	F/36	●◇□◆	MI, MS, T	Dor parestesia	Sim	C-ANCA 1:40	–	–	14
2	F/52	●◆	MI	Dor parestesia	Sim	↑Transaminases	+	↑D-dímero	12
3	M/37	◇□	MI	–		–	–	–	7
4	M/24	●◇◆○	MI	Dor		–		↑Lp(a) IgM Anticardiolipina +	107
5	F/58	◇□○	MI	Dor parestesia		–	–	↑Lp(a)	62
6	F/31	◇◆○	MI	–		Anemia ANA 1:160	–	↑Lp(a)	17
7	F/31	□	MI	Dor		↑Transaminases	+	↑Fibrinogênio	55
8	F/61	●◇□◆	MI	Dor		Anemia	+	↑D-dímeroá ↑Lp(a) ↑Fibrinogênio	6
9	F/61	●◇	MI, T	Dor parestesia		–	–	↑Lp(a)	82

Vasculites

10	M/34	•	MI, MS, T	Parestesia	Sim	–	–	132
11	F/21	◊ ◆ O	MI	Dor		ANA 1:640	–	78
12	F/29	• □	MI	–		ANA 1:320	–	77
13	F/47	◊ □ ◆ O	MI	–		ASO +	+	120
14	M/9	•	MI, MS	–		–	–	19
15	M54	◊ ◆ O	MI	Dor parestesia	Sim	ANA 1:80	–	51
16	F/34	• ◊	MI	Dor parestesia		–	–	↑ D-dímero ↑ Lp(a)	60
17	F/54	• □	MI,MS, T	Dor		ANA 1:640	+	–	14
18	F/43	• ◊ ◆	MI, MS, T	Dor parestesia	Sim	C-ANCA 1:40	–	–	132
19	F/15	◊ □	MI, MS	Dor		ASO +	+	–	24
20	F/58	◊ □	MI	Dor		Anemia	–	↑ D-dímero ↑ Lp(a)	43
21	F/48	□	MI	–		–		–	52
22	F/30	•	MI, T	–		–		↑ Lp(a)	60

F = feminino; M = masculino; • = livedo racemosa; ◊ = úlceras; □ = nódulos; ◆ = *Atrophie blanche*; O = púrpura; LL = membros inferiores; UL = membros superiores; T = tronco; Lp(a) = Lipoproteína(a).

Quadro 4.28 Manifestações clínicas dermatológicas e extracutâneas, apresentadas pelos 22 doentes com poliarterite nodosa cutânea, atendidos no ambulatório de vasculites da Divisão de Dermatologia do HC-FMUSP entre 2003 e 2014.

Características	Manifestações	Nº (%)
Lesões cutâneas	Úlceras	14 (63,7%)
	Livedo racemosa	12 (54,5%)
	Nódulos subcutâneos	11 (50,0%)
	Lesões do tipo *Atrophie blanche*	10 (45,4%)
	Púrpura	6 (27,3%)
Área acometida pelas lesões	Membros inferiores	22 (100%)
	Membros superiores	6 (27,3%)
	Tronco	6 (27,3%)
Sintomas focalizados nas áreas de acometimento cutâneo	Nenhum	7 (31,8%)
	Dor	14 (63,7%)
	Parestesia	8 (36,3%)
Mononeurite múltipla	Sim	5 (22,7%)
	Não	17 (77,3%)
Manifestações extracutâneas	Nenhuma	18 (81,8%)
	Febre	2 (9,1%)
	Artralgias	2 (9,1%)
	Perda de peso	1 (4,5%)
	Acrocianose	1 (4,5%)
Progressão para PAN sistêmica	Sim	0 (0%)
	Não	22 (100%)

(Continua)

De forma interessante, nos doentes do HC-FMUSP, o agente etiológico mais frequentemente relacionado foi o *Mycobacterium tuberculosis*, uma vez que o PPD relevou contato prévio com o bacilo em 6 dos 13 pacientes que realizaram o exame (46,1%). Outros casos de PAN cutânea causada pelo bacilo da tuberculose já foram descritos na literatura, porém desconhece-se o mecanismo fisiopatológico envolvido nesse processo. Hipóteses como invasão direta do microrganismos nas células endoteliais, dano da parede vascular induzida por imunocomplexos e estímulo de linfócitos B e T autorreativos foram sugeridas. Os demais exames visando à identificação de agentes etiológicos foram negativos e, apesar de 2 pacientes apresentarem ASLO reagente, em nenhum deles houve evidência clínica de infecção estreptocócica prévia.

Por tratar-se de uma revisão retrospectiva, o presente estudo teve algumas limitações. As manifestações clínicas foram determinadas pela revisão do prontuário médico, sendo as consultas realizadas por diferentes especialistas do serviço. Achados como lesões de atrofia branca podem ter sido subdiagnosticados caso elas não tenham sido corretamente descritas no exame dermatológico.

Até o presente momento, este é o único estudo no Brasil que avaliou uma série representativa de casos de pacientes com PAN cutânea, avaliando os principais dados epidemiológicos, clínicos e laboratoriais, entretanto, nem todos os pacientes foram extensivamente investigados quanto a presença de trombofilias ou busca de agentes etiológicos. Sendo assim, sugere-se que novos estudos epidemiológicos sejam realizados visando a elucidação da fisiopatologia e evolução clínica da PAN cutânea.

Arterite linfocitária trombofílica (arterite macular)

Conhecida atualmente com algumas sinonímias, tais como arterite macular, arterite linfocitária trombofílica ou arterite macular linfocítica. esta entidade foi descrita em 2003 por Fein et al.,[141] com a denominação de arterite macular. Os três primeiros casos relatados por Fein et al.[141] se referiam a doentes que apresentavam progressiva hiperpigmentação macular nas pernas associadas com achados histopatológicos de arteríolas circundadas por grau variado de infiltrado inflamatório linfoplasmocitário na derme reticular profunda e hipoderme. Na arterite macular ainda se observa ruptura da parede arterial, deposição concêntrica de fibrina no lúmen vascular e, em alguns casos, cicatrização fibrointimal (endarterite obliterante).

Em 2008, Siong-See Lee, Kossard e McGrath[142] descreveram outros cinco doentes utilizando a denominação de "arterite linfocitária trombofílica", nos quais máculas reticuladas hiperpigmentadas e livedo racemosa se associavam a achados histopatológicos idênticos aos previamente descritos como arterite macular. No entanto, devido ao infiltrado perivascular linfocitário exuberante e também ao fato de que quatro dos novos cinco doentes apresentaram anticorpos antifosfolípides (anticardiolipina, anticoagulante lúpico e anti-β2-glicoproteína I), porém sem critérios para síndrome antifosfolípide, levou-se a adotar os termos linfocitária e trombofílica na designação da entidade.

O curso da afecção parece ser crônico e benigno, apesar do seguimento clínico ainda não ser superior há pouco mais de uma década, nos casos publicados. Llamas-Velasco et al.[143] relataram o caso clínico de uma doente diagnosticada com arterite macular trombofílica que apresentou ao longo de um ano de seguimento o desenvolvimento de petéquias e ulcerações retiformes recobertas por crostas. Esse caso se assemelhou clinicamente à vasculopatia livedoide em sua evolução, apesar dos autores o terem publicado com o diagnóstico de arterite macular trombofílica.

Em 2013, Shen et al.[144] relataram um caso da doença associada a neuropatia sensitivo--motora da perna. O doente era portador de mutação heterozigota do gene da protrombina e rearranjo gênico da cadeia gama do receptor de células T.[144] Os autores sugerem a coparticipação de fatores de trombofilia e anormalidades imunes para a patogênese da doença.

Na Divisão de Dermatologia do HC-FMUSP, ambulatório de vasculites, acompanha-se doentes com o diagnóstico de arterite linfocitária trombofílica, entidade recentemente, como vimos, descrita na literatura internacional. Por meio de procedimentos padronizados, praticados no ambulatório de vasculites, foi alcançada a casuística de oito doentes até então que foram extensivamente avaliados. Todas as oito pacientes eram do gênero feminino e quatro delas portadoras de anticorpos anticardiolipina (50% das pacientes), porém sem outra manifestação trombótica. A idade de início dos sinais cutâneos entre as oito pacientes variou entre 8 e 40 anos de idade (média de 24,5 anos). As pacientes apresentavam quadro clínico dermatológico de livedo racemosa ou máculas eritemato-violáceas, principalmente nas pernas, por vezes também nas coxas e membros superiores. Nenhuma paciente, durante o seguimento de 5 anos, apresentou ulceração cutânea. Uma paciente desenvolveu leve neuropatia sensitiva nas pernas e na face, que desapareceu com o uso de methotrexate 15 mg/semana e hidroxicloroquina 400 mg ao dia, ambas as drogas de uso oral, durante 12 meses. A maioria das pacientes era assintomática, porém, como medida preventiva à oclusão vascular cutânea, foi prescrito a todas inicialmente pentoxifilina 400 mg a cada oito horas e ácido acetilsalicílico 100 mg ao dia. Essa série de casos foi selecionada para apresentação oral no *23º World Congress of Dermatology* (2015, Vancouver, Canadá), o qual foi apresentado pela Dra. Cinthia Martins.

As Figuras 4.19 a 4.21 demonstram aspectos clínicos e histopatológicos dos doentes com arterite linfocitária trombofílica.

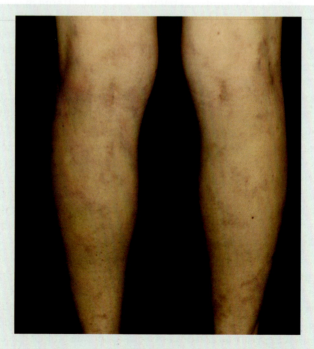

Figura 4.19   Livedo racemosa em paciente com arterite linfocitária trombofílica.

Vasculites 205

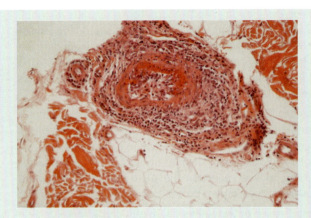

Figura 4.20 Arterite linfocitária trombofílica. Arterite na junção dermo-hipodérmica com infiltrado linfocitário perivascular, hiperplasia subintimal e anel de fibrina (endoarterite trombosante) hialinizado na luz vascular (HE, 400x).

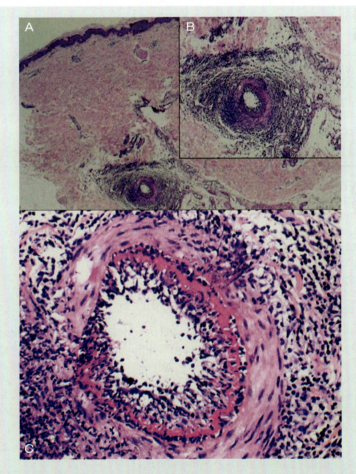

Figura 4.21 Arterite linfocitária trombofílica, sem alterações nas dermes superficial e média **(A)** e arterite na junção dermo-hipodérmica com infiltrado linfocitário perivascular, hiperplasia subintimal e anel de fibrina (endoarterite trombosante) hialinizado na luz vascular **(B e C)** (HE, A 100×, B 200× e C 400×).

ao nível de histopatologia, a frequência de estágios da arterite ocorra com a seguinte distribuição: arterite subaguda > estágio reparativo > estágio cicatricial e por vezes ruptura da lâmina elástica interna e/ou paniculite focal. Na ALT, prevalece o estágio de arterite subaguda e em seguida a de arterite cicatricial, com ausência de ruptura da lâmina elástica interna. Na AM, há predomínio clínico de máculas e na ALT de pápulas e/ou placas. Em ambas, o livedo racemosa está presente, porém mais frequentemente na ALT.

Assim, AM e LTA, na visão de Macarenco *et al.*,[145] são considerados formas crônicas, latentes e não nodulares da PAN cutânea, de forma que a inflamação crônica e subsequente destruição tecidual (decorrente da persistência de um antígeno desconhecido) mantém e em alguns casos estimula um verdadeiro processo de vasculite. Ao observar os doentes no ambulatório de vasculites da Divisão de Dermatologia do HC-FMUSP, é possível concordar com a proposição de Macarenco *et al.*[149] da existência de um provável espectro clínico, dentro do qual se situa os doentes com ALT.

Ao acompanhar os doentes do ambulatório de vasculites na Divisão de Dermatologia do HC-FMUSP, ao longo de uma década, observou-se um doente que, no início, apresentou lesões características de vasculopatia livedoide, sem livedo racemosa, com polineuropatia sensitiva nos membros inferiores, o qual depois de vários anos foi acometido por extenso livedo racemosa, cuja biópsia comprovou endarterite obliterante na derme profunda.

De forma oposta, uma doente com extenso livedo racemosa (Figura 4.22A) também foi seguida, cuja biópsia revelou arterite subaguda na hipoderme; a paciente sequencialmente desenvolveu polineuropatia motora no membro superior esquerdo e sensitiva nos membros inferiores, características de PANc. Dez anos depois, a paciente desenvolveu ulcerações reticuladas nos membros inferiores, com cicatrizes do tipo atrofia branca (Figura 4.22B), cuja biópsia cutânea revelou vasculopatia trombosante nas dermes superficial e profunda.

Assim, em nosso entendimento, parece existir um espectro de manifestações clínico-patológicas que oscilam entre inflamação (vasculite) e trombose vascular (coagulação/pseudovasculite), dentro do qual alguns pacientes, com doença de curso crônico, se estabelecem em um dado ponto do espectro e outros ao longo dos anos parecem caminhar dentro do mesmo, conforme proposto na Figura 4.23. Antígenos externos, autoantígenos, fatores de trombofilia herdada ou adquirida, estados infecciosos intercorrentes[150] e exposição de novos epítopos antigênicos (*epitope spreading*) podem, em indivíduos geneticamente predispostos, se superpor ou prevalecer um sobre o outro, favorecendo o surgimento da doença clínica e uma forma particular de apresentação morfológica.

Doença de Kawasaki

É considerada uma doença própria da infância. A combinação dos seguintes sinais é altamente sugestiva: (i) febre; (ii) congestão conjuntival; (iii) enantema na orofaringe ou lábios; (iv) edema acral; (v) descamação digital com eritema palmar; (vi) placas eritematosas polimorfas; e (vii) linfadenopatia. Os achados cutâneos na doença de Kawasaki são variados, desde erupções psoriasiformes e morbiliformes até lesões similares ao eritema polimorfo. O mimetismo antigênico entre estruturas microbianas e proteínas endógenas pode ser o evento patogênico na doença de Kawasaki.

Segundo o Comitê Japonês da Doença de Kawasaki, são necessários cinco dos seis critérios abaixo relacionados para se efetivar o diagnóstico:

   (i) Febre alta de início abrupto presente por cinco ou mais dias;
   (ii) Conjuntivas oculares hiperemiadas;

Vasculites 207

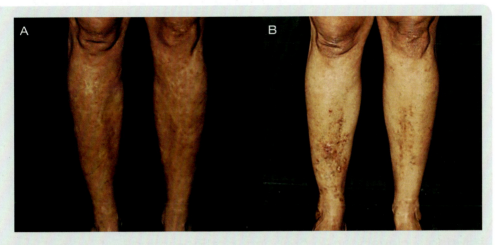

Figura 4.22 **(A)** Paciente com extenso livedo racemosa, sem ulcerações cutâneas, que 10 anos depois desenvolveu ulcerações tipo vasculopatia livedoide **(B)**.

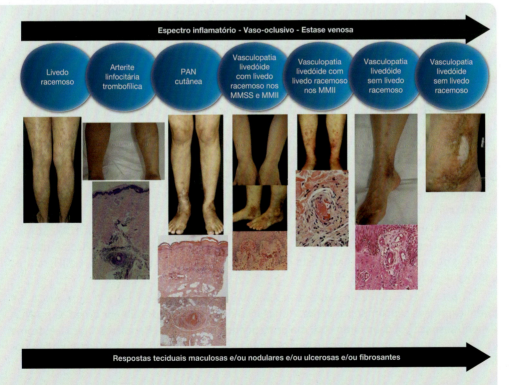

Figura 4.23 Espectro clínico-patológico envolvendo coagulação, inflamação e entidades como a vasculopatia livedoide, arterite linfocitária trombofílica e poliarterite nodosa.

(iii) Alterações da cavidade oral, incluindo eritema, secura, mucosa orofaringe hiperemiada;

(iv) Alterações nas extremidades distais dos membros, incluindo rubor e edema indurado das mãos e dos pés e descamação periungueal;

(v) Exantema eritematoso polimorfo (morbiliforme, escarlatiniforme, maculopapular, eritema marginado), propagando-se das extremidades para o tronco. Dura aproximadamente uma semana;

(vi) Aumento não supurado dos linfonodos cervicais.

O prognóstico é dependente da extensão do dano vascular nas artérias coronárias. O ácido acetilsalicílico (AAS) deve ser imediatamente administrado na profilaxia da trombose. O uso da gamaglobulina endovenosa logo no início previne a formação de aneurismas nas artérias coronárias, os quais são a principal causa de óbito nessa forma de vasculite.

Vasculites dos vasos de médio e pequeno calibres, segundo a classificação proposta por Fiorentino[15]

Vasculites associadas a ANCA ("Pauci-imunes")

Além dos fatores etiopatogênicos envolvidos nas VCPVs, os quais também se aplicam nas vasculites necrotizantes dos médios e grandes vasos, atualmente o envolvimento dos superantígenos tem sido demonstrando nesse grupo de vasculites. Os superantígenos (SAgs) são peptídeos capazes de induzir vários processos imunológicos e exercem um papel importante na manutenção do estado inflamatório.

Os SAgs ligam-se a proteínas que não são normalmente processadas pelas células apresentadoras de antígenos e a moléculas do MHC de classe II localizadas nas regiões não polimórficas. Essas regiões são diferentes dos locais de ligação dos antígenos imunologicamente processados. Dessa forma, os SAgs podem interagir com um grande número de linfócitos T que não necessitam apresentar um TCR (receptor de célula T) antígeno-específico, tendo assim a capacidade de estimular mais de 20% da população das células T residentes no local.

A maioria dos SAgs são moléculas de origem microbiana. Estudos têm demonstrado que na granulomatose de Wegener, síndrome de Kawasaki, arterite de Takayasu, poliangeíte microscópica e arterite de células gigantes, os SAgs do *Staphylococcus aureus* e em menor frequência do *Streptococcus pyogenes* podem perpetuar o processo de vasculite nos pacientes que são colonizados, ou são portadores nasais dessas bactérias.[3,4,151,152]

As vasculites associadas com o anticorpo anticitoplasma de neutrófilo (ANCA) são vasculites associadas com autoanticorpos direcionados contra antígenos específicos e não específicos dos neutrófilos. O ANCA está presente em 5% da população normal. Na IFI, há três padrões de ANCA (Quadro 4.29).[151,152]

Os pacientes geralmente expressam apenas um padrão, sendo c-ANCA ou p-ANCA. Se forem expressos concomitantemente, é sugestivo de vasculite induzida por droga. O p-ANCA é menos específico, ocorrendo com maior frequência na poliangeíte microscópica, síndrome de Churg-Strauss, glomerulonefrite necrotizante crescente idiopática e vasculite induzida por droga. O c-ANCA é mais frequente e específico na granulomatose de Wegener.[62]

Quadro 4.29 Padrões de anticorpos anticitoplasma de neutrófilos e antígenos aos quais são direcionados.

Padrão ANCA	Antígeno-alvo
Citoplasmático (c-ANCA)	Proteinase 3 (PR3)
Perinuclear (p-ANCA)	Mieloperoxidase (MPO)
	Outros: catepsina G, lactoferrina, elastase
Atípico (a-ANCA)	

Vasculite dos pequenos vasos associadas a ANCA (VPV-ANCA) apresentam sintomas sobrepostos com as diferentes vasculites a eles associadas. A hemorragia pulmonar e a glomerulonefrite necrotizante em crescente (GNNC) podem estar associadas, constituindo a "síndrome pulmonar-renal". Cerca de 10% dos doentes evoluem com hemorragia pulmonar, responsável por cerca de 50% dos óbitos. O acometimento renal pode variar desde hematúria e proteinúria a GNNC e doença renal terminal. As vasculites dos pequenos vasos associadas a ANCA são denominadas pauci-imunes, uma vez que a imunofluorescência direta não demonstra ou revela escassas evidências de depósitos de imunocomplexos na parede ou ao redor dos vasos.

Vasculites induzidas por droga associada a ANCA

Há fortes evidências da ocorrência de vasculite associada a uso da hidralazina, propiltiouracil e derivados, minociclina, penicilamina, alopurinol ou sulfasalazina.[15] Outras drogas relacionadas são: metimazol, fenitoína, tiazidas, cefotaxima e retinoides.[15]

As lesões dermatológicas comuns a esse grupo são placas e nódulos purpúricos acrais (face, mamas, extremidades e orelhas) e gangrena digital (Figura 4.24A e B).

O exame anatomopatológico revela vasculite leucocitoclástica nas dermes superficial e profunda com IFD sem fluorescência específica. Geralmente, ocorre associação com glomerulonefrite necrotizante e hemorragia pulmonar.[153] A vasculite induzida por hidralazina associada a ANCA frequentemente é erroneamente diagnosticada como lúpus induzido por droga. Diferencia-se do lúpus por apresentar acometimento renal. Pode haver anticorpos anti-histonas e anti--DNA dupla hélice. Não há associação a fenótipo de acetilador lento e não há serosite.[153]

A vasculite induzida por minociclina associada a ANCA apresenta livedo reticular e/ou nódulos subcutâneos nas extremidades associados a febre e artralgia. A maioria dos pacientes apresenta p-ANCA positivo ou anticorpos anti-mieloperoxidase. Os doentes geralmente não têm anticorpos anti-histona (diferentemente do lúpus induzido por droga).[154] A minociclina é conhecida por induzir reações imunes como a doença do soro-símile, lúpus induzido por droga, hepatite autoimune, pneumonite eosinofílica e vasculite. A maioria dos casos de vasculite induzida pela minociclina ocorre após um longo tempo de uso da droga (> 2 anos), principalmente em doentes tratando acne. Essa associação deve ser lembrada particularmente nas vasculites em mulheres jovens que utilizam a droga e exibem manifestações clínicas autoimunes.[154]

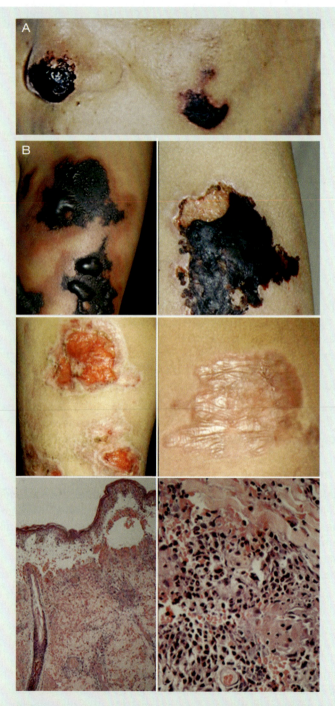

Figura 4.24 (A) Vasculite ANCA positiva desencadeada pelo propiltiouracil. (B) Vasculite ANCA positiva induzida pelo propiltiouracil e púrpura retiforme. Aspectos clínicos evolutivos das lesões cutâneas e histopatologia demonstrando a vasculite de pequenos vasos leucocitoclástica com necrose epidérmica e bolha subepidérmica decorrente da necrose com hemorragia.

As principais drogas (medicamentos) que são relacionados com o desenvolvimento de vasculites ANCA positivas estão relacionadas no Quadro 4.30.[153]

Quadro 4.30   Medicamentos mais frequentemente indutores de vasculites ANCA positivas.

Antibióticos	Cefotaxima, minociclina
Drogas antitireoideanas	Propiltiouracil, benxitiouracil, carbamizole, metimazol
Agentes antifator de necrose tumoral	Adalimumabe, etanercepte, infliximabe
Agentes psicoativos	Clozapina, tioridiazina
Outros medicamentos	Alopurinol, D-peniciliamina, hidralazina, levamisol, fenitoína, sulfasalazina, retinoides orais

A vasculite de hipersensibilidade ao propiltiouracil (PTU) representa uma vasculite do tipo leucocitoclástica dos vasos dérmicos superficiais e profundos. Pode ocorrer com drogas antitireoideanas quimicamente relacionadas ao PTU. Demonstrou-se aumento da prevalência dos autoanticorpos ANCA (anti-MPO) em crianças com doença de Graves de 6,7% antes do tratamento para 64% após o tratamento, contudo, nenhuma das crianças tinha vasculite manifesta. As manifestações variam desde febre e artralgia até síndrome pulmonar-renal.

Esse tipo de vasculite apresenta achados reumatológicos como dores articulares, acompanhados de febre, mal-estar, perda de peso, nefrite, hepatite, pericardite, que fazem parte das reações lúpus-símile induzidas pelo PTU. Esses achados podem ocorrer com lesões purpúricas e necróticas na pele, particularmente acrais e no pavilhão auricular, além de úlceras necróticas na cavidade oral e orofaringe. Após remoção do PTU, ocorre resolução clínica da vasculite de hipersensibilidade, acompanhado de normalização dos exames laboratoriais.[154] Ressaltamos que nem sempre as vasculites desse grupo e relacionadas com medicamentos, como o PTU associam-se a comprometimento sistêmico visceral,[107] apesar de poderem determinar extenso acometimento cutâneo.

Em 2014, foi publicado o relato de caso de uma doente com extenso acometimento cutâneo com púrpura retiforme, após o uso de PTU por dois anos. A paciente desenvolveu anticorpos p-ANCA e, apesar da gravidade do quadro cutâneo, não apresentou envolvimento visceral.[107]

Poliangeíte microscópica[102-104]

A poliangeíte microscópica constitui uma vasculite necrotizante, com pouco ou sem depósitos imunes, acometendo pequenos vasos (capilares, vênulas ou arteríolas). Nos EUA, acomete de 6 a 8 pessoas por milhão/ano. Pode estar presente arterite necrotizante envolvendo pequenas e médias artérias. A glomerulonefrite necrotizante é muito comum (79% a 90% dos casos) e a capilarite pulmonar ocorre frequentemente (25% a 50%), com hemorragias em 12% a 29% dos doentes. Na poliangeíte microscópica, ocorrem sintomas sistêmicos como febre, mialgia, perda de peso e artralgia. A púrpura palpável manifesta-se em 46% dos pacientes na época da apresentação da doença, e cerca de 90% dos doentes têm ANCA positivo no soro. Pode ocorrer quadro de púrpura retiforme (Figura 4.25).

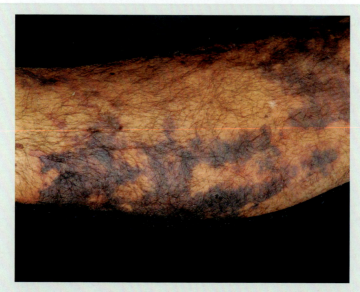

Figura 4.25   Poliangeíte microscópica com púrpura retiforme.

Podemos observar no Quadro 4.31 as diferenças entre poliarterite nodosa e poliangeíte microscópica.

Quadro 4.31   Diferenças clínicas entre poliarterite nodosa (PAN) e poliangeíte microscópica (PAM).

Característica clínica	Poliarterite nodosa	Poliangeíte microscópica
Microaneurismas na angiografia	Sim	Não
Nefrite rapidamente progressiva	Não	Sim
Hemorragia pulmonar	Não	Sim
Hipertensão renovascular	Sim (10% a 33%)	Não
Neuropatia periférica	Sim (50% a 80%)	Não
Sorologia positiva para hepatite B	Incomum	Não
Sorologia positiva para ANCA	Raro	Frequente
Recidivas	Raro	Frequentes

Granulomatose de Wegener (granulomatose com poliangeíte)[102-104]

É uma doença multissistêmica rara cujo substrato anatomopatológico é constituído por uma vasculite granulomatosa necrotizante. O trato respiratório superior e os rins são os locais de acometimento primário. Predomina adultos em torno da quarta e quinta décadas de vida (< 15% dos pacientes tem menos de 18 anos), não há predileção por sexo e indivíduos da cor branca são mais acometidos.

Dentre as manifestações clínicas, ocorrem sintomas constitucionais como fadiga, mal-estar, mialgia, artralgia, anorexia e perda de peso. A doença pulmonar é comum (50% a 85%) e se manifesta por tosse seca crônica, hemoptise moderada a grave e insuficiência respiratória aguda ou crônica; aproximadamente ⅓ dos pacientes são assintomáticos. Pode haver pneumonite difusa aguda (vasculite necrotizante de pequenos vasos e infiltração neutrofílica do septo alveolar e espaços intra-alveolares), assim como síndrome hemorrágica alveolar (capilarite) associada. O acometimento do trato respiratório superior ocorre como sinusite crônica (50% a 80% dos casos), que se manifesta por rinorreia purulenta crônica, epistaxe e ulcerações na mucosa. Mais raramente ocorre perfuração septal e nariz em sela (Figura 4.26).

As úlceras orais crônicas podem ser dolorosas ou não. O envolvimento do ouvido pode ser evidenciado por obstrução do canal auditivo (otite média supurativa aguda ou otite média serosa crônica) e perda de audição condutiva ou neurossensorial. A inflamação pode comprimir o VII par craniano (paralisia facial periférica). A inflamação da cartilagem da orelha pode mimetizar policondrite recidivante. A GW pode afetar qualquer órgão, como pele, olhos, traqueia, sistema nervoso central, coração, mamas, próstata, trato gastrointestinal, vulva e colo do útero.

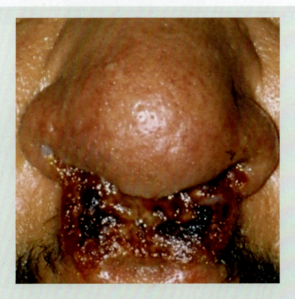

Figura 4.26 Extenso acometimento com ulceração e tecido de granulação e necrose no nariz e filtro labial, com envolvimento da porção interna do nariz em paciente com granulomatose de Wegener. Nos países endêmicos em doenças tropicais, o diagnóstico diferencial sempre deve ser com a leishamiose tegumentar americana e a paracoccidioidomicose cutaneomucosa.

Manifestações cutâneas ocorrem em 45% dos casos e são polimorfas, podendo ocorrer púrpura palpável, nódulos (Figura 4.27A), ulcerações necróticas, vesículas, pústulas e lesões tipo pioderma gangrenoso (Figuras 4.27B e C). As alterações cutâneas raramente dominam o quadro clínico, sendo, usualmente, parte menor do envolvimento multissistêmico, tendo, em geral, curso paralelo à atividade da doença.

A GW é uma entidade clínico-patológica, motivo pelo qual as manifestações clínicas devem ser complementadas com achados histológicos de vasculite necrotizante granulomatosa em algum dos órgãos afetados, principalmente no tecido pulmonar. A vasculite granulomatosa no tecido renal é muito rara, e as glomerulonefrites focal e segmentar, que ocorrem em alguns casos, não são específicas dessa doença.

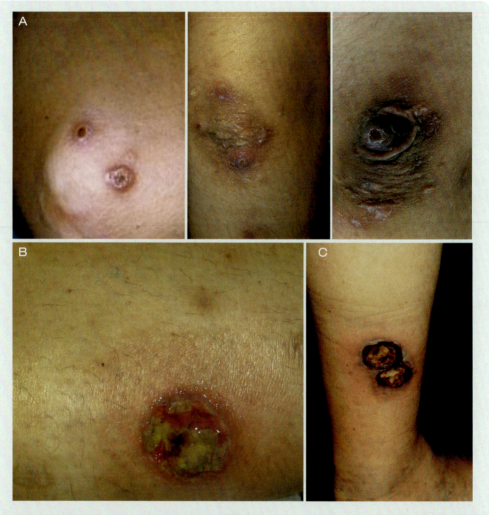

Figura 4.27 **(A)** Granulomatose de Wegener. Pápulas com necrose central no cotovelo. Expressão clínica dos granulomas extravasculares de Winckelman. **(B)** Granulomatose de Wegener. Úlcera no membro inferior que lembra pioderma gangrenoso. **(C)** Úlceras na perna decorrentes de granulomatose de Wegener com aspecto de pioderma gangrenoso.

As lesões do ponto de vista histopatológico caracterizam-se por infiltrados nodulares, como abscessos, com grande acúmulo de polimorfonucleares circundados por linfócitos, plasmócitos, histiócitos em paliçada, fibroblastos e células gigantes (Figura 4.28).

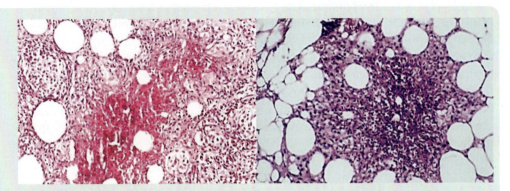

Figura 4.28 Histopatologia dos granulomas extravasculares de Winkelman. À esquerda, na síndrome de Churg-Strauss (eosinófilo) e, à direita, na granulomatose de Wegener (basófilo).

Clinicamente, a tríade clássica – granuloma necrotizante do trato respiratório, vasculite necrotizante cutânea e glomerulonefrite – orienta o diagnóstico, mas essas alterações não necessariamente estarão presentes simultaneamente.

Os achados de exames laboratoriais, em geral, não são específicos. Revelam uma enfermidade inflamatória sistêmica com alterações de anemia, trombocitose, aumento do VHS, proteína C reativa aumentada, anormalidade na função renal com aumento de ureia e creatinina e alteração na depuração de creatinina e no sedimento urinário.

Os critérios clínicos e histológicos propostos pelo Colégio Americano de Reumatologia podem constituir um guia útil no diagnóstico da doença: 1. Inflamação nasal ou oral; 2. Radiografia de tórax evidenciando nódulos, infiltrados ou cavitação; 3. Hematúria microscópica ou cilindros hemáticos na urina; 4. Inflamação granulomatosa na biópsia. Sensibilidade de 88,2% e especificidade de 92% com dois critérios.

Davies, em 1982, e Van der Woude, em 1985, demonstraram a presença de anticorpos contra o citoplasma de neutrófilos (ANCA) no soro de pacientes com granulomatose de Wegener. Esses anticorpos são marcadores sorológicos da doença e têm uma especificidade de 99,3%. Os que apresentam um padrão citoplásmico (c-ANCA) estão dirigidos contra a proteinase-3 (PR-3), que é uma serina-protease com um peso molecular de 29kD, distribuída nos grânulos azurófilos dos lisossomos dos neutrófilos humanos. Os anticorpos com padrão perinuclear (p-ANCA) estão dirigidos contra mieloperoxidase (MPO), elastase e outros antígenos ainda não identificados.

A clonagem da proteinase-3 permitiu estabelecer um alto grau de homologia com a mieloblastina, ao comparar sua sequência molecular, o que sugere um gene codificador comum.

Em relação aos aspectos genéticos que influem na patogenia da enfermidade, existe associação entre a expressão de ANCA em pacientes com granulomatose de Wegener e os genes de classe II do complexo principal de histocompatibilidade, de tal forma que a frequência do

HLA-DQw7 em caucasianos está significativamente aumentada para 53% contra 27% dos controles, sendo o risco relativo de 2,9%. Aparentemente, o haplótipo DQw7 associado a DR2 faz com que os ANCA sejam persistentemente positivos.

Sugeriu-se que o ANCA desempenha um papel patogênico no desenvolvimento de lesão endotelial, já que, *in vitro*, induz sinal de transdução via proteinoquinase C, que produz degranulação dos neutrófilos e cujo efeito citotóxico afeta as células endoteliais. Esses eventos parecem ser relevantes na indução de vasculites.

O diagnóstico diferencial deve estabelecer-se com poliarterite nodosa clássica, vasculite por hipersensibilidade, síndrome de Goodpasture, vasculite alérgica de Churg-Strauss, granulomatose sarcoide necrotizante e granulomatose linfomatoide.

O tratamento nesses pacientes deve ser estabelecido de forma precoce, à base de corticosteroides e imunossupressores, especificamente ciclofosfamida, para evitar um curso fatal da enfermidade, já que, sem tratamento, 90% dos pacientes morrem antes de dois anos, em virtude da uremia ou insuficiência respiratória.

Síndrome de Churg-Strauss (granulomatose eosinofílica com poliangeíte)[102-104]

É uma inflamação granulomatosa rica em eosinófilos envolvendo o trato respiratório e vasculite necrotizante de vasos de médio e pequeno calibre associada com asma e eosinofilia. É doença própria da meia idade, que acomete igualmente o sexo masculino e feminino. São considerados fatores desencadeantes da SCS: vacinações, procedimentos de dessensibilização, uso dos inibidores dos leucotrienos (ainda controverso, pois alguns acreditam que os casos de asma tratados com antileucotrienos, desde o início, na verdade, já seriam casos de síndrome de Churg-Strauss e não somente asma) e suspensão abrupta de corticosteroides.

A doença se inicia, geralmente, com manifestações respiratórias de asma ou rinite. Essas manifestações podem preceder por muito tempo a vasculite. Podem eventualmente ser simultâneas. Os pulmões geralmente são comprometidos, com infiltrados difusos ou nodulares, sem tendência à cavitação e que podem evoluir em surtos. O quadro clínico é de asma, sem história pregressa de atopia, associado a rinite e sinusite. Neuropatia periférica é expressa como mononeurite multiplex, ocorrendo em 60% dos casos. O trato digestivo é acometido em 60% dos casos, ocorrendo granulomas e vasculites que resultam em dores abdominais, perfurações e obstruções intestinais e vasculites mesentéricas com diarreia e hemorragias digestivas. Podem surgir miocardites, pericardites e doença coronariana, sendo as lesões cardíacas a causa de óbito em 40% dos doentes.

As manifestações cutâneas ocorrem em cerca de 50% dos casos e são expressas por ampla variedade de lesões de origem vascular: púrpura palpável em 48% dos casos, nódulos subcutâneos no couro cabeludo e extremidades inferiores em 30%, erupção máculo-papulosa em 25%, erupções urticariformes em 25% dos pacientes. O prognóstico da SCS é melhor do que o da PAN ou da GW.

A SCS apresenta três fases evolutivas distintas: 1ª fase: rinite alérgica, polipose nasal e asma, persistindo por anos ou décadas; 2ª fase: pneumonia eosinofílica, gastroenterite e eosinofilia periférica, com recorrências frequentes; e 3ª fase: vasculite sistêmica com inflamação granulomatosa, ocorrendo até 30 anos após manifestações iniciais, com média de três anos.

A avaliação laboratorial na SCS revela alterações semelhantes às observadas na GW. Contudo, na SCS há eosinofilia proeminente (> 10%/mL) e ANCA positivo em 60% a 70% dos pacientes, com padrão p-ANCA.

Vasculites associadas a doenças autoimunes e do tecido conectivo[102-104]

1. Artrite reumatoide (AR);
2. Lúpus eritematoso sistêmico (LES);
3. Síndrome de Sjögren;
4. CREST (calcinose, Raynaud, envolvimento esofágico, esclerodactilia, telangiectasia);
5. Esclerodermia sistêmica progressiva.

A vasculite constitui uma manifestação incomum mas importante das doenças autoimunes. É mais frequentemente observada na AR, no LES, na esclerodermia sistêmica e na síndrome de Sjögren.

A vasculite reumatoide (VR) acomete de 5% a 15% dos doentes com artrite reumatoide e está associada com grande morbiletalidade. A VR costuma acometer doentes de meia idade com AR que são tabagistas, possuem doença reumatoide de longa data e altos títulos de fator reumatoide. A pele e os nervos são os tecidos mais frequentemente acometidos, determinando gangrena periférica e mononeurite múltipla.

No LES, qualquer vaso pode ser acometido, porém as pequenas arteríolas e vênulas da pele são mais acometidas. O espectro clínico de manifestações dermatológicas inclui a púrpura palpável, urticária, microinfartos digitais e ulcerações profundas, sugestivas de vasculite sistêmica. A vasculite tipicamente ocorre durante os surtos de agudização da doença sistêmica, determinando pior prognóstico.

Na síndrome de Sjögren, a vasculite cutânea pode se manifestar em 20% dos doentes sob a forma de púrpura palpável, equimoses ou urticária. Também podemos encontrar a presença do fenômeno de Raynaud e nódulos eritematosos nas coxas.

Na esclerodermia sistêmica ou nos doentes com CREST, os pequenos vasos da pele são acometidos primariamente causando ulcerações e cicatrizes nas pontas dos dedos, das mãos e dos pés.

DERMATOSES NEUTROFÍLICAS COM DESORDENS VASCULARES ASSOCIADAS[96-98]

As dermatoses neutrofílicas (DN) constituem um grupo heterogêneo de doenças unificadas pelos achados histopatológicos em comum: extenso infiltrado inflamatório dérmico neutrofílico e não infeccioso. Manifestações extracutâneas e doenças sistêmicas são frequentemente associadas com as DNs. A superposição entre as entidades também é observada. Historicamente, essas doenças têm sido classificadas com base na presença ou ausência de vasculite nas lesões cutâneas (Quadro 4.32).

Dentre as dermatoses neutrofílicas, é difícil determinar se a agressão vascular é um mecanismo patogênico primário, ou seja, um dano mediado por imunocomplexos (vasculite primária), ou constitui uma ocorrência secundária ou um epifenômeno (vasculite secundária). A presença de imunocomplexos dentro da parede vascular observado pela imunofluorescência direta é indicativo diagnóstico de vasculite primariamente mediada por imunocomplexos ou vasculite leucocitoclástica dos pequenos vasos. Entretanto, na ausência desses achados de IFD, não é possível excluir completamente a vasculite como processo primário.

Quadro 4.32   Dermatoses neutrofílicas associadas a presença ou ausência de vasculite.

Presença de vasculite	Dermatose neutrofílica
Sem vasculite na patogênese primária (embora dano vascular possa ser observado de forma secundária)	1. Síndrome de Sweet; 2. Pioderma gangrenoso; 3. Dermatite neutrofílica reumatoide; 4. Síndrome artrite-dermatite associada a doença inflamatória intestinal.
Com vasculite leucocitoclástica	1. Doença de Behçet; 2. *Erythema elevatum diutinum*; 3. Granuloma facial.

VASCULITES CRÔNICAS DA PELE FIBROSANTES LOCALIZADAS[102-104]

Este grupo é constituído por duas formas de vasculites cutâneas que caracteristicamente resolvem-se com uma reação cutânea fibrosante.[155] Ambas apresentam um aspecto de dermatose neutrofílica durante sua evolução: o *erythema elevatum diutinum* (EED) e o granuloma facial (GF). São doenças cutâneas distintas, ligadas apenas pelas similaridades histopatológicas.

Erythema elevatum diutinum[102-1048]

O *erythema elevatum diutinum* acomete em maior proporção o sexo feminino, e o substrato anatomopatológico é a vasculite leucocitoclástica. Pode estar associado a anormalidades hematológicas, particularmente gamopatia monoclonal por IgA. Também tem sido associado a HIV, HHV-6, leucemia mieloide, mielodisplasia, infecções crônicas (especialmente estreptocócicas), doença inflamatória intestinal ou após transplante hepático. Parece relacionar-se a estímulos infecciosos, particularmente estreptocócicos, pois a doença é exacerbada após infecções estreptocócicas e até mesmo após o uso do trombolítico estreptoquinase. Pacientes infectados pelo HIV podem apresentar lesões similares às do *erythema elevatum diutinum*. O significado patogênico dessa associação ainda não foi estabelecido. Vários doentes têm doença inflamatória intestinal associada e há relato de evolução para mieloma múltiplo tipo IgA.

As lesões cutâneas podem ocorrer como pápulas, placas papulosas ou nódulos não purpúricos, de curso crônico, eritematoso ou por vezes de cor acastanhada (Figura 4.29). Preferencialmente ocorrem na superfície extensora das extremidades, na pele sobre as articulações das mãos e joelhos, sendo esta distribuição extremamente característica. Também podem se localizar nas nádegas e sobre o tendão do calcâneo. A face e o pavilhão auricular podem ser envolvidos, geralmente poupando o tronco e as mucosas. A superfície geralmente é lisa, podendo haver discreta descamação sobre as lesões. Pode ocorrer nas lesões a presença de púrpura, bolha, crosta hemorrágica, ulceração, especialmente nas lesões muito edematosas. Nas lesões antigas, a fibrose pode conferir um aspecto que lembra o dos xantomas. No curso

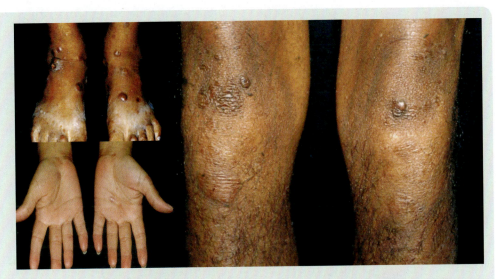

Figura 4.29   *Erythema elevatum diutinum*. Pápulas e nódulos nos pés, nas mãos e nos joelhos.

da doença, as lesões podem involuir espontaneamente, deixando áreas atróficas com hiper ou hipopigmentação.

As lesões podem ser assintomáticas ou causar dor, além de sintomas como ardor ou picação. Cerca de 40% dos pacientes têm artralgia associada. O curso é crônico e pode apresentar atividade clínica durante 5 a 10 anos, quando por vezes ocorre involução. O clima frio parece agravar a doença.

Há boa resposta terapêutica a dapsona e sulfapiridina. Existem referências aos efeitos supressivos da niacinamida na atividade da doença. Formas localizadas podem ser tratadas com corticosteroide intralesional ou tópico de alta potência.

Granuloma facial (GF)[102-104]

É afecção incomum caracterizada pelo aparecimento de lesão ou lesões castanho-purpúricas na face. São placas papulosas ou nodosas, localizadas geralmente nas regiões da fronte, nariz ou boca. A superfície é lisa, podendo haver acentuação dos óstios foliculares (Figura 4.30). Raramente outras áreas que não a face são acometidas, tais como couro cabeludo, tronco e extremidades. Existe uma variante que atinge a mucosa nasal, denominada fibrose angiocêntrica eosinofílica, que raramente coexiste com as lesões cutâneas faciais. Ocorre principalmente em adultos.

O exame histopatológico revela vasculite leucocitoclástica, infiltrado com plasmócitos, linfócitos, histiócitos, neutrófilos e numerosos eosinófilos (Figura 4.31).

Na IFD são observados depósitos de IgA, IgG, IgM e C3 nas paredes dos vasos, sugerindo participação de imunocomplexos na gênese da lesão.

O diagnóstico do GF é clínico e histopatológico. São diagnóstico diferencial linfomas, pseudolinfomas, sarcoidose, sífilis, lúpus túmido, hanseníase, rosácea granulomatosa e erupção polimorfa à luz. As formas extrafaciais devem ser distinguidas do *erythema elevatum diutinum*.

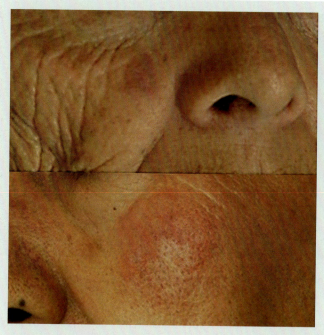

Figura 4.30 Granuloma facial. Pápulas e placas paulosas na face, eritematosas e infiltradas.

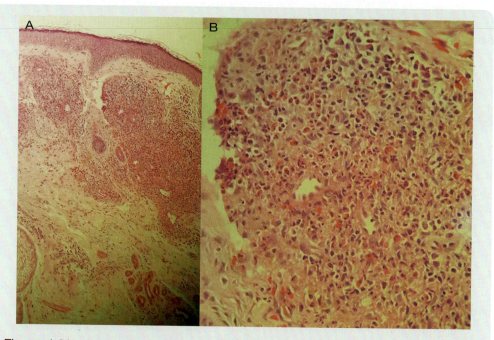

Figura 4.31 Granuloma facial. Na histopatologia, observa-se, no menor aumento (HE, 100x) **(A)**, agrupamento de infiltrado inflamatório nas dermes superficial e média. No maior aumento **(B)** (HE, 400x), infiltrado angiocêntrico e vasculite com eosinófilos.

No tratamento do GF é utilizado corticosteroide intralesional, sulfona, anti-inflamatórios não hormonais e clofazimina. Há relatos de bons resultados com laser. A criocirurgia também é efetiva, com a desvantagem de cicatrizes residuais.

Vasculite nodular (VN)[102-104]

A VN acomete principalmente mulheres de 30 a 60 anos de idade. As pernas são predominantemente afetadas, com lesões nodulares, particularmente nas regiões póstero-laterais. Podem surgir lesões nas coxas e nos braços. A evolução dos nódulos é geralmente lenta. Pode haver resolução das lesões que não ulceram dentro de duas a seis semanas, evoluindo com cicatriz e pouca atrofia. Os nódulos surgem em intervalos regulares, durante meses a anos.

A histopatologia pode demonstrar VCPV e o acometimento do tecido celular subcutâneo pode se apresentar como paniculite. Classicamente, são denominados eritema indurado de Bazin os casos de vasculite nodular que ocorrem como manifestação tipo tubercúlide. Nessas circunstâncias, vários autores têm isolado fragmentos do DNA do *Mycobacterium tuberculosis* por meio da análise tecidual dessas lesões com a técnica da reação em cadeia da polimerase (PCR).

Outras condições que podem ser associadas a vasculites cutâneas de pequenos vasos são a síndrome de Sweet, pioderma gangrenoso, doença de Behçet, picadas de artrópodes, púrpura hipergamaglobulinêmica de Waldenström e doenças inflamatórias intestinais, as quais não são escopo desta revisão e podem ser encontradas em literatura específica.

Vasculites dos grandes vasos, segundo classificação proposta por Fiorentino[15]

Arterite de Takayasu

Constitui uma arterite crônica que afeta a aorta e seus principais ramos. As manifestações sistêmicas podem ser extensas dependendo da localização e da gravidade do leito vascular acometido pela doença. Entre as manifestações dermatológicas estão púrpura palpável, úlceras ou lesões pioderma gangrenoso-símile. Arterite granulomatosa com estenose da artéria e fibrose é observada no exame anatomopatológico. O uso de corticosteroide sistêmico e imunossupressores podem ser frequentemente necessários, assim como a intervenção cirúrgica.[153-159]

O envolvimento cutâneo com processo vasculítico na arterite de Takayasu não é recorrente ou pode ser frequentemente não reconhecido pelo dermatologista. Para melhor caracterização e reconhecimento de manifestações dermatológicas nessa doença, foi realizado um estudo transversal de 60 doentes, em colaboração com a Divisão de Reumatologia do HC-FMUSP, o qual resultou em uma publicação, de 2013, referente às manifestações dermatológicas entre portadores de arterite de Takayasu (AT).[106]

Cinquenta e dois doentes eram do gênero feminino (86%) e a idade média dos doentes foi de 39 anos, com variação entre 20 anos e 80 anos de idade.[106] A idade média do início dos sintomas foi aos 28 anos e o período de latência para o diagnóstico definitivo da doença ser firmado foi de um ano e nove meses. Em 68,3% dos doentes os sintomas iniciais surgiram dentro do mesmo ano do diagnóstico da AT. Vinte e oito doentes (46,67%) tiveram como sintoma inicial da doença a claudicação intermitente e 55 (91,97%) pacientes receberam o diagnóstico de AT antes dos 40 anos de idade. Os dados demográficos, bem como as comorbidades e condições dermatológicas detectadas, estão sumarizados nos Quadros 4.33 e 4.34.

Quadro 4.33 Características clínicas dos 60 doentes com arterite de Takayasu avaliados pela Divisão de Reumatologia e Divisão de Dermatologia do HC-FMUSP.

Gênero (masculino/feminino)	8/52
Idade (em anos)	Média de 39 (de 20 anos a 80 anos)
Idade de início dos sintomas (anos)	Média de 28 (de 13 a 53 anos)
Latência de tempo até o diagnóstico	1 ano e 9 meses em média
Hipertensão arterial (%)	40
Dislipidemia (%)	25
Diabete melito (%)	10
Tratamento medicamentoso	Uso de corticosteroides (80%)
	Uso de agentes imunossupressores (60%)
Condição da doença	Controlada em 73,4% e em atividade em 26,6% dos doentes

Quadro 4.34 Sumário das manifestações dermatológicas encontradas entre os 60 doentes com Takayasu avaliados pela Divisão de Reumatologia e Divisão de Dermatologia do HC-FMUSP.

Condições dermatológicas observadas	Total de doentes (n)
Lesões eritema nodoso-símile	3
Fenômeno de Raynaud	3
Psoríase	2
Eczema	2
Lúpus eritematoso	1
Líquen Plano Pilar	1
Pitiríase versicolor	1
Dermatite seborreica	3
Verrugas virais	2

Em particular, esse estudo demonstrou três pacientes em que as lesões eritema nodoso-símile demonstraram a presença de arterite linfocitária na junção dermo-hipodérmica, por vezes granulomatosa, e companiculite septal (Figuras 4.32 e 4.33).

Nossos achados são concordantes com os de Perniciaro et al.,[160] que em 1998 examinaram 38 doentes com AT e encontraram pacientes com nódulos nas pernas que clinicamente simulavam eritema nodoso, porém o estudo histopatológico revelou vasculite, do tipo arterite. Assim, no âmbito das vasculites, nódulos sugestivos de eritema nodoso devem conduzir entre os diferentes diagnósticos etiológicos a possibilidade de arterite de Takayasu.

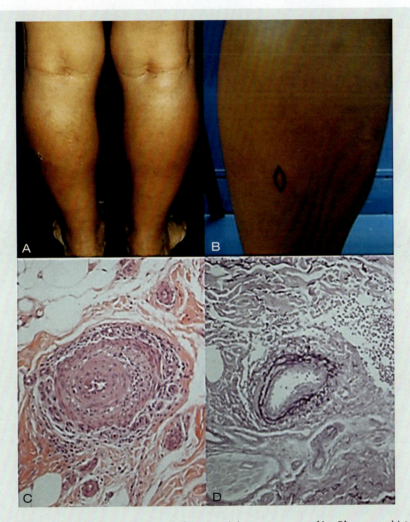

Figura 4.32 Aspecto clínico das lesões cutâneas nodulares nas pernas **(A e B)** e exame histopatológico demonstrando arterite **(C**, HE 400x**)** e coloração pela fucsina-resorcina **(D)**.

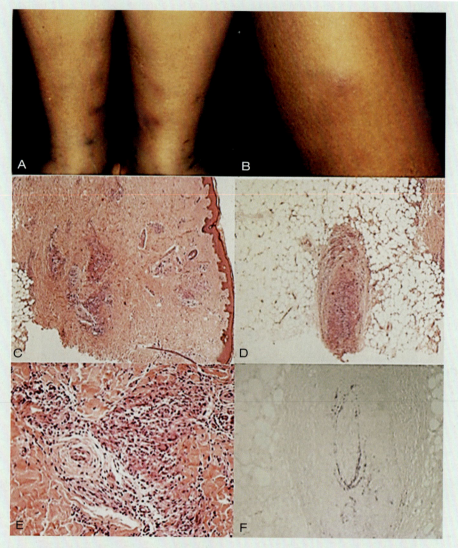

Figura 4.33 Arterite de Takayasu. Nódulos cutâneos nas pernas **(A e B)**, vasculite granulomatosa e paniculite septal com infiltrado linfocitário **(C, D e E)** (HE, respectivamente, 100x, 200x, 400x), com demonstração de lâmina elástica interna, evidenciando o acometimento de uma artéria (**F**, coloração fucsina-resorcina, 200x).

Arterite de Células gigantes (Arterite temporal)[161-163]

A arterite de células gigantes (ACG) representa uma vasculite frequentemente granulomatosa, sistêmica, a qual acomete primariamente os grandes ramos da artéria aorta, em particular os ramos das artérias carótidas, tal como a artéria temporal. Sua ocorrência é quase exclusiva em pacientes com idade superior aos 50 anos, com uma incidência nos EUA estimada entre 6,9 e 32,8 casos a cada 100.000 habitantes.

Os sintomas característicos e as complicações estão representados por episódios de cefaleia no território das regiões temporal e occipital, sensibilidade na artéria temporal, claudicação mandibular, mal-estar, febre, polimialgia reumática (em metade dos doentes); a perda parcial ou completa da visão é uma das consequências mais temidas.

A perda visual sequencial é súbita, grave e constitui a marca característica da ACG. A perda visual geralmente é descoberta ao acordar pela manhã. A acuidade visual é geralmente menor do que 20/200 em cerca de 60% dos doentes que perdem a visão. O olho contralateral é geralmente acometido dentro de dias ou semanas do distúrbio observado inicialmente no lado oposto.

Além da forma de perda visual abrupta, a ACG pode se apresentar semanas antes como amaurose fugaz ou perda visual temporária, a qual se deve a oclusão parcial da artéria ciliar posterior curta ou artéria central da retina, causando isquemia temporária. A ACG pode inicialmente se apresentar com diplopia ou dor ocular. Paralisia de nervos cranianos (III, IV ou VI pares) ou miopatia isquêmica raramente podem também ocorrer. Isso reforça que qualquer doente idoso apresentando-se ao oftalmologista com sintomas visuais ou dor ocular deve ser avaliado em relação à suspeita diagnóstica de ACG, o que pode, quando o diagnóstico é precoce, ajudar a minimizar a perda visual permanente na ACG.

A perda visual abrupta na ACG ocorre mais frequentemente devido a uma trombose inflamatória do ramo curto da artéria ciliar posterior, a qual forma uma fina rede vascular que nutre o disco óptico. Quando esses vasos se tornam trombosados com inflamação, um infarto do disco óptico se estabelece, dando origem à chamada neuropatia óptica isquêmica anterior (NOIA). A NOIA é caracterizada por edema do disco óptico acompanhado por hemorragias e às vezes exsudatos. O edema pálido é decorrente da isquemia extrema. Um quadro de NOIA bilateral não é incomum na ACG, podendo acometer de 54% a 95% das vezes.

Raramente, a isquemia no nervo óptico ocorre depois, e quando isso ocorre não há edema do disco óptico. A ACG pode também causar uma oclusão da artéria central da retina (OACR). Em torno de 5% dos doentes com idade superior a 50 anos com OACR têm ACG. Uma mancha vermelho-cereja ocorre na mácula ocular, mas não se observa deposição de embolo de colesterol ou calcificação, uma vez que o processo se deve à trombose inflamatória. A ACG também pode causar raramente uma oclusão da artéria cílio-retiniana ou síndrome isquêmica ocular, a qual se caracteriza por dor ocular, irite e hipotonia.

Outra complicação rara, porém dramática, é a ocorrência de necrose do couro cabeludo. Além do desconforto local grave e sequelas importantes, como infecções, a necrose do couro cabeludo associada à ACG pode estar associada a uma maior incidência de perda visual (67%). E outras complicações, como necrose da língua, resultando em um desfecho grave (mortalidade de mais de 38% dos doentes). No Quadro 4.35, podemos observar dados epidemiológicos, clínicos e laboratoriais comparando-se doentes com ACG com e sem necrose do couro cabeludo.

A patogenia da formação da necrose do couro cabeludo decorre do resultado da oclusão de quatro artérias supridoras da região temporal do couro cabeludo (artérias temporais, artéria frontal, artérias retroauriculares e artérias occiptais). A probabilidade de necrose é provavelmente dependente do grau das anastomoses entre esses vasos. É provável que o número de vasos obstruídos aumente com a duração da atividade da doença. Também pode-se inferir que a necrose do couro cabeludo seja um fator de prognose para maior mortalidade entre os doentes com ACG.

Quadro 4.35 Dados epidemiológicos e clínico-laboratoriais comparados entre doentes portadores de arterite de células gigantes (ACG) com e sem necrose de couro cabeludo.

Características	ACG com necrose do couro cabeludo	ACG sem necrose do couro cabeludo
Idade média	76,7 anos (variação entre 54-90; desvio-padrão 6,0)	71,8 anos
Gênero (proporção mulheres:homens)	1,62:1	2:1
Velocidade de hemossedimentação na 1ª hora (em mm) à época do diagnóstico	< 50: 27% < 40: 20% ≤ 30: 9,1% Variação: de 12 a 150; média 71	< 50: 10,8% ≤ 30: 7% a 20%
Sintomas clínicos e complicações	• Cefaleia (81,3%) • Hiperalgesia local temporal (40%) • Perda visual (32%) • Outros distúrbios visuais (37,3%) • Dor articular e/ou muscular (25,3%) • Mal-estar (30,7%) • Perda de peso (29,3%) • Perda do apetite (25,3%) • Claudicação de mandíbula (22,6%) • Necrose da língua (14,7%) • Sensibilidade e espessamento das artérias temporais (46,7%) • Ausência de pulso na artéria temporal (36%)	• Cefaleia (63,2%) • Distúrbios visuais (cerca de 20%) • Claudicação de mandíbula (41%) • Necrose da língua (relatos de casos) • Anormalidades na palpação da artéria temporal (43,6%)

Dados compilados de: Tsianakas A et al. Scalp necrosis in giant cell arteritis: case report and review of the relevance of this cutaneous signo f large-vessel vasculitis. J Am Acad Dermatol 2009;61:701-6.

Na histopatologia da ACG, dois parâmetros são considerados diagnósticos da doença: aqueles relacionados com inflamação da parede do vaso (arterite ativa) e aqueles com alterações pós-inflamatórias (arterite em resolução). Na arterite ativa, observa-se infiltração celular na artéria, com a adventícia, camadas média e íntima espessadas, com o predomínio de linfócitos, macrófagos e células gigantes. As células gigantes multinucleadas não estão necessariamente presentes. A causa desencadeadora primária da inflamação é desconhecida, mas pode ser um antígeno de origem bacteriana ou viral. A fase de arterite em resolução tem ausência de inflamação ativa, mas demonstra fibrose da parede do vaso, com ruptura da lâmina elástica interna.

Deve-se suspeitar que um doente possa ter arterite temporal (ACG) se o doente é atendido com queixa de cefaleia temporal, sensibilidade no couro cabeludo, dor no pescoço, mal-estar, perda de peso, febre baixa e/ou claudicação de mandíbula. O exame oftalmológico é consistente com ACG: edema ou palidez do disco óptico, OARC, máculas cotonosas na retina, hipoperfusão coroidal na angiografia com fluoresceína e/ou sensibilidade na artéria temporal. Por último, a presença de proteína C reativa e/ou velocidade de hemossedimentação elevada sugere ainda mais a diagnose.

Uma boa regra de suspeita é se dois de três dos parâmetros acima descritos estejam presentes para o diagnóstico. A biópsia da artéria temporal é o padrão ouro para o diagnóstico. A biópsia da artéria temporal pode ser realizada por uma variedade de cirurgiões treinados, incluindo oftalmologistas, cirurgiões gerais e plásticos. Pode ser executada sob anestesia local em centro cirúrgico. Em geral, demanda menos de uma hora. O espécime coletado deve ter uma extensão de 2 cm a 3 cm, uma vez que a ocorrência do envolvimento arterial é descontínuo na ACG. Falsos negativos podem ocorrer em 3% a 9% dos casos.

O trajeto da artéria temporal deve ser marcado enquanto o paciente está sentado antes da anestesia subcutânea. O lado biopsiado deve ser o de maior intensidade dos sintomas. Deve-se palpar o pulso da artéria com os dedos ou usar o ultrassom Doppler. Iniciar com pelo menos o espaço de dois dedos acima do canto lateral do olho, o que diminui o risco de secção do nervo facial, o qual segue com a artéria temporal na frente da orelha. Entre outros riscos do procedimento cirúrgico estão sangramento, hematomas, infecção, necrose do couro cabeludo e a possibilidade de se ter de executar o procedimento no lado contralateral se a biopsia não for esclarecedora. Assim, alguns centros adotam técnicas menos invasivas para o diagnóstico da ACG, como o exame ultrassom duplex de alta resolução, o qual tem sensibilidade de 87% e especificidade de 96% ao diagnóstico de acometimento da artéria temporal.

A Angiografia por Ressonância Nuclear Magnética (ARNM) é outra modalidade utilizada no diagnóstico de vasculite, especialmente a modalidade 3T de alta resolução, a qual tem a habilidade de detectar a visualização de alterações inflamatórias na parede dos vasos de todos os pacientes. No entanto, as modalidades de diagnóstico por imagem ainda têm sido, em grande parte, aplicadas a protocolos de investigação e não à corrente prática clínica.

Na Figura 4.34, podemos consultar os passos terapêuticos e de seguimento segundo a Sociedade Britânica de Reumatologia (British Rheumatology Society, BRS).

A maioria dos casos de fatalidade decorre de eventos cardiovasculares, como embolia pulmonar, infarto do miocárdio, insuficiência cardíaca e estenose aórtica) e/ou infecções secundárias, tais como broncopneumonia ou endocardite bacteriana.

Granulomatose linfomatoide[164]

A granulomatose linfomatóide (GL) representa uma forma rara de desordem angiodestrutiva linfoproliferativa ligada ao vírua de Epstein-Barr (EBV). Descrita originalmente em 1972, constitui uma afecção multissistêmica que acomete especialmente adultos entre a 4ª a 6ª décadas de vida, compredomínio no gênero masculino (2:1). Quase sempre acomete os pulmões, com a presença de nódulos múltiplos e bilaterais, de tamanho variado, sendo a pele acometida em 40% a 50% dos doentes. O acometimento renal, sistema nervoso central e gastrintestinal é observado em menor frequência.

O acometimento dos tecidos linfoides geralmente não ocorre no curso inicial da doença, de forma que, quando presente o acometimento de linfonodos, deve-se considerar um diagnóstico alternativo à GL, ou sua transformação para linfoma de grandes células.

As lesões cutâneas da GL têm sido observadas em associação com a síndrome de Wiskott-Aldrich, doenças linfoproliferativas e como uma forma de desordem linfoproliferativa pós-transplante (DLPT) sucedendo transplantes de órgãos.

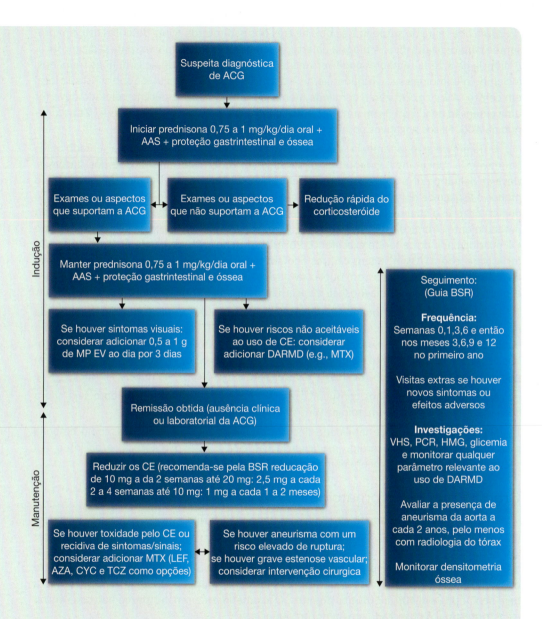

Figura 4.34 Passos terapêuticos e seguimento dos doentes com arterite de células gigantes.

AAS = ácido acetilsalicílico; ACG = arterite de células gigantes; AZA = azatioprina; BSR = The British Society for Rheumatology; CE = corticosteroides; CYC = ciclosporina; DARMD = drogas antirreumáticas modificadoras da doença; EV = endovenoso; g = gramas; HMG = hemograma completo; LEF = leflunomida; mg = miligramas; MP = metilprednisolona; TCZ = tocilizumabe. Adaptada de Ponte C, et al. Giant cell arteritis: current treatment and management. World J Clin Cases 2015;3(6):484-94.

O curso clínico da doença GL mostra-se variado com casos evoluindo para remissão espontânea e outros progredindo para o linfoma B difuso de grandes células EBV+. Em termos gerais, apresenta-se como uma doença agressiva com média de sobrevida de 2 anos. A presença ou não de lesões cutâneas não altera o prognóstico da doença.

Além das lesões cutâneas, quando presentes, pode haver sintomas inespecíficos como febre, tosse, mal-estar e perda de peso. Alguns autores relatam que as lesões cutâneas se encontram presentes à época do diagnóstico da doença em torno de um terço dos doentes, enquanto em 10% a 15% dos doentes elas precedem o desenvolvimento de lesões pulmonares.

O reconhecimento das lesões cutâneas da GL de forma clínica e histopatológica é crucial, pois isso propicia oportunidade de diagnose precoce, por meios menos invasivos.

As lesões cutâneas são multifocais e indolores, com um padrão clínico variado, incluindo nódulos dérmicos e/ou subcutâneos, pápulas, placas infiltradas e erupções maculosas (Figuras 4.35 e 4.36). Há um caso descrito como angioedema. As lesões podem ulcerar ou se tornar necróticas. Ocorrem mais frequentemente nas extremidades e no tronco. O padrão mais comum parece ser o de pápulas e nódulos, de cor variando do eritema vermelho ao violáceo.

Os achados histopatológicos são igualmente variados. A marca histopatológica da GL é a de um infiltrado inflamatório angiocêntrico e angioinvasivos de predomínio linfocitário, porém misto com histiócitos, plasmócitos e raramente neutrófilos e eosinófilos. Predominam linfócitos T CD4+ pequenos, que infiltram a parede vascular dos vasos cutâneos e necrose da parede vascular. Um número variado de linfócitos B CD20+ atípicos está presente. Apesar do nome da doença, na GL raramente se observam granulomas bem formados. O envolvimento na pele ocorre sob a forma de "áreas focais" da derme e hipoderme, sem ou com pouco acometimento da epiderme.

Quando comparadas às lesões pulmonares, as da pele apresentam menos atipia citológica e necrose, bem como bem menos células B atípicas EBV+. As formas cutâneas em placas têm inflamação linfocitária esparsa perianexial nas dermes média e superficial, com menor grau de atipia celular, angiodestruição e necrose, em relação às formas cutâneas papulosas ou nodulares.

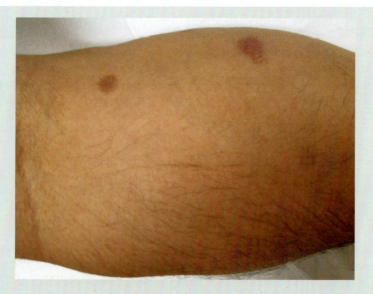

Figura 4.35 Granulomatose linfomatoide. Lesão cutânea frequente na granulomatose linfomatoide, como pápula ou nódulo eritematoso, cuja regressão deixa hipercromia residual.

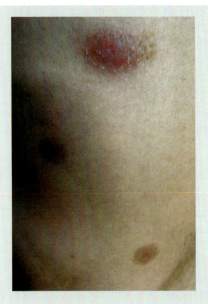

Figura 4.36 Granulomatose linfomatoide. Lesão eritematosa nodular e outras duas hipercrômicas residuais.

A graduação da GL é dada de acordo com a positividade da hibridização *in situ* (HIS) para o RNA codificado do EBV (Epstein-Barr encoded RNA, EBER) nos linfócitos B atípicos (Quadro 4.36).

Quadro 4.36 Graduação histopatológica da granulomatose linfomatoide.

Grau	Características
I	Poucas lesões, e se presentes os linfócitos atípicos e as células EBER positivas estas ocorrem em número menor do que cinco por campo de maior aumento histológico.
II	As lesões de um maior número de células grandes atípicas com agrupamento ocasional de 5 a 50 células EBER positivas por campo de maior aumento histológico.
III	Agregados maiores de células grandes atípicas, com mais de 50 células positivas para o EBV no campo de maior aumento histológico. As lesões demonstram confluentes faixas de linfócitos B atípicos EBV positivos. Porém, quando da ausência de infiltrado típico inflamatório polimorfo, o diagnóstico deixa de ser de granulomatose linfomatoide e pode constituir já um linfoma difuso de células B grandes.

A granulomatose de Wegener (granulomatose com angeíte) tem muitas similaridades com a GL e sempre deve ser considerada como um diagnóstico diferencial. Ambas são doenças com predileção pelos pulmões e com lesões cutâneas frequentes. Em contraste com a angeíte linfocítica da GL, a granulomatose de Wegener (GW) determina necrose fibrinoide e invasão vascular por um ilfiltrado misto de células polimorfonucleares, as quais são raras na GL. Na GW, não há linfócitos B atípicos e positivos para o EBV.

Há outras doenças linfoproliferativas que acometem a pele com padrão por vezes angiocêntrico, tais como: linfoma difuso de células B grandes EBV positivo, desordens linfoproliferativas de células T e células Natural Killer (NK), como o linfoma de células T/KK extranodal, que se localiza no trato aerodigestivo superior e pulmões ou, ainda, o linfoma cutâneo primário de células T gama/delta, cujas lesões têm maior predileção pelas extremidades, com nódulos ulcerados.

O tratamento da GL ainda não está bem estabelecido. Há doentes com curso benigno com remissão espontânea e outros com progressão sistêmica e fatal. Os corticosteroides sistêmicos com ou sem quimioterapia podem ser recomendados. Lesões localizadas podem responder à radioterapia. No caso de lesões múltiplas, pode-se combinar prednisona com ciclofosfamida ou, ainda, outras opções como ganciclovir, intérferon 2-alfa ou rituximabe.

As complicações observadas na GL são: transformação para linfoma de alto grau em 13% a 47% dos casos, doença respiratória progressiva com pneumotórax, infecção e hemorragia (hemoptise), convulsões, mononeuropatia ou diabetes insipidus pela doença neurológica progressiva. Entre os indicadores de prognóstico ruim estão início da doença antes dos 30 anos, envolvimento hepático ou neurológico, leucopenia ou pancitopenia. O óbito quando ocorre se dá por extensa destruição do parênquima pulmonar, em mais de 60% dos doentes em 5 anos.

ABORDAGEM CLÍNICA E LABORATORIAL GERAL A TODAS AS VASCULITES[102-104]

Assim sendo, solicitamos diversos exames complementares os quais são relacionados a possíveis agentes ou fatores etiológicos, nas vasculites em geral, sempre precedidos por anamnese apurada sobre os diversos órgãos e aparelhos, bem como exame físico completo.

1. Provas de atividade inflamatória
    a) Anticorpo anticitoplasma de neutrófilo (ANCA):
        As vasculites associadas a anticorpo anticitoplasma de neutrófilo (ANCA) são vasculites associadas a autoanticorpos direcionados contra antígenos específicos e não específicos dos neutrófilos. O ANCA está presente em 5% da população normal. A imunofluorescência indireta (IFI) geralmente obtém três padrões de ANCA (Quadro 4.37).

Quadro 4.37 Padrões de anticorpos anticitoplasma de neutrófilos e antígenos aos quais se dirigem.

Padrão ANCA	Antígeno-alvo
Citoplasmático (c-ANCA)	Proteinase 3 (PR3)
Perinuclear (p-ANCA)	Mieloperoxidase (MPO)
	Outros: catepsina G, lactoferrina, elastase
Atípico (a-ANCA)	

Os pacientes geralmente expressam apenas um padrão, sendo c-ANCA ou p-ANCA. Se forem expressos concomitantemente, é sugestivo de vasculite induzida por droga. O p-ANCA é menos específico, ocorrendo com maior frequência na poliangeíte microscópica, síndrome de Churg-Strauss, glomerulonefrite necrotizante crescente idiopática e vasculite induzidas por droga. O c-ANCA é mais frequente e específico na granulomatose de Wegener.

Vasculites dos pequenos vasos associadas a ANCA (VPV-ANCA) apresentam sintomas sobrepostos com as diferentes vasculites a eles associadas. A hemorragia pulmonar e glomerulonefrite necrotizante em crescente (GNNC) podem estar associadas, constituindo a "síndrome pulmonar-renal". Cerca de 10% dos doentes evoluem com hemorragia pulmonar, que é responsável por cerca de 50% dos óbitos.

O acometimento renal pode variar desde hematúria e proteinúria a GNNC e doença renal terminal. As vasculites dos pequenos vasos associadas a ANCA são denominadas pauci-imunes, uma vez que a imunofluorescência direta não demonstra ou revela escassas evidências de depósitos de imunocomplexos na parede ou ao redor dos vasos. O uso de IFI com ELISA nas VPV-ANCA positivas para mieloperoxidase e proteinase 3 tem sensibilidade e especificidade, respectivamente, de 85% e 98%. O ANCA deve ser pesquisado frente a suspeita de VPV-ANCA nas seguintes situações clínicas: (i) presença de hemorragia pulmonar, (ii) glomerulonefrite, (iii) otite ou sinusite de longa evolução, (iv) presença de massa ou tumoração retrorbitária (suspeitar de GW); e (v) qualquer vasculite sistêmica com acometimento de múltiplos órgãos.

b) Fator antinúcleo (FAN);
c) Fator reumatoide (FR);
d) Anti-DNA dupla hélice;
e) Crioglobulinas: consideradas negativa se realizadas três dosagens durante a atividade da vasculite;
f) Anti-Ro;
g) Anti-La;
e) Anti-Sm;
f) Anti-RNP;
g) Antiestreptolisina O (ASLO):

2. **Testes de trombofilia:** são solicitados em casos de necrose cutânea extensa e necrose digital, a fim de verificar-se a associação com síndrome antifosfolípide ou trombofilias herdadas ou adquiridas. Avalia-se a presença de anticorpos anticardiolipina, anticoagulante lúpico, antitrombina III, proteína C, proteína S, mutação do fator V (Leiden), mutação da protrombina, homocisteína e fator VIII;

3. **Paraproteínas:** eletroforese de proteínas e/ou imunofixação, dosagem de imunoglobulinas séricas, pesquisa de proteínas de Bence-Jones na urina, dosagem de fração kappa e lambda no soro; avaliação de paraproteinemia e mieloma múltiplo;

4. **Sorologias para viroses:**
    a) HIV;
    b) Hepatite B;
    c) Hepatite C;
    d) Citomegalovírus e vírus Epstein-Barr;
    e) Sífilis.
5. **PPD**;
6. **PPF:** infestações parasitárias podem estar associadas a vasculites;
7. **Urocultura e antibiograma:** infecções urinárias podem estar associadas a vasculites;
8. **Sangue oculto nas fezes:** associação com malignidade do trato gastrointestinal;
9. Anticorpos anticélulas endoteliais.

Anticorpos circulantes com alvo nas células endoteliais (CE) foram originariamente detectados no soro de doentes com lúpus eritematoso sistêmico (LES), descobertos pela IFI usando cortes teciduais como substrato.

Desde então, esses anticorpos anticélulas endoteliais (AACE) têm sido encontrados em numerosas doenças infecciosas e/ou autoimunes/autoinflamatórias, como: artrite reumatoide, esclerose sistêmica progressiva, polimiosite, vasculites associadas a ANCA, arterite de Takayasu, doença de Behçet, hanseníase e infecção pelo citomegalovírus (CMV). Além disso, tem sido detectado no soro de indivíduos saudáveis, definidos como AACE naturais.

Um método padrão ouro para a detecção dos AACE ainda não foi validado. Embora o método de ELISA usando células endoteliais de veia umbilical humana (HUVECs) tenha sido o método mais frequentemente empregado, sugere-se que a citofluorometria pareça ser uma técnica mais útil do que o ELISA.

Os AACE podem se ligar a antígenos da membrana das CE e induzir dano endotelial. Entre os efeitos danosos estão a ativação do complemento, o aumento na expressão de moléculas de adesão (E-selectina, ICAM-1) e as citocinas, além da indução da apoptose e trombose. Somando-se a esses efeitos danosos, os AACE têm funções fisiológicas envolvidas na defesa do organismo, tais como opsonização, *clearence* de imunocomplexos, além da modificação do endotélio a fim de diminuir a liberação de mediadores inflamatórios e trombóticos (endotelina-1 e tromboxano A2). Esses anticorpos parecem estar presentes em 19% a 81% dos doentes com granulomatose de Wegener e em cerca de 2% dos com poliangeíte microscópica. Esses autoanticorpos parecem estar envolvidos na ativação de linfócitos T citotóxicos e células NK, sugerindo que mecanismos de citotoxicidade dependentes de anticorpos estão envolvidos na patogênese das vasculites ANCA positivas.

Clinicamente, os AACE têm níveis elevados durante a atividade da vasculite e diminuídos durante a remissão clínica, de forma que quando permanecem persistentemente elevados podem constituir um marcador de risco de recidiva subsequente, mesmo nos doentes que se tornaram ANCA negativos durante a remissão. O Quadro 4.38 demonstra frequência encontrada na literatura dos AACE em diferentes doenças autoimunes.

Quadro 4.38 Frequência de anticorpos anticélulas endoteliais em diversas doenças autoimunes.

Doença	Frequência (%)	Associação
Granulomatose de Wegener	20	Nefrite
	19	Nefrite
	71	Nefrite, nariz e doenças pulmonares
Doença de Behçet	18,1	Trombose
	38	Meningite asséptica
Lúpus eritematoso sistêmico	63	Nefrite, anticorpos anticardiolipina
	78	Nefrite
	73	
Artrite reumatoide	0-98	Vasculite
Síndrome Antifosfolípide	60	Trombose
Sarcoidose	22,5	Acometimento sistêmico múltiplo
Doença pulmonar intersticial	25-37,5	Fibrose pulmonar
Esclerose sistêmica	28-85	Fenômeno de Raynaud
		Infartos digitais
		Hipertensão arterial sistêmica
		Atividade anticentrômero

Adaptado de Domiciano *et al. Lúpus.* 2009;18(13):1233-8.

SUMÁRIO DE CONDUTAS TERAPÊUTICAS NAS VASCULITES EM GERAL[102-14]

- **1º passo**: exclusão de etiologia infecciosa, neoplásica ou inflamatória óbvia. Há etiologia tratável em 50% dos pacientes.
- **2º passo**: exclusão de envolvimento sistêmico ou abordagem adequada. Presente (excluindo-se artralgia) em 20% dos pacientes com manifestação cutânea.
- **3º passo**: escolha terapêutica. De forma geral, resumimos o tratamento de acordo com a categoria em que a vasculite se classifica, conforme os Quadros 4.39 a 4.51 demonstrados a seguir.

Vasculites 235

Quadro 4.39 Vasculites cutâneas de pequenos vasos (VCPV).

Vasculites cutâneas de pequenos vasos (VCPV)	1ª linha	AINES [D], AAS [D], bloqueadores H1/H2 [D].
	2ª linha	Antimaláricos [D], colchicina (0,6 mg/ 2x ao dia) [C], dapsona [D], corticosteroides [C].
	3ª linha	Dieta de eliminação [D], azatioprina (2 mg/kg/dia) [D], imunoglobulina endovenosa [E], ciclofosfamida [E], metotrexate (< 25 mg/semana) [E], troca de plasma [E].

Quadro 4.40 Vasculite crioglobulinêmica (HCV negativa).

Vasculite crioglobulinêmica (HCV negativa)	1ª linha	Corticosteroides [D], dieta de eliminação [A].
	2ª linha	Colchicina [C], interferon a[E], ciclofosfamida [D].
	3ª linha	Ciclosporina [E], azatioprina [E], imunoglobulina endovenosa [E], melphalan [E], clorambucil [E].

Quadro 4.41 Vasculite crioglobulinêmica (HCV positiva).

Vasculite crioglobulinêmica (HCV positiva)	1ª linha	Interferon a (3 milhões UI, 3 x por semana, de 12 a 18 meses, SC)[A].
	2ª linha	Ribavirina +/- interferon a[C], ciclofosfamida +/- corticosteroides (0,1-0,3 mg/kg/dia para púrpura, artralgia e fadiga ou 0,5-1,5 mg/kg/dia para doença renal ou do SNC) +/- troca de plasma[D].
	3ª linha	Colchicina[C].

Quadro 4.42 Urticária vasculite (UV).

Urticária vasculite (UV)	1ª linha	Bloqueadores H1/H2 [D], indometacina [D], dapsona (+/- pentoxifilina) [C], antimaláricos [D], corticosteroides (síndrome da urticária vasculite hipocomplementenêmica) (+/-agente citotóxico) [D].
	2ª linha	Azatioprina[D], colchicina[C].
	3ª linha	Ciclosporina (síndrome da urticária vasculite hipocomplementenêmica)[E].

Quadro 4.43 Púrpura de Henoch-Schönlein (PHS).

Púrpura de Henoch-Schönlein (PHS)	1ª linha	Cuidados gerais e suporte clínico.
	2ª linha	Corticosteroides [prevenir glomerulonefrite (GN)] [A]; CE [dor abdominal/artrite] [C]; corticosteroides + azatioprina (tratar a GN) [C]; corticosteroides + ciclofosfamida (tratar a GN rapidamente progressiva – GNRP) [D]; dapsona (erupção urticariforme) [D].
	3ª linha	IgIV (tratar a dor abdominal e GN) [E].

Quadro 4.44 PAN clássica associada a VHB.

PAN clássica associada a VHB	1ª linha	Troca de plasma + vidarabina (+ corticosteroide*) [B] ou troca de plasma + interferon a 2b (+ corticosteroide*) [C].
	2ª linha	Lamivudine [D]; troca de plasma + corticosteroide* [B]; troca de plasma + corticosteroide* + ciclofosfamida [B].
	3ª linha	IgIV.

*Devido ao risco de replicação viral, deve ser usado para controle inicial por curto período.

Quadro 4.45 PAN clássica não associada a VHB.

PAN clássica não associada a VHB	Para os pacientes com doença grave (escore de cinco fatores ≥ 2): ciclofosfamida + corticosteroides [B].
	A troca de plasma é ineficaz

Quadro 4.46 PAN cutânea.

PAN cutânea	1ª linha	AINES [D]; AAS [D]; penicilina (se associada à estreptococcia) [D].
	2ª linha	Corticosteroides [C]; IgIV; metotrexate (7,5-15 mg/semana, por 6 a 12 meses) [E]; IgIV [E].
	3ª linha	Pentoxifilina (400 mg/VO/ 3x dia); sulfapiridina (quando associada a doença intestinal inflamatória) [E].
	4ª linha	Para formas de apresentação com necrose acral: prostaglandina (PGI2 50 μg EV/dia) e nifedipina (60 mg/dia).

Quadro 4.47 Síndrome de Churg-Strauss (SCS) e poliangeíte microscópica (PAM).

Síndrome de Churg-Strauss (SCS) e poliangeíte microscópica (PAM)	Postula-se tratamento similar aos casos de PAN clássica sem VHB.
	Para os pacientes com doença grave [escore de 5 fatores (ECF) ≥ 2]: ciclofosfamida + corticosteroides.
	Para os pacientes com escore de 5 fatores (ECF) < 2: corticosteroides [B].
	Considerar agentes citotóxicos se houver: neuropatia, GN refratária aos CE, doença miocárdica, isquemia GI grave ou acometimento do SNC.

Quadro 4.48 Granulomatose de Wegener (GW) – Indução de remissão.

Granulomatose de Wegener (GW)	1ª linha	Ciclofosfamida + corticosteroide [B].
Indução de remissão	2ª linha	metotrexate + corticosteroide [B].
	3ª linha	Micofenolato mofetil [C] ou IgIV [D].

Quadro 4.49 Granulomatose de Wegener (GW) – Manutenção.

Granulomatose de Wegener (GW)	1ª linha	Azatioprina + corticosteroide [A].
Manutenção	2ª linha	Ciclofosfamida + corticosteroide [B].
	3ª linha	Micofenolato mofetil [C].

Quadro 4.50 Granulomatose de Wegener (GW) – Recidiva.

Granulomatose de Wegener (GW)	1ª linha	Ciclofosfamida + corticosteroide [C].
Recidiva	2ª linha	IgIV [B].

AAS = ácido acetilsalicílico; AINES = anti-inflamatórios não esteroidais; CE = corticosteroides; IgIV = imunoglobulina intravenosa; GN = glomerulonefrite; VHB = vírus da hepatite B; PAN = poliarterite nodosa; SNC = sistema nervoso central.

Quadro 4.51 Graus de recomendação.

Grau de recomendação	Estudo
A	Estudo duplo-cego, randomizado.
B	Estudo clínico com mais que 20 doentes, contudo, ausência de controles adequados.
C	Estudo clínico com menos que 20 doentes, relatos de casos com casuística maior do que 20 doentes ou análise retrospectiva de dados.
D	Séries com cinco ou menos doentes.
E	Casos isolados.

Adaptado de Fiorentino DF. *Cutaneous vasculitis.* J Am Acad Dermatol. 2003;48:311-40.

O ESTADO ATUAL DO USO DE MEDICAMENTOS BIOLÓGICOS NO TRATAMENTO DAS VASCULITES[165]

Os agentes biológicos representam uma opção terapêutica válida em doentes com vasculites graves e/ou recidivantes. Nos últimos anos, alguns desses agentes têm se tornado consagrados como modalidades terapêuticas (tais como o rituximabe nas vasculites associadas a ANCA ou o infliximabe na forma ocular de doença de Behçet), e outros parecem ter também um futuro promissor no tratamento das vasculites.

1. Nas vasculites de grandes vasos, como arterite de células gigantes (ACG) e arterite de Takayasu (AT), o tratamento fundamental é pautado no uso dos corticosteroides, porém as recidivas durante a retirada dessas drogas e a recorrência após a descontinuidade do uso delas são comuns, o que implica necessidade do uso prolongado dos corticosteroides no seu tratamento e aumento dos eventos adversos a eles relacionados. Muitas vezes o uso de imunossupressores convencionais como agentes adjuvantes, tais como a azatioprina ou metotrexate, mostra-se desapontador, uma vez que não reduz os efeitos adversos do uso de corticosteroides em muitos estudos de pesquisa clínica.

   Na ACG, os agentes anti-TNF alfa (infliximabe, adalimumabe e etanercepte) em três estudos controlados não reduziram de forma significativa a dose acumulada de prednisona no tratamento da doença, apresentando efeitos marginais benéficos na ACG de início recente. No entanto, em um estudo piloto aberto e em relatos de casos os agentes anti-TNF alfa sugerem que eles possam ter um efeito em reduzir as doses de prednisona nas formas de ACG, como doença crônica e recidivante. Ainda na ACG, sabe-se que os doentes apresentam níveis elevados de IL-6, o que levou ao uso do tocilizumabe (TCZ) em doentes com ACG, na dose de 4 mg/kg em dois doentes e na maioria recebeu 8 mg/kg a cada quatro semanas, recentemente diagnosticados e sem uso prévio de corticosteroides ou outros imunossupressores, obtendo-se melhora nos sintomas clínicos e nos valores dos reagentes de fase aguda.

Na arterite de Takayasu (AT) entre 48% a 84% dos doentes necessita a adição de um segundo agente, aos corticosteroides, para se alcançar controle sustentável e remissão da doença. Estudos abertos retrospectivos demonstraram a eficácia dos agentes anti-TNF alfa em induzir a remissão da maioria dos doentes com AT (70% a 90%). O infliximabe (5 mg/kg de peso corporal nas semanas 0, 2 e 6 e então a cada oito semanas), frequentemente associado ao metotrexato, constitui o agente biológico mais utilizado até a presente data. Cerca de um terço até a metade dos doentes foi capaz de descontinuar o uso dos corticosteroides, porém recidivas ocorreram em 40% dos casos, necessitando de doses maiores do agente ou redução do intervalo de administração, ou mesmo troca por outro agente anti-TNF alfa (adalimumabe ou etanercepte). Por outro lado também o tocilizumabe se mostrou efetivo na dose de 8 mg/kg a cada quatro semanas em controlar a AT de difícil controle ou refratária ao uso de agentes imunosssupressores não biológicos e agentes anti-TNF alfa. Houve, no entanto, casos com melhora da resposta clínica e laboratorial, porém com piora das lesões vasculares nos exames de imagem.

2. Nas vasculites associadas a ANCA, o Grupo Francês de Vasculites recomendou recentemente que o rituximabe deverá ser preferido em relação a ciclofosfamida, frente a doentes com recidivas frequentes, para mulheres em idade fértil e pacientes que receberam uma dose acumulativa acima de 10 gramas de ciclofosfamida, enquanto o uso do rituximabe é desencorajado nos doentes com doença leve ou limitada e naqueles com lesões predominantemente granulomatosas. Nas vasculites associadas a ANCA, respostas favoráveis só foram obtidas com o uso do infliximabe, entre os agentes anti-TNF alfa. Outras drogas com relatos de casos ou ainda sob estudos clínicos utilizadas são:

   (i) abatacept (ligante do domínio do CTLA4 que inibe a ativação das células T);

   (ii) belimumabe (um antifator ativador de células B, anti-BAFF);

   (iii) alemtuzumabe (um anticorpo monoclonal anti-CD52 que depleta linfócitos, macrófagos e monócitos);

   (iv) o CCX168, um antagonista oral específico CR5a-R; e

   (v) mepolizumabe, um anticorpo monoclonal anti-IL5, usado na síndrome de Churg-Strauss.

REFERÊNCIAS BIBLIOGRÁFICAS

1. Soter NA, Austen KF. Cutaneous necrotizing angiitis. In: Samter M. Immunological diseases. Boston: Little, Brown, 1978. p.993.
2. Ekenstam E, Callen JP. Cutaneous leukocytoclastic vasculitis: clinical and laboratory features of 82 patients seen in private practice. Arch Dermatol. 1984;120:484-90.
3. Lotti T, Comacchi C, Ghersetich I. Cutaneous necrotizing vasculitis. Int J Dermatol. 1996;35:457-74.
4. Comacchi C, Ghersetich I, Lotti T. Vasculite necrotizzante cutanea. G Ital Dermatol Venereol. 1998;133:23-49.
5. Lotti T, Ghersetich I, Comacchi C, Jorizzo JL. Cutaneous small-vessel vasculitis. J Am Acad Dermatol. 1998;39:667-87.

6. Zeek P. Periarteritis nodosa: a critical review. Am J Clin Pathol. 1952;22:777-90.
7. Gilliam JN, Smiley JD. Cutaneous necrotizing vasculitis and related disorders. Ann Allergy Asthma Immunol. 1976;37:328-39.
8. Fauci AS, Haynes B, Katz P. The spectrum of vasculitis: clinical, pathologic, immunologic and therapeutic considerations. Ann Intern Med. 1978;89:660-76.
9. Lie JT. Classification and immunodiagnosis of vasculitis: a new solution or promises unfulfilled? J Rheumatol. 1988;15:728-32.
10. Jorizzo JL. Classification of vasculitis. J Invest Dermatol. 1993; 100(Suppl):106S-10S.
11. Jennette JC, Falk RJ, Andrassy K, Bacon PA, Churg J, Gross WL, et al. Nomenclature of systemic vasculitides. Proposal of an international consensus conference. Arthritis Rheum. 1994;37:187-92.
12. Hunder GG, Arend WP, Bloch DA, Calabrese LH, Fauci AS, Fries JF, et al. The American College of Rheumatology 1990: criteria for the classification of vasculitis. Arthritis Rheum. 1990;33:1065-136.
13. Ghersetich I, Comacchi C, Jorizzo JL, Katsambas A, Lotti TM. Proposal for a working classification of cutaneous vasculitis. Clin Dermatol. 1999;17:499-503.
14. Xu LY, Esparza EM, Anadkat MJ, Crone KG, Brasington RD. Cutaneous Manifestations of Vasculitis: A Visual Guide. Semin Arthritis Rheum. 2009;38(5):348-60.
15. Fiorentino DF. Cutaneous vasculites. J Am Acad Dermatol. 2003;48:311-40.
16. Koutkia P, Mylonakis E, Rounds S, Erickson A. Leucocytoclastic vasculitis: an update for the clinician. Scand J Rheumatol. 2001;30:315-22.
17. Kevil CG, Bullard DC. Roles of leukocyte/endothelial cell adhesion molecules in the pathogenesis of vasculitis. Am J Med. 1999;106:677-87.
18. Soter NA, Mihm MC Jr, Gigli I, Dvorak HF, Austen KF. Two distinct cellular patterns in cutaneous necrotizing angiitis. J Invest Dermatol. 1976;66:344-50.
19. Savel PH, Perroud AM, Klotz-Levy B, Morel P. Vasculite leucocytoclastique et lymphocytarie des petits vaisseaux cutanés. Ann Dermatol Venereol. 1982;109:503-12.
20. Ghersetich I, Lotti T. Cellular steps in the pathogenesis of cutaneous necrotizing vasculitis. Int Angiol. 1995;14:107-12.
21. Massa MC, Su WPD. Lymphocytic vasculitis: Is it a specificclinicopathologic entity? J Cutan Pathol. 1984;11:132-9.
22. Suresh E. Diagnostic approach to patients with suspected vasculitis. Postgrad Med J. 2006;82:483-8.
23. Fauci AS, Haynes BF, Katz P. The spectrum of vasculitis: clinical, pathologic, immunologic, and therapeutic considerations. Ann Intern Med. 1978;89:660-76.
24. Price N, Sams WM Jr. Vasculitis. Dermatol Clin. 1983;1:475-91.
25. Churg J, Churg A. Idiopathic and secondary vasculitis: a review. Mod Pathol. 1989;2:144-60.
26. Conn DL. Update on systemic necrotizing vasculitis. Mayo Clin Proc. 1989;64:535-43.
27. Lie JT. Systemic and isolated vasculitis: a rational approach to classification and pathologic diagnosis. Pathol Ann. 1989;24:25-114.
28. Copeman PWM, Ryan TJ. The problems of classification of cutaneous angiitis with reference to histopathology and pathogenesis. Br J Dermatol. 1970;82:2-14.
29. Ghersetich I, Jorizzo JL, Lotti T. Working classification of vasculitis. Int Angiol. 1995;14:101-6.
30. Harper L, Savage CO. Pathogenesis of ANCA-associated systemic vasculitis. J Pathol. 2000;190:349-59.

31. Callen JP. Cutaneous vasculitis: what have we learned in the past 20 years? Arch Dermatol. 1998;134:355-7.
32. Stone JH, Nousari HC. "Essential" cutaneous vasculitis: what every rheumatologist should know about vasculitis of the skin. Curr Opin Rheumatol. 2001;13:23-34.
33. Chen KR, Pittelkow MR, Su D, Gleich J, Newman W, Leiferman KM. Recurrent cutaneous necrotizing eosinophilic vasculitis. A novel eosinophil-mediated syndrome. Arch Dermatol. 1994;130:1159-66.
34. Yomoda M, Inoue M, Nakama T, Mori O, Chen KR, Hashimoto T. Cutaneous eosinophilic vasculitis associated with rheumatoid arthritis. Br J Dermatol. 1999;140:754-5.
35. Sakuma-Oyama Y, Nishibu A, Oyama N, Saito M, Nakamura K, Kaneko F. A case of recurrent cutaneous eosinophilic vasculitis: successful adjuvant therapy with suplatast tosilate. Br J Dermatol. 2003;149:901-3.
36. Chen KR, Su WPD, Pittelkow MR, Conn DL, George T, Leiferman KM. Eosinophilic vasculitis in connective tissue disease. J Am Acad Dermatol. 1996;35:173-82.
37. Magana M, Messina M, Bustamante F, Cazarín J. Gnathostomiasis: clinicopathologic study. Am J Dermatopathol. 2004;26:91-5.
38. Liao YH, Su YW, Tsay W, Chiu HC. Association of cutaneous necrotizing eosinophilic vasculitis and deep vein thrombosis in hypereosinophilic syndrome. Arch Dermatol. 2005;141:1051-3.
39. Ohtani T, Okamoto K, Kaminaka C, Kishi T, Sakurane M, Yamamoto Y, et al. Digital gangrene associated with idiopathic hypereosinophilia: treatment with allogeneic cultured dermal substitute (CDS). Eur J Dermatol. 2004;14:168-71.
40. Jang KA, Lim YS, Choi JH, Sung KJ, Moon KC, Koh JK. Hypereosinophilic syndrome presenting as cutaneous necrotizing eosinophilic vasculitis and Raynaud's phenomenon complicated by digital gangrene. Br J Dermatol. 2000;143:641-4.
41. Winkelmann RK, Frigas E. Eosinophilic panniculitis: a clinicopathologic study. J Cutan Pathol. 1986;13:1-12.
42. Campanile G, Ghersetich I, Comacchi C, Romagnoli P, Lotti T. The cell-mediated pathway in the pathogenesis of cutaneous necrotizing vasculitis. Copenhagen: Abstract Book "Third Congress of the EADV," 1993.
43. Campanile G, Ghersetich I, Romagnoli P, Lotti T. Vasculiti necrotizzanti cutanee: dubbi sull'esistenza di due distinti pattern istopatologici. Italy: Abstract Book "68º Congresso Nazionale SIDEV," 1993.
44. Ramsay C, Fry L. Allergic vasculitis: clinical and histological features and incidence of renal involvement. Br J Dermatol. 1969;81:96-102.
45. Jennette JC, Falk RJ, Bacon PA, Basu N, Cid MC, Ferrario F, et al. 2012 revised International Chapel Hill Consensus Conference Nomenclature of Vasculitides. Arthritis Rheum. 2013;65(1):1-11.
46. Carlson JA, Ng BT, Chen KR. Cutaneous vasculitis update: diagnostic criteria, classification, epidemiology, etiology, pathogenesis, evaluation and prognosis. Am J Dermatopathol. 2005;27:504-28.
47. Carlson JA, Chen KR. Cutaneous Pseudovasculitis. Am J Dermatopathol. 2007;29(1):44-55.
48. Shigematsu I, Ohmura T. Results of research by the Committee on the Investigation of Etiology of Kawasaki Disease, Japanese Heart Association. Nippon Rinsho. 1983;41:1981-6.
49. Ryan TJ. Cutaneous vasculitis. In: Rook A, Wilkinson DS, Ebling FJG. Textbook of dermatology. Oxford: Blackwell Scientific Publications, 1992. p.1893-61.

50. Braun-Falco O, Plewig G, Wolff HH, Winkelmann RK. Dermatology. Berlin: Springer-Verlag, 1991. p.620-3.
51. Soter NA, Wolff SM. Necrotizing vasculitis. In: Fitzpatrick TB, Eisen AZ, Wolff K, et al, editors. Dermatology in general medicine. New York: McGraw-Hill, 1987. p.1300-12.
52. Lynch PJ. Vascular reactions. In: Schachner LA, Hansen RC. Pediatric dermatology. New York: Churchill Livingstone, 1988. p.959-10.
53. Schifferli JA, Saurat J-H, Woodley DT. Cutaneous vasculitis. In: Ruiz-Maldonado R, Parish LC, Beare JM. Textbook of pediatric dermatology. Philadelphia: Grune & Stratton, 1989. p.654-61.
54. Campanile G, Lotti T. Clinical aspects of cutaneous necrotizing vasculitis. Int Angiol. 1995;14:151-61.
55. Habif TP. Clinical dermatology. St Louis: CV Mosby, 1990. p.453-71.
56. Parish WE. Studies on vasculitis: immunoglobulins, B1C, C-reactive protein, and bacterial antigens in cutaneous vasculitis lesions. Clin Allergy. 1971;1:97-109.
57. Thorne EG, Gower R, Claman HN. Hepatitis B surface antigen and leukocytoclastic vasculitis. J Invest Dermatol. 1977;68:243-7.
58. Jorizzo JL, Solomon AR, Zanolli MD, Leshin B. Neutrophilic vascular reactions. J Am Acad Dermatol. 1988;19:983-1005.
59. Zax RH, Hodge SJ, Callen JP. Cutaneous leukocytoclastic vasculitis: serial histopathologic evaluation demonstrates the dynamic nature of the infiltrate. Arch Dermatol. 1990;126:69-72.
60. Mackel SE, Jordon RE. Leukocytoclastic vasculitis: a cutaneous expression of immune complex disease. Arch Dermatol. 1982;118:296-301.
61. Carlson JA, Chen KR. Cutaneous vasculitis update: neutrophilic muscular vessel and eosinophilic, granulomatous, and lymphocytic vasculitis syndromes. Am J Dermatopathol. 2007;29:32-43.
62. Carlson JA, Chen KR. Cutaneous vasculitis update: small vessel neutrophilic vasculitis syndromes. Am J Dermatopathol. 2006;28:486-506.
63. Carlson JA, Cavaliere LF, Grant-Kels JM. Cutaneous vasculitis: diagnosis and management. Clin Dermatol. 2006;24:414-29.
64. Crowson AN, Mihm MC Jr, Magro CM. Cutaneous vasculitis: a review. J Cutan Pathol. 2003;30:161-73.
65. Grzeszkiewicz TM, Fiorentino DF. Update on cutaneous vasculitis. Semin Cutan Med Surg. 2006;25:221-5.
66. Saulsbury FT. Clinical update: Henoch-Schonlein purpura. Lancet. 2007;369:976-8.
67. Gower RG. Small vessel vasculitis caused by hepatitis B virus immune complexes: small vessel vasculitis and HBsAG. J Allergy Clin Immunol. 1978;62:222.
68. Magro CM, Crowson AN. The cutaneous neutrophilic vascular injury syndromes: a review. Semin Diagn Pathol. 2001;18:47-58.
69. Saklayen MG, Schroeter AL, Nafz MA, Jalil K. IgA deposition in the skin of patients with alcoholic liver disease. J Cutan Pathol. 1996;23:12-8.
70. Swerdlow MA, Chowdhury LN, Mishra V, Kavin H. IgA deposits in skin in alcoholic liver disease. J Am Acad Dermatol. 1983;9:232-6.
71. Thompson AJ, Chan YL, Woodroffe AJ, Clarkson AR, Seymour AE. Vascular IgA deposits in clinically normal skin of patients with renal disease. Pathology. 1980;12:407-13.
72. Appel GB, Waldman M. The IgA nephropathy treatment dilemma. Kidney Int. 2006;69:1939-44.
73. Sais G, Vidaller A, Jucglà A, Servitje O, Condom E, Peyri J. Prognostic factors in leukocytoclastic vasculitis: a clinicopathologic study of 160 patients. Arch Dermatol. 1998;134:309-15.

74. Helander SD, De Castro FR, Gibson LE. Henoch-Schonlein purpura: clinicopathologic correlation of cutaneous vascular IgA deposits and the relationship to leukocytoclastic vasculitis. Acta Derm Venereol. 1995;75:125-9.
75. Barnadas MA, Perez E, Gich I, Llobet JM, Ballarín J, Calero F, et al. Diagnostic, prognostic and pathogenic value of the direct immunofluorescence test in cutaneous leukocytoclastic vasculitis. Int J Dermatol. 2004;43:19-26.
76. Magro CM, Crowson AN. A clinical and histologic study of 37 cases of immunoglobulin A-associated vasculitis. Am J Dermatopathol. 1999;21:234-40.
77. Shibahara M, Nanko H, Shimizu M, Kanda N, Kubo M, Ikeda M, et al. Dermatitis herpetiformis in Japan: an update. Dermatology. 2002;204:37-42.
78. Gahankari DR, Golhar KB. An evaluation of serum and tissue bound immunoglobulins in prostatic diseases. J Postgrad Med. 1993;39:63-7.
79. Zhang Y, Morita E, Matsuo H, Ueda D, Dekio S. Urticarial erythema associated with IgA myeloma. J Dermatol. 2004;31:661-5.
80. Oxholm A, Manthorpe R, Oxholm P. Immunoglobulin deposits in the epidermis of patients with primary Sjogren's syndrome. A consecutive study. Rheumatol Int. 1984;4:9-12.
81. Bednarek N, Morville P, Delebarre G, Akhavi A, Sommer C. Necrotic skin lesions and cerebral infarction in the newborn: two case reports. J Child Neurol. 2007;22(3):354-7.
82. Agras PI, Ozdemir H, Baskin E, Ozbek N. Recurrent vasculopathic skin lesions associated with homozygous protein C deficiency. Pediatr Dermatol. 2007;24(1):57-60.
83. Uthman IW, Khamashta MA. Livedo racemosa: a striking dermatological sign for the antiphospholipid syndrome. J Rheumatol. 2006;33(12):2379-82.
84. Bauer KA. Management of thrombophilia. J Thromb Haemost. 2003;1(7):1429-34.
85. Weitz JI, Gross PL. New oral anticoagulants: which one should my patient use? Hematology Am Soc Hematol Educ Program. 2012;2012:536-40.
86. Maciel R. Heparina de baixo peso molecular no tratamento da tromboembolia pulmonar. J Pneumol. 2002;28(3):137-42.
87. Jennette JC, Falk RJ. Small-vessel vasculitis. N Engl J Med. 1997;337:1512-23.
88. Meissner M, Beier C, Gille J, Kaufmann R. Annular leukocytoclastic vasculitis in association with chronic hepatitis B. J Eur Acad Dermatol Venereol. 2007;21:135-6.
89. Nousari HC, Kimyai-Asadi A, Stone JH. Annular leukocytoclastic vasculitis associated with monoclonal gammopathy of unknown significance. J Am Acad Dermatol. 2000;43:955-7.
90. Poyrazoglu HM, Per H, Gunduz Z, Dusunsel R, Arslan D, NarIn N, et al. Acute hemorrhagic edema of infancy. Pediatr Int. 2003;45:697-700.
91. Nakajima H, Ikeda M, Yamamoto Y, Kodama H. Large annular purpura and paraneoplastic purpura in a patient with Sjogren's syndrome and cervical cancer. J Dermatol. 2000;27:40-3.
92. Cribier B, Cuny JF, Schubert B, Colson A, Truchetet F, Grosshans E. Recurrent annular erythema with purpura: a new variant of leucocytoclastic vasculitis responsive to dapsone. Br J Dermatol. 1996;135:972-5.
93. Chan LS, Cooper KD, Rasmussen JE. Koebnerization as a cutaneous manifestation of immune complex-mediated vasculitis. J Am Acad Dermatol. 1990;22:775-81.
94. Lawley TJ, Moutsopoulos HM, Katz SI, Theofilopoulos AN, Chused TM, Frank MM. Demonstration of circulating immune complexes in Sjögren's syndrome. J Immunol. 1979;123:1382-7.
95. Moutsopoulos HM, Chused TM, Mann DL, Klippel JH, Fauci AS, Frank MM, et al. Sjögren's syndrome (sicca syndrome): current issues. Ann Intern Med. 1980;92:212-26.

96. Levinsky RJ, Lehner J. Circulating soluble immune complexes in recurrent oral ulceration and Behçet's syndrome. Clin Exp Immunol. 1978;32:193-8.
97. Valesini G, Picardo M, Pastore R, Pivetti P. Circulating immune complexes in Behçet's syndrome: purification, characterization and cross-reactivity studies. Clin Exp Immunol. 1981;44:522-7.
98. Jorizzo J. Behçet's disease: an update based on the 1985 international conference in London. Arch Dermatol. 1986;122:556-8.
99. Kalayciyan A, Zouboulis C. An update on Behcet's disease. J Eur Acad Dermatol Venereol. 2007;21:1-10.
100. Criado PR, Criado RFJ, Sawaya S, Valente NYS. Edema agudo hemorrágico do lactente: relato de caso. An Bras Dermatol. 1996;71(5):403-6.
101. Criado PR, Criado RFJ, Vasconcellos C, Ramos RO, Gonçalves AC. Reações cutâneas graves adversas a drogas - Aspectos relevantes ao diagnóstico e ao tratamento - Parte II: Síndrome de hipersensibilidade a droga, pustulose exantemática generalizada aguda, Doença do Soro, Vasculites Induzidas por Droga e Necrose Cutânea Induzida por Anticoagulante. An Bras Dermatol. 2004;79(5):587-601.
102. Brandt HCR, Arnone M, Valente NYS, Criado PR, Sotto MN. Vasculite cutânea de pequenos vasos: etiologia, patogênese, classificação e critérios diagnósticos Parte I. An Bras Dermatol. 2007;82:387-406.
103. Brandt HCR, Arnone M, Valente NYS, Criado PR, Sotto MN. Vasculite cutânea de pequenos vasos: subtipos e tratamento Parte II. An Bras Dermatol. 2007;82:499-511.
104. Brandt HCR, Arnone M, Valente NYS, Sotto MN, Criado PR. Vasculites dos médios e grandes vasos. An Bras Dermatol. 2009;84:57-67.
105. Criado PR, Antinori LCL, Maruta CW, Reis VMS. Evaluation of D-dimer serum levels among patients with chronic urticaria, psoriasis and urticarial vasculitis. An Bras Dermatol. 2013;88:355-60.
106. Rocha LK, Romiti R, Shinjo S, Levy Filho M, de Carvalho JF, Criado PR. Cutaneous Manifestations and Comorbidities in 60 Cases of Takayasu Arteritis. J Rheumatol. 2013;40:734-8.
107. Criado PR, Martins ACGP, Gaviolli CF, Alavi A. Propylthiouracil-Induced Vasculitis With Antineutrophil Cytoplasmic Antibody. Int J Low Extrem Wounds. 2014 Sep 25. pii: 1534734614549418. [Epub ahead of print].
108. Brouet JC, Clauvel JP, Danon F, Klein M, Seligmann M. Biologic and clinical significance of cryoglobulins. A report of 86 cases. Am J Med. 1974;57:775-88.
109. Black AK. Urticarial vasculitis. Clin Dermatol. 1999;17:565-9.
110. Brouet JC, Clauvel JP, Danon F, Klein M, Seligmann M. Biologic and clinical significance of cryoglobulins. A report of 86 cases. Am J Med. 1974;57:775-88.
111. Mehregan DR, Hall MJ, Gibson LE. Urticarial vasculitis: a histopathologic and clinical review of 72 cases. J Am Acad Dermatol. 1992;26:441-8.
112. Borradori L, Rybojad M, Puissant A, Dallot A, Verola O, Morel P. Urticarial vasculitis associated with a monoclonal IgM gammopathy: Schnitzler's syndrome. Br J Dermatol. 1990;123:113-8.
113. Davis MD, Daoud MS, Kirby B, Gibson LE, Rogers RS III. Clinicopathologic correlation of hypocomplementemic and normocomplementemic urticarial vasculitis. J Am Acad Dermatol. 1998;38:899-905.
114. Sanchez NP, Winkelmann RK, Schroeter AL, Dicken CH. The clinical and histopathologic spectrums of urticarial vasculitis: study of forty cases. J Am Acad Dermatol. 1982;7:599-605.

115. Wisnieski JJ, Baer AN, Christensen J, Cupps TR, Flagg DN, Jones JV, et al. Hypocomplementemic urticarial vasculitis syndrome. Clinical and serologic findings in 18 patients. Medicine. 1995;74:24-41.
116. McDuffie FC, Sams WM, Maldonado JE, Andreini PH, Conn DL, Samayoa EA. Hypocomplementemia with cutaneous vasculitis and arthritis. Possible immune complex syndrome. Mayo Clin Proc. 1973;48:340-8.
117. Wisnieski JJ. Urticarial vasculitis. Curr Opin Rheumatol. 2000;12:24-31.
118. Sanchez NP, Van Hale HM, Su WP. Clinical and histopathologic spectrum of necrotizing vasculitis. Report of findings in 101 cases. Arch Dermatol. 1985;121:220-4.
119. Wisnieski JJ, Jones SM. IgG autoantibody to the collagen-like region of C1q in hypocomplementemic urticarial vasculitis syndrome, systemic lupus erythematosus, and 6 other musculoskeletal or rheumatic diseases. J Rheumatol. 1992;19:884-8.
120. Wener MH, Uwatoko S, Mannik M. Antibodies to the collagenlike region of C1q in sera of patients with autoimmune rheumatic diseases. Arthritis Rheum. 1989;32:544-51.
121. Worm M, Muche M, Schulze P, Sterry W, Kolde G. Hypocomplementaemic urticarial vasculitis: successful treatment with cyclophosphamide-dexamethasone pulse therapy. Br J Dermatol. 1998;139:704-7.
122. Fortson JS, Zone JJ, Hammond ME, Groggel GC. Hypocomplementemic urticarial vasculitis syndrome responsive to dapsone. J Am Acad Dermatol. 1986;15:1137-42.
123. Eiser AR, Singh P, Shanies HM. Sustained dapsone-induced remission of hypocomplementemic urticarial vasculitis - a case report. Angiology. 1997;48:1019-22.
124. Lopez LR, Davis KC, Kohler PF, Schocket AL. The hypocomplementemic urticarial-vasculitis syndrome: therapeutic response to hydroxychloroquine. J Allergy Clin Immunol. 1984;73:600-3.
125. Wiles JC, Hansen RC, Lynch PJ. Urticarial vasculitis treated with colchicine. Arch Dermatol. 1985;121:802-5.
126. Roy K, Talukdar A, Kumar B, Sarkar S.Hypocomplementaemic urticarial vasculitis syndrome: a mimicker of systemic lupus erythematosus. BMJ Case Rep. 2013 May 22;2013. pii: bcr2013009082. doi: 10.1136/bcr-2013-009082.
127. Kirchhof MG, Lee AY, Dutz JP. D-dimer levels as a marker of cutaneous disease activity: case reports of cutaneous polyarteritis nodosa and atypical recurrent urticaria. JAMA Dermatol. 2014;150(8):880-4.
128. Meekes JR, Loots MA, van der Wal AC, Bos JD. Increased incidence of hypercoagulability in patients with leg ulcers caused bu leukocytoclastic vasculitis. J Am Acad Bermatol. 2004;50:104-7.
129. Rocca PV, Siegel LB, Cupps TR. The concomitant expression of vasculitis and coagulopathy: synergy for marked tissue ischemia. J Rheumatol. 1994;21:556-60.
130. Joyce DE, Piette WW, Stone MS, Carlisle TL, Lentz SR. Severe acquired functional protein S deficiency and skin necrosis in a patient with ANCA-associatedvasculitis. Thromb Haemost. 2000;84(5):929-30.
131. Ritis K, Doumas M, Mastellos D, Micheli A, Giaglis S, Magotti P, et al. A novel C5a receptor-tissue factor cross-talk in neutrophilslinks innate immunity to coagulation pathways.J Immunol. 2006;177(7):4794-802.
132. Saraclar Y, Tinaztepe K, Adalioglu G, Tuncer A. Acute hemorrhagic edema of infancy: A variant of Henoch-Schönlein purpura or a distinct clinical entity? J Allergy Clin Immunol. 1990;86:473-83.
133. Criado PR. Afecções dos vasos. In: Sampaio SAP, Rivitti EA. Dermatologia. 3.ed. São Paulo: Editora Artes Médicas Ltda, 2007. p.507-50.

134. Criado PR. Vasculite Leucocitoclástica - Capítulo 137. In: Jose Eduardo Costa Martins; Luiz Henrique Camargo Paschoal. (Org.). Dermatologia Terapêutica. 3.ed. Rio de Janeiro: Di Livros Editora Ltda., 2010. p.257-62.
135. Criado PR, Brandt HRC, Sotto MN. Vasculites. In: Belda Jr W, Chiacchio N, Criado PR. Tratado de dermatologia. 1.ed. Rio de Janeiro: Atheneu, 2010. p.277-324.
136. Criado PR, Brandt HRC, Sotto MN. Capítulo 15: Vasculites. In: Belda Jr W, Chiacchio N, Criado PR. Tratado de Dermatologia. 2.ed. Rio de Janeiro: Atheneu, 2014. p.289-330.
137. Criado PR. Afecções dos Vasos. In: Rivitti EA. Manual de dermatologia clínica de Sampaio e Rivitti. 1.ed. São Paulo: Editora Artes Médicas Ltda, 2014. p.234-54.
138. Barnadas MA, Pérez E, Gich I, Llobet JM, Ballarín J, Calero F, et al. Diagnostic, prognostic and pathogenic value of the direct immunofluorescence test in cutaneous leukocytoclastic vasculitis. Int J Dermatol. 2004;43(1):19-26.
139. Alalwani M, Billings SD, Gota CE. Clinical significance of immunoglobulin deposition in leukocytoclastic vasculitis: a 5-year retrospective study of 88 patients at Cleveland clinic. Am J Dermatopathol. 2014;36(9):723-9.
140. Arora A, Wetter DA, Gonzalez-Santiago TM, Davis MD, Lohse CM. Incidence of leukocytoclastic vasculitis, 1996 to 2010: a population-based study in Olmsted County, Minnesota. Mayo Clin Proc. 2014;89(11):1515-24.
141. Fein H, Sheth AP, Mutasim DF. Cutaneous arteritis presenting with hyperpigmented macules: macular arteritis. J Am Acad Dermatol. 2003;49:519-22.
142. Lee JS, Kossard S, McGrath MA. Lymphocytic thrombophilic arteritis: a newly described medium-sized vessel arteritis of the skin. Arch Dermatol. 2008;144(9):1175-82.
143. Llamas-Velasco M, García-Martín P, Sánchez-Pérez J, Sotomayor E, Fraga J, García-Diez A. Macular lymphocytic arteritis: first clinical presentation with ulcers. J Cutan Pathol. 2013;40(4):424-7.
144. Shen S, Williams RA, Kelly RI. Neuropathy in a patient with lymphocytic thrombophilic arteritis. Australas J Dermatol. 2013;54(2):e28-32. doi: 10.1111/j.1440-0960.2011.00827.x.
145. Macarenco RS, Galan A, Simoni PM, Macarenco AC, Tintle SJ, Rose R, et al. Cutaneous lymphocytic thrombophilic (macular) arteritis: a distinct entity or an indolent (reparative) stage of cutaneous polyarteritis nodosa? Report of 2 cases of cutaneous arteritis and review of the literature. Am J Dermatopathol. 2013;35(2):213-9.
146. Garcia C, Dandurand M, Roger P, Joujoux JM, Meunier L, Stoebner PE. Macular lymphocytic arteritis: three cases questioning its classification as primary lymphocytic vasculitis. Dermatology. 2014;228(2):103-6.
147. Védie AL, Fauconneau A, Vergier B, Imbert E, de la Valussière G, Demay O, et al. Macular lymphocytic arteritis, a new cutaneous vasculitis. J Eur Acad Dermatol Venereol. 2015 Jan 20. doi: 10.1111/jdv.12941. [Epub ahead of print].
148. Chen KR. Cutaneous polyarteritis nodosa: a clinical and histopathological study of 20 cases J Dermatol. 1989;16(6):429-42.
149. Nadir Y, Mazor Y, Reuven B, Sarig G, Brenner B, Krivoy N. A fatal case of enoxaparin induced skin necrosis and thrombophilia. Eur J Haematol. 2006;77(2):166-8.
150. Kolivras A, Thompson C, Metz T, André J. Macular arteritis associated with concurrent HIV and hepatitis B infections: a case report and evidence for a disease spectrum association with cutaneous polyarteritis nodosa. J Cutan Pathol. 2015 Mar 2. doi: 10.1111/cup.12472. [Epub ahead of print].
151. Lhote F, Guillevin L. Polyarteritis nodosa, microscopic polyangiitis, and Churg-Strauss syndrome: clinical aspects and treatment. Rheum Dis Clin North Am. 1995;21:911-47.

152. Davis MD, Daoud MS, McEvoy MT, Su WP. Cutaneous manifestations of Churg-Strauss syndrome: a clinicopathologic correlation. J Am Acad Dermatol. 1997;37:199-203.
153. Criado PR, Criado RFJ. Vasculites ANC positivas induzidas por medicamentos e drogas ilícitas – Capítulo 5. In: Criado PR, Criado RFJ. Reações adversas a drogas: o espectro dermatológico na prática clínica. 1.ed. São Paulo: Editora Manole Ltda, p.254-70.
154. Chastain MA, Russo GG, Boh EE, Chastain JB, Falabella A, Millikan LE. Propylthiouracil hypersensitivity: report of two patients with vasculitis and review of the literature. J Am Acad Dermatol. 1999;41:757-64.
155. Streicher JL, Swerlick RA, Stoff BK. Cocaine abuse and confidentiality: a case of retiform purpura in an adolescent patient. J Am Acad Dermatol. 2014;70(6):1127-9.
156. Johnston SL, Lock RJ, Gompels MM. Takayasu arteritis: a review. J Clin Pathol. 2002;55:481-6.
157. Ujiie H, Sawamura D, Yokota K, Nishie W, Shichinohe R, Shimizu H. Pyoderma gangrenosum associated with Takayasu's arteritis. Clin Exp Dermatol. 2004;29:357-9.
158. Pascual-Lopez M, Hernandez-Nunez A, Aragues-Montanes M, Daudén E, Fraga J, García-Díez A. Takayasu's disease with cutaneous involvement. Dermatology. 2004;208:10-5.
159. Skaria AM, Ruffieux P, Piletta P, Chavaz P, Saurat JH, Borradori L. Takayasu arteritis and cutaneous necrotizing vasculitis. Dermatology. 2000;200:139-43.
160. Perniciaro CV, Winkelmann RK, Hunder GG. Cutaneous manifestations of Takayasu's arteritis. A clinicopathologic correlation. J Am Acad Dermatol. 1987;17(6):998-1005.
161. Ponte C, Rodrigues AF, O'Neill L, Luqmani RA. Giant cell arteritis: Current treatment and management. World J Clin Cases. 2015;3(6):484-94.
162. Chacko JG, Chacko JA, Salter MW. Review of Giant cell arteritis. Saudi J Ophthalmol. 2015;29(1):48-52.
163. Tsianakas A, Ehrchen JM, Presser D, Fischer T, Kruse-Loesler B, Luger TA, et al. Scalp necrosis in giant cell arteritis: case report and review of the relevance of this cutaneous sign of large-vessel vasculitis. J Am Acad Dermatol. 2009;61(4):701-6.
164. Rysgaard CD, Stone MS. Lymphomatoid granulomatosis presenting with cutaneous involvement: a case report and review of the literature. J Cutan Pathol. 2015;42(3):188-93.
165. Pazzola G, Muratore F, Pipitone N, Salvarani C. Biologics in vasculitides: Where do we stand, where do we go from now? Presse Med. 2015 Jun;44(6 Pt 2):e231-9. doi: 10.1016/j.lpm.2015.04.010.

capítulo 5

Púrpuras

INTRODUÇÃO

A púrpura é definida como o extravasamento de hemácias na pele ou nas mucosas a partir do compartimento intravascular para o extravascular.[1] Dessa forma, por definição, as lesões de púrpura não esmaecem a dígito ou vitropressão, o que as diferencia dos eritemas (vasodilatação cutânea) ou enantemas (vasodilatação mucosa). Com base no tamanho da lesão, pode ser denominada *petéquia* (hemorragia puntiforme, menor do que 2 mm de diâmetro, que geralmente ocorre em agrupamentos) (Figuras 5.1A e 5.1B), *púrpura* "per se" (de 2 mm a 1 cm), a qual pode ser não palpável (Figura 5.2) ou palpável (Figura 5.3) ou *equimose* (> 1 cm) (Figura 5.4).[1,2] Clinicamente manifesta-se como lesão avermelhada ou de tonalidade purpúrea. Embora a púrpura por si só não seja perigosa, ela pode constituir um sinal dermatológico de doença subjacente potencialmente grave. Isso parece ser mais relevante nos casos de equimoses, as quais podem indicar graves distúrbios de coagulação.

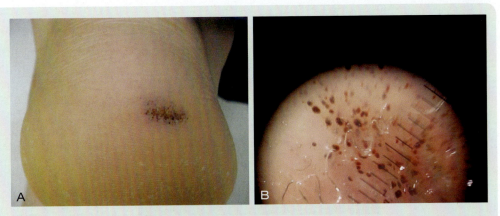

Figura 5.1 **(A)** Petéquias calcâneas. Lesões puntiformes agrupadas no calcanhar em decorrência de trauma local. **(B)** Dermatoscopia das petéquias calcâneas.

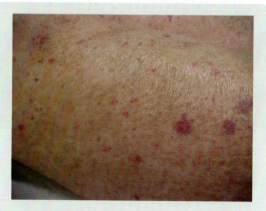

Figura 5.2 Púrpura não palpável. Paciente com vasculite leucocitoclástica e síndrome de Sjögren.

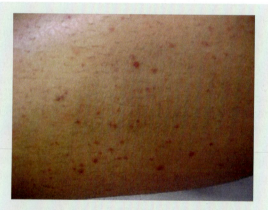

Figura 5.3 Púrpura palpável em doente com lúpus eritematoso sistêmico e vasculite leucocitoclástica.

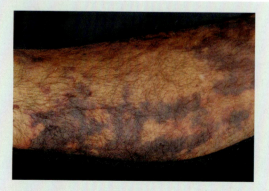

Figura 5.4 Equimoses assumindo aspecto de púrpura retiforme (contornos geográficos) em doente com poliangeíte microscópica.

HEMOSTASIA NORMAL

Os mecanismos envolvidos na hemostasia fisiológica compreendem a resposta vascular, a formação do tampão plaquetário e a ativação dos fatores da coagulação com a formação da fibrina, a qual estabiliza o tampão plaquetário.[1]

Seguindo o dano vascular (endotelial), em geral ocorrem imediatamente vasoconstrição e retração, o que diminui o fluxo sanguíneo na área acometida. O fator VIII (fator de Von Willebrand, fator VIII-vWF) é liberado pelas células endoteliais (armazenadas nos corpúsculos de Weibel-Palade) e adere no colágeno exposto da matriz extracelular.[2] Facilitadas pelo fator VIII-vWF, as plaquetas aderem ao endotélio do vaso danificado e, em resposta ao colágeno subendotelial exposto, liberam adenosina difosfato (ADP) e tromboxano A_2.[3] Esses dois elementos determinam agregação plaquetária e formação de um tampão plaquetário que é responsável pela hemostasia primária.[1-3]

Os mecanismos hemostáticos secundários consistem em uma série de reações enzimáticas sequenciais que envolvem os fatores da coagulação e conduzem à formação de um coágulo de fibrina.[1] A via intrínseca é ativada pelo colágeno subendotelial exposto, e a via extrínseca, ativada pela tromboplastina tecidual (FATOR TECIDUAL) (Figura 5.5).

Portanto, a integridade do sistema vascular depende da interação de três elementos: plaquetas, fatores da coagulação e vasos sanguíneos (Figura 5.6). Todos os três elementos são necessários para a manutenção do equilíbrio hemostático, mas o padrão do sangramento depende de alguma forma da especificidade do defeito. Em geral, desordens plaquetárias manifestam-se como petéquias, sangramento mucoso (púrpura úmida) ou, raramente, sangramento no sistema nervoso central; defeitos da cascata de coagulação apresentam-se como equimoses ou derrames articulares (hemartroses), defeitos dos vasos (inflamação dos vasos, vasculites) geralmente como púrpura palpável.[1,2]

Assim, a púrpura pode decorrer de três anormalidades distintas: distúrbios plaquetários, fatores da coagulação sanguínea ou dos vasos sanguíneos.

Clinicamente, as púrpuras podem ser divididas em duas formas principais: *palpáveis* e não *palpáveis*.[4,5]

As *púrpuras palpáveis* constituem lesões purpúricas elevadas, em geral, acompanhadas por lesões de aspecto clínico polimorfo, tais como eritema, urticas, vesículas, nódulos com necrose central, pústulas, ulcerações e/ou livedo reticular.[4,5]

As *púrpuras não palpáveis* se caracterizam por manchas hemorrágicas não infiltradas ou sem relevo.[4,5] Podemos classificá-las de acordo com sua etiopatogenia, secundária a uma ou mais alterações dos fatores hemostáticos: distúrbios plaquetários, desordens teciduais perivasculares ou alterações coagulativas-fibrinolíticas. A púrpura está frequentemente relacionada com alterações plaquetárias ou do tecido conectivo vascular ou perivascular ou ambos, determinando com frequência sangramento gengival e hematúria microscópica. Os distúrbios da coagulação determinam hemorragias internas (viscerais, intra-articulares), de curso mais prolongado.[4,5] Dados da anamnese, do exame clínico (Quadro 5.1) e dos exames laboratoriais (Quadro 5.2) orientam o diagnóstico.

- **Tempo de sangramento:** após pequena incisão na pele, o sangramento cessa devido à contração dos pequenos vasos, auxiliados pela formação de um trombo plaquetário, o qual se consolida posteriormente com eventos bioquímicos que envolvem plaquetas, endotélio e tecido subendotelial. Distúrbio desse parâmetro indica defeito hemostático primário.

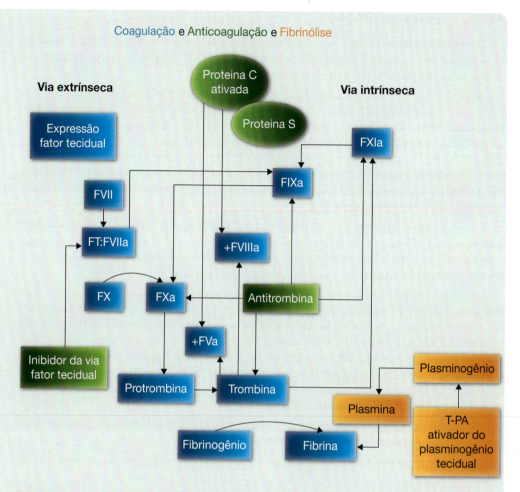

Figura 5.5 Versão simplificada da cascata da coagulação (vermelho), do sistema de anticoagulação (verde) e do sistema fibrinolítico (amarelo). Uma anormalidade na via extrínseca resulta em prolongamento do tempo de protrombina (TP). Uma anormalidade na via extrínseca determina prolongamento do tempo de tromboplastina parcialmente ativada (TTPA). Uma anormalidade na via final comum ocasiona prolongamento de ambos (TP e TTPA).

- **Contagem plaquetária:** a trombocitopenia isolada raramente produz púrpura, enquanto a contagem estiver acima de 20.000/mm³. Por outro lado, a trombocitose (plaquetas acima de 600.000/mm³) pode causar sangramento cutâneo.
- **Provas de resistência capilar:** avaliam a fragilidade capilar, quer por aplicação de uma pressão negativa (sucção), quer por aplicação de uma pressão positiva (*hammer*) sobre a pele. O teste de Hess é realizado inflando-se o esfignomanômetro no braço, atingindo-se uma pressão de 10 mmHg, menor do que a pressão arterial (PA) sistólica do doente, e mantendo-a por 10 minutos. A presença de púrpura com esse teste indica uma "angiofilia tecidual hemorrágica", condição na qual ocorre dano da parede dos pequenos vasos, com liberação patológica de enzimas lisossomais e formação consequente de petéquias cutâneas.

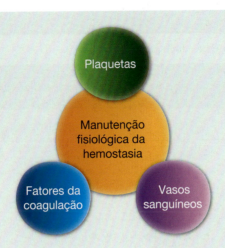

Figura 5.6 Manutenção fisiológica da hemostasia dependendo da interação de três fatores: plaquetas, vasos sanguíneos e fatores da coagulação.

- **Avaliação do sistema de coagulação:** o TTPA (tempo de tromboplastina parcialmente ativada) avalia a chamada via intrínseca da coagulação. Distúrbios nessa via podem refletir anormalidades nos chamados "fatores de contato" e/ou nos fatores VII, IX ou XI da coagulação, e também na denominada "via final comum da coagulação", dependente dos fatores I, II, V e X. Entre os "fatores de contato" estão o fator de Hageman (XII), o fator de Fletcher (pré-calicreína do plasma) e outros menos conhecidos. O TP (tempo de protrombina) avalia a "via extrínseca", composta pela tromboplastina ou fator tecidual e o fator VII, além da "via final comum da coagulação".

Quadro 5.1 Dados da anamnese e exame físico.*

Parâmetro	Distúrbios plaquetários	Distúrbios do tecido vascular ou perivascular	Distúrbios da coagulação
Sexo	Ambos	Geralmente mulheres	Geralmente homens
História familiar	Geralmente negativa	Frequentemente presente	Geralmente positiva
História de sangramento prévio	Geralmente negativo	Frequentemente positivo	Geralmente positivo
Início	Espontâneo ou pequeno trauma	Espontâneo ou pequeno trauma	Traumático ou espontâneo
Acometimento extracutâneo	Gengivas, gastrointestinal ou geniturinário	Membrana mucosa nasal	Grandes articulações, vísceras, músculos
Tipo de sangramento	Súbito, curta duração	Curta duração	Duração longa (dias)

*Adaptado de Lotti T. *Int J Dermatol.* 1994; 33(1):1-10.

Quadro 5.2   Laboratório nas doenças hemorrágicas.*

Exame	Distúrbios plaquetários	Distúrbios do tecido vascular ou perivascular	Distúrbios da coagulação
Tempo de sangramento	Prolongado	Normal ou prolongado	Normal
Contagem de plaquetas	Às vezes diminuídas	Normal	Normal
Deficiência funcional de plaquetas	Possível	Ausente	Ausente
Teste de resistência capilar: • Teste de pressão negativa • Teste de *hammer* • Teste de hess	• Positivo • Positivo • Negativo	• Positivo • Positivo • Frequentemente positivo	• Negativo • Negativo • Negativo
Provas de coagulação (TTPA, TAP)	Normal	Normal	Alteradas

*Adaptado de Lotti T. *Int J Dermatol.* 1994; 33(1):1-10.

PÚRPURAS DETERMINADAS POR DISTÚRBIOS EXCLUSIVAMENTE PLAQUETÁRIOS

Podem decorrer de distúrbios da qualidade ou da quantidade das plaquetas.[1] São subdivididas em síndromes trombocitopênicas, síndromes trombocitopáticas (defeitos da adesão ou agregação) e trombocitoses (contagem elevada das plaquetas, em geral, secundária ao envolvimento do baço por sarcoidose, doença de Hodgkin e outras).

Aumento na destruição das plaquetas

A púrpura trombocitopênica deve-se a três mecanismos: a) ausência ou deficiência na produção de plaquetas; b) aumento na destruição das plaquetas (púrpura normo ou hipermegacariocítica); e c) sequestro de plaquetas. As doenças relacionadas com as púrpuras trombocitopênicas estão listadas no Quadro 5.3. As alterações laboratoriais relacionadas às síndromes hemorrágicas podem ser consultadas no Quadro 5.2. A classificação das síndrome trombocitopênicas pode ser visualizada no Quadro 5.4."

A *trombocitopenia imune* é a forma mais comum de destruição plaquetária.[1] A *púrpura trombocitopênica idiopática* (imune) (PTI) é a forma mais frequente de trombocitopenia na infância.[1] Essa desordem é causada pelo desenvolvimento de anticorpos da classe IgG direcionados a antígenos da membrana plaquetária como resultado de uma resposta não balanceada a agentes infecciosos ou autoimunidade.[1] A apresentação característica consiste no início súbito de hematomas, púrpura, hemorragia mucosa e petéquias em uma criança que se encontra aparentemente saudável.[1]

Quadro 5.3 Características clínicas e laboratoriais da síndrome de Gardner-Diamond.

Pacientes principalmente do sexo feminino
Anamnese típica (relatos de estresse psíquico e/ou trauma psíquico precedendo o início das lesões)
Erupção característica: eritema edematoso que evolui para equimose dolorosa em 24 horas
Sintomas gerais (febre, artralgia etc.) nem sempre presentes
Associação frequente com desordens mentais
Teste intradérmico positivo com autoeritrócitos
Exames de coagulação normais
Achados histopatológicos não específicos

Quadro 5.4 Síndromes trombocitopênicas.*

Hipo ou amegacariocíticas	Normo ou hipermegacariocíticas
-hipoplasia medular (drogas, irradiação) -rubéola congênita -infiltração neoplásica da medula óssea -trombocitopenia amegacariocítica congênita -anemia aplástica de Fanconi	• púrpura trombocitopênica induzida por droga: sulfonamidas, penicilinas, quinina, AAS, metildopa, fenobarbital, estrógeno, benzol, cloranfenicol, antimitóticos, radiação ionizante, álcool • púrpura pós-transfusional • púrpura trombocitopênica hereditária • púrpura trombocitopênica autoimune (LES, leucemia linfática etc.) • coagulação intravascular disseminada • aumento do consumo de plaquetas: • doenças infecciosas, síndrome de Kasabach-Merrit, síndrome urêmica hemolítica, púrpura trombocitopênica trombótica • púrpura trombocitopênica idiopática

*Adaptado de Lotti T. *Int J Dermatol.* 1994; 33(1):1-10.

É comum um antecedente de infecção viral, especialmente decorrente de infecção de via aérea superior.[1] O pico de incidência é entre 2 e 4 anos de idade, com ambos os sexos igualmente acometidos.[1] Febre, letargia, perda de peso, dor óssea, dor articular, palidez, linfo e hepatoesplenomegalia encontram-se caracteristicamente ausentes.[1] Cerca de 5% a 10% das crianças sintomáticas podem ter esplenomegalia. A PTI é geralmente uma desordem temporária, com cerca de 80% a 90% das crianças recuperando-se dentro de 6 a 12 meses, geralmente dentro de poucas semanas.[1] A PTI crônica é mais frequentemente encontrada em garotas escolares e crianças com desordens imunes subjacentes.[1] Drogas podem atuar como hapteno relacionando-se a antígenos na superfície das plaquetas formando moléculas imunogênicas e causar púrpura trombocitopênica imune. Isso tem sido observado em doentes utilizando penicilinas, ácido valproico, quinidina, sulfonamidas, cimetidina e heparina.[1]

A *trombocitopenia secundária* à destruição imune pode ser encontrada raramente na vigência de infecções como as pelo vírus da imunodeficiência humana adquirida (HIV), citomegalovírus e infecções pelos herpesvírus humanos.[6]

A *púrpura pós-transfusional* é caracterizada pelo início agudo de trombocitopenia cerca de 5 a 14 dias após a transfusão.[1] Transfusões prévias podem sensibilizar o doente a antígenos plaquetários estranhos.[1]

A *trombocitopenia neonatal isoimune (aloimune)* desenvolve-se quando a mãe produz aloanticorpos em resposta a antígenos plaquetários fetais, mais comumente o $P1^{A1}$, o qual não está presente nas plaquetas maternas.[1] Esses anticorpos IgG cruzam a placenta e causam trombocitopenia no feto. Essa situação ocorre nas mulheres $P1^{A1}$ negativas, as quais foram previamente sensibilizadas com plaquetas $P1^{A1}$ positivas.[1]

A *trombocitopenia neonatal autoimune* pode ser causada pela PTI, pelo lúpus eritematoso sistêmico ou pela púrpura imune relacionada a drogas.[1] Nessas situações, anticorpos maternos cruzam a placenta, ligam-se a antígenos plaquetários fetais e causam destruição plaquetária.

A *trombocitopenia não imune* pode ocorrer no contexto da síndrome hemolítico-urêmica, na púrpura trombocitopênica trombótica ou na coagulação intravascular disseminada.[1] A síndrome hemolítico-urêmica (SHU) é caracterizada pela tríade de anemia hemolítica microangiopatia, trombocitopenia e dano renal agudo.[1] Essa síndrome é frequentemente associada a infecção pela *Escherichia coli* O157:H7 produtora de verocitotoxina.[1] O processo se inicia pelo dano endotelial induzido pela toxina e é seguido pela deposição de fibrina na microvasculatura renal com destruição de hemácias e plaquetas.[1] Além disso, substâncias vasoativas e agregadoras de plaquetas são liberadas pelo endotélio danificado resultando na formação de trombos plaquetários, de forma que na SHU a trombocitopenia pode resultar de destruição plaquetária, aumento no consumo das plaquetas, agregação intrarrenal das plaquetas, sequestro hepático ou esplênico, ou interação desses mecanismos.[1]

A *púrpura trombocitopênica trombótica (PTT)* e a *síndrome hemolítico-urêmica* têm aspectos clínicos e laboratoriais similares.[1] No entanto, a PTT ocorre mais frequentemente em adultos, e sintomas neurológicos são mais comuns do que os renais.[1]

A *coagulação vascular disseminada* (CIVD) é caracterizada pela ativação generalizada das vias da coagulação dentro da vasculatura sanguínea, com a formação de fibrina e depleção de todos os fatores da coagulação e plaquetas.[1] Essa condição pode resultar de sepse, transfusões sanguíneas incompatíveis, picadas de serpentes, hemangiomas gigantes e malignidades internas.[1] As crianças com CIVD encontram-se geralmente muito enfermas e podem apresentar púrpura cutânea extensa, equimoses e petéquias que evoluem para áreas de púrpura retiforme e escaras necróticas, bem como hemorragia multifocal.[7]

A *púrpura fulminante* é uma CIVD aguda e frequentemente letal, em que as lesões cutâneas são rapidamente progressivas e caracterizadas por trombose microvascular da derme, a qual por fim determina hemorragia perivascular e necrose cutânea com mínima inflamação.[1] Essa entidade será abordada detalhadamente adiante.

Diminuição da produção plaquetária

Há um número de síndromes congênitas raras ou incomuns que podem estar associadas a diminuição do número de plaquetas.

- Síndrome do Rádio Ausente – Trombocitopenia (TAR): constitui doença rara de traço autossômico recessivo, no qual a púrpura se apresenta nos primeiros dias de vida ou após algumas semanas.[1-7]
- Anemia de Fanconi: afecção autossômica recessiva caracterizada pela pancitopenia, manchas *café au lait*, baixa estatura, anormalidades esqueléticas e uma ampla variedade de anormalidades tegumentares e sistêmicas.[1] As anormalidades hematológicas costumam se manifestar após os 2 e 3 anos de vida.
- Síndrome de Wiskott-Aldrich: quadro composto por microtrombocitopenia, eczema similar à dermatite atópica e infecções recorrentes secundárias à imunodeficiência.[1,7] É transmitida em padrão recessivo ligado ao X. A trombocitopenia decorre da anormalidade na formação plaquetária ou na liberação da medula, apesar do número quantitativamente adequado de megacariócitos na medula óssea.[1,7]

A *trombocitopenia amegacariocítica congênita* é uma causa rara de trombocitopenia isolada no período neonatal.[1,7] Tanto que formas de herança autossômica e recessiva têm sido descritas. Em algumas crianças, a condição pode ser decorrente de deficiência de trombopoietina.[1,7]

São causas de formação diminuída de plaquetas as reações a drogas, infecções e malignidades.[1] Drogas como agentes alquilantes, antimetabólitos, anticonvulsivos, diuréticos tiazídicos e estrógenos podem inibir a produção de plaquetas pela supressão na produção de megacariócitos.[1]

A trombocitopenia decorrente de supressão da medula óssea é uma complicação comum de infecções virais e bacterianas, especialmente septicemia.[1] Infecções intrauterinas com agentes causadores da síndrome TORCH (Toxoplasmose, Outras Viroses, Rubéola, Citomegalovirose, Herpes simples vírus) podem ocasionar trombocitopenia neonatal e levar ao quadro denominado *Bluebarry Muffin Baby*, discutido mais adiante.

Sequestro de plaquetas

Esplenomegalia ou hemangiomas gigantes podem causar trombocitopenia pelo sequestro das plaquetas.[1] Normalmente, cerca de um terço da massa plaquetária total encontra-se no baço. O sequestro de plaquetas em um baço aumentado, independentemente da causa, pode levar a leve esplenomegalia. Raramente, pode ocorrer também destruição acelerada das plaquetas.[1] A associação de trombocitopenia e hemangiomas gigantes é denominada *síndrome de Kasabach-Merrit*.[1] Além disso, pode ocorrer consumo dos fatores de coagulação e aumento nos produtos de degradação da fibrina.[1]

Disfunção plaquetária

Causas congênitas:

1. **Tromboastenia de Glanzmann:** é uma doença autossômica recessiva causada pela deficiência na glicoproteínas IIa e IIIa da membrana plaquetária.[1] O resultado é uma ligação deficiente do fibrinogênio da plaqueta e uma diminuição na agregação plaquetária com todos estimulantes, exceto a ristocetina.[1]

2. **Síndrome de Bernard-Soulier:** doença autossômica recessiva causada pela deficiência congênita na glicoproteína Ib da membrana plaquetária e nos fatores da coagulação X e V.[1] Doentes acometidos têm plaquetas grandes e diminuição da agregação plaquetária induzida pela ristocetina.[1]

3. **Doença do *pool* de estocagem:** consiste em deficiência dos grânulos densos, grânulos alfa ou ambos os tipos de grânulos plaquetários.[1] Pacientes com doença do pool de estocagem têm liberação defeituosa de ADP e serotonina das plaquetas.[1]

Causas adquiridas:

1. **Drogas:** o ácido acetilsalicílico pode causar inibição da prostaglandina sintetase e assim prevenir a liberação do ADP endógeno e do tromboxano A_2, os quais são essenciais à agregação plaquetária.[1] Outras drogas que podem inibir a função plaquetária são furosemida, nitrofurantoína, heparina, clofibrato, bloqueadores do sistema simpático e alguns anti-inflamatórios não hormonais.[1]

2. **Redução da adesividade plaquetária:** pode ocorrer em doentes urêmicos, doentes hepatopatas crônicos e condições outras que cursam com bloqueio da fibrinólise e acúmulo dos produtos de degradação do fibrinogênio, os quais determinam inibição da agregação plaquetária.[1]

PÚRPURAS DETERMINADAS POR DEFEITOS RESTRITOS AO TECIDO VASCULAR OU PERIVASCULAR

Há duas formas principais descritas: *microangiopathyrosis* (fragilidade dos pequenos vasos) e *angiofilia hemorrágica tecidual* (estado fisiopatológico com alteração da integridade funcional e anatômica do tecido vascular, por liberação de enzimas lisossomais e ruptura da integridade da membrana basal da microvasculatura).

- *Microangiopathyrosis:* pode ocorrer como epistaxe recorrente juvenil, doença de Rendu-Osler-Weber, púrpura por pressão intravenular elevada (tosse, vômito, esforço evacuatório) ou como púrpura microtraumática (pressão das roupas).

- *Angiofilia hemorrágica tecidual:* pode ocorrer sob a forma congênita ou adquirida, induzida por depósito de imunocomplexos, hipertensão venosa crônica, radiação ionizante, ortostatismo ou hipertensão arterial. A púrpura senil de Bateman (Figura 5.7) devido à diminuição do suporte perivascular enquadra-se nessa forma de púrpura, bem como o escorbuto, a púrpura por corticosteroide, por má nutrição, insuficiência hepática ou renal e na doença de Cushing. O dano da microvasculatura pode ocorrer por drogas como: sulfonamidas, clorpromazina, barbitúricos e arsênico.

Entre as causas adquiridas de púrpura com origem vascular estão ainda púrpura de Henoch-Schönlein, infecções, causas mecânicas e condições psicogênicas.[1] Drogas como a atropina e o hidrato de cloral podem causar lesão purpúrica por dano vascular.[1] Geralmente a púrpura melhora quando a droga é retirada. A corticoterapia prolongada pode determinar deficiência do suporte vascular ocasionando púrpura. Púrpura não trombocitopênica leve e transitória pode ocorrer durante rubéola, escarlatina ou febre tifoide.[5] A meningococcemia e a riquetsiose podem causar dano vascular direto e causar púrpura.[1]

O aumento da pressão venosa retrógrada que se segue a episódios de tosse violenta, vômitos ou soluço pode causar petéquias no pescoço e na cabeça. Lesões petequiais lineares limitadas a áreas facilmente acessíveis às mãos podem levar a suspeita de *púrpura factícia*.[1]

Púrpuras 259

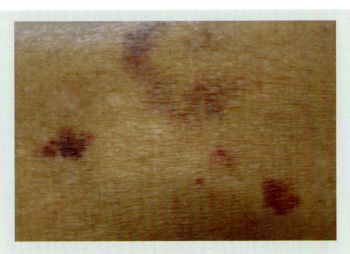

Figura 5.7   Púrpura senil (Bateman). Notar a presença de pele na foto danificada.

Equimoses com formato bizarro podem ser secundárias a rituais religiosos ou práticas culturais (em geral, fricção com moedas, fricção com colheres ou ventosas).[1]

Abuso infantil deve ser pensado frente a petéquias e equimoses disseminadas ou em áreas do corpo não submetidas frequentemente a traumas.[1] Tipicamente, a contagem plaquetária e os estudos da coagulação são normais nessas crianças.

A púrpura psicogênica (denominada também síndrome dos hematomas dolorosos, púrpura por sensibilização autoeritrocitária ou síndrome de Gardner-Diamond) é caracterizada pelo aparecimento espontâneo de equimoses em doentes nos quais há uma instabilidade psicológica.[1] Trata-se de vasculopatia autoimune com sensibilização a um componente do estroma da hemácia, a fosfatidilserina.[8] Em alguns casos, a doença se desenvolve após estresse psicológico e é caracterizada pelo desenvolvimento induzido ou espontâneo de lesões cutâneas dolorosas e infiltradas (isoladas ou múltiplas), que progridem para equimoses durante as próximas 24 horas.[8]

A púrpura de Gardner-Diamond (SGD) é extremamente rara, com apenas 162 casos descritos na literatura até o final de 2008.[8] Ocorre quase exclusivamente entre mulheres. Embora alguns autores tenham observado hemorragias gastrointestinais, hematúria, hemartrose e desordens do suprimento sanguíneo cerebral em doentes com manifestações cutâneas da SGD, o processo patológico é geralmente confinado à pele e não está associado com distúrbios da coagulação sanguínea ou anormalidades no desenvolvimento vascular.[8]

Esses doentes são submetidos a atos operatórios sem sangramentos, apesar de se evitar cirurgias nesses doentes quando possível.[8] Há apenas relatos esporádicos da associação entre SGD e trombocitose, defeitos da agregação plaquetária, aumento no TTPA, PTI e fator fibrinolítico circulante.[8]

O quadro clínico da SGD é geralmente precedido por leves traumas mecânicos, estresse, cirurgias e trabalho físico pesado. Por vezes, pode ser espontâneo. Pode ocorrer pródromo como mal-estar ou fadiga. No início, o doente sente sensações de pinicação ou queimação e por vezes prurido.[8] Poucos minutos depois surge uma enduração na pele, com a lesão se tornando visível após 4 a 5 horas, quando uma placa edematosa de cor rósea ou vermelha se desenvolve de 3 cm a 10 cm de diâmetro. Gradualmente as lesões se tornam azuladas com halo amarelado e em 1 ou 2 dias se tornam equimóticas e dolorosas e desaparecem entre 7 e 10 dias.[8] Ocorre geralmente nas pernas, entretanto, pode aparecer em qualquer área da pele.

Desordens psicoemocionais são relatadas na maioria das publicações sobre a SGD, sendo que os traços de personalidade histérica com tendências masoquistas e reações somáticas ao estímulo emocional parecem ser típicas nesses pacientes.[8] Não há anormalidades laboratoriais detectáveis na rotina na SGD. O teste diagnóstico para a SGD consiste na injeção intradérmica de 1 mL de uma suspensão a 80% de hemácias lavadas obtidas do próprio doente.[8] Se positivo o teste, observa-se a lesão inflamatória típica da SGD após 24 horas da injeção, que então gradualmente progride para equimose. O teste deve ser executado em área não acessível às mãos do doente.[8]

No Quadro 5.3, encontram-se sumarizadas as características clínicas e laboratoriais da SGD. A diagnose diferencial se faz com distúrbios da coagulação (CIVD, PTI, etc.), púrpura de Henoch-Schönlein, urticária vasculite, síndrome de Munchausen e celulite.[8] O tratamento da SGD é um problema particular, uma vez que constitui *dermatosis sine terapia*.[8] Alguns advogam o uso de psicotrópicos como a amitriptilina e a levomepromazina e psicoterapia.[8]

PÚRPURAS DETERMINADAS POR DISTÚRBIOS DA COAGULAÇÃO SANGUÍNEA

A deficiência de vários fatores da coagulação pode determinar púrpura e deve ser abordada sob avaliação especializada de hematologistas. Deficiências hereditárias de todos os fatores da coagulação têm sido descritas, porém são raras. As mais comuns são a hemofilia A ou clássica (deficiência do fator VIII) e a hemofilia B ou doença de Christmas (deficiência do fator IX). Ambas são de herança recessiva ligada ao X.[1] O sangramento cutâneo como manifestação isolada ou inicial é incomum, sendo mais comum as hemartroses espontâneas.[1] O diagnóstico é realizado pela determinação dos valores dos fatores da coagulação de forma individual. A doença de Von Willebrand tipos I e II é de herança autossômica dominante, enquanto a do tipo III é autossômica recessiva. O tipo I da doença de Von Willebrand é a mais comum, sendo que sua gravidade é muito variada, com seus achados laboratoriais no mesmo paciente diversificando ao longo do tempo.[1]

As deficiências adquiridas dos fatores da coagulação podem ser em virtude de coagulação intravascular disseminada, anticoagulantes circulantes, doença hepática, deficiência da vitamina K ou uremia.[1]

AVALIAÇÃO CLÍNICA E LABORATORIAL DAS PÚRPURAS

Uma história clínica detalhada (Quadro 5.5) e um cuidadoso exame físico (Quadro 5.6) são os passos iniciais críticos para a avaliação de doentes com púrpura.

Quadro 5.5 Achados da anamnese e possíveis causas de púrpuras.

Dados da anamnese	Possível etiologia
Idade de início 1. Nascimento 2. de 2 a 4 anos 3. de 4 a 7 anos	1. Infecção intrauterina, púrpura trombocitopênica materna, lúpus eritematoso sistêmico materno, medicamentos maternos, síndrome TAR, trombocitopenia amegacariocítica congênita. 2. Púrpura trombocitopênica idiopática (PTI) 3. Púrpura de Henoch-Schönlein (PHS)
Início/cronicidade 1. Início agudo 2. Longa duração	1. Púrpura trombocitopênica idiopática (PTI), púrpura de Henoch-Schönlein (PHS), medicamentos, causa mecânica. 2. Anormalidades das plaquetas, coagulopatia.
Padrão do sangramento 1. Sangramento mucoso 2. Sangramento intramuscular e intra-articular	1. Trombocitopenia, doença de Von Willebrand (DvW). 2. Hemofilias.
Sintomas associados 1. Dor abdominal, sangue nas fezes e artralgias 2. Letargia, febre, dor óssea 3. Febre intermitente, sintomas músculoesqueléticos 4. Letargia, poliúria, polidipsia 5. Púrpura e aparente saúde	1. Púrpura de Henoch-Schönlein (PHS). 2. Leucemia 3. Lúpus eritematoso sistêmico. 4. Uremia 5. Púrpura trombocitopênica idiopática (PTI)
Uso de medicamentos Agentes alquilantes e antimetabólicos	Trombocitopenia
Antecedentes pessoais 1. Infecções virais, especialmente do trato respiratório superior 2. Lúpus eritematoso sistêmico 3. Doença hepática 4. Doença renal	1. Púrpura trombocitopênica idiopática (PTI), púrpura de Henoch-Schönlein (PHS). 2. Lúpus eritematoso sistêmico e síndrome do anticorpo antifosfolípide. 3. Cirrose, hepatite crônica. 4. Insuficiência renal crônica.
Antecedentes familiares 1. Doença de Von Willebrand 2. Síndrome TAR 3. Síndrome de Wiskott-Aldrich	1. Doença de Von Willebrand. 2. Síndrome TAR. 3. Síndrome de Wiskott-Aldrich.
Histórico materno 1. Púrpura trombocitopênica idiopática (PTI) materna 2. Lúpus eritematoso sistêmico materno	1. Trombocitopenia imune. 2. Trombocitopenia imune.

Adaptado de: Leung & Chian. *Evaluating the Child with Purpura*. Am Fam Physician. 2001;64:419-28.

Quadro 5.6 Achados no exame físico e possíveis etiologias da púrpura.

Exame físico	Possível etiologia
Achados gerais: • Pobre crescimento em crianças • Febre • Hipertensão	• Doença crônica • Infecção • Insuficiência renal crônica, vasculite ou vasculopatia renal
Características da púrpura: • Localização nos membros inferiores • Localização nas palmas das mãos e nas plantas dos pés • Púrpura palpável	• Púrpura de Henoch-Schönlein (PHS). • Infecção por riquetsia e síndrome das luvas e meias (parvovírus B19). • Vasculites
Sinais associados: • Artrite, dor abdominal, edema subcutâneo, edema escrotal • Hemartrose • Eritema malar, palidez, artrite, linfadenopatia • Icterícia, angiomas spider, eritema palmar, hepatoesplenomegalia • Linfadenopatia • Palidez, letargia, dor óssea, hepatoesplenomegalia, linfadenopatia • Anormalidades esqueléticas • Palidez, manchas *café au lait*, baixa estatura • Telangiectasias • Hiperelasticidade cutânea, hipermotilidade articular	• Púrpura de Henoch-Schönlein (PHS). • Hemofilia. • Lúpus eritematoso sistêmico. • Doença hepática. • Infecções, malignidade, drogas • Leucemia. • Síndrome TAR, anemia de Fanconi • Anemia de Fanconi • Doença de Rendu-Osler-Weber • Síndrome de Ehlers-Danlos.

Adaptado de: Leung & Chian. *Evaluating the Child with Purpura.* Am Fam Physician. 2001;64:419-28.

Quando a história e o exame físico sugerem a presença de desordem de sangramento, estudos laboratoriais devem incluir um hemograma completo, esfregaço do sangue periférico, tempo de protrombina (TP) e tempo de tromboplastina parcialmente ativada (TTPA). O algoritmo da Figura 5.8 pode orientar o diagnóstico.

PÚRPURAS NO PERÍODO NEONATAL

Constitui uma manifestação potencialmente de emergência e pode indicar uma grave doença subjacente.[5]

As diversas causas de púrpura neonatal encontram-se listadas no Quadro 5.7.[5]

Púrpuras 263

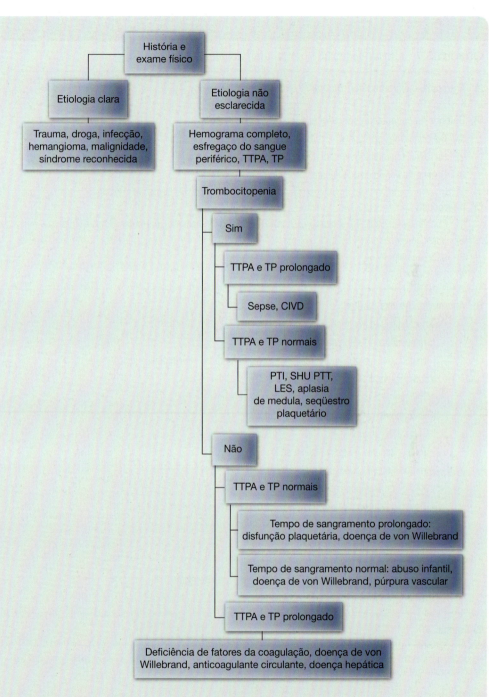

Figura 5.8 Algoritmo para avaliação de desordens hemorrágicas.

CIVD = coagulação intravascular disseminada; LES = lúpus eritematoso sistêmico; PTI = púrpura trombocitopênica idiopática; SHU = síndrome hemolítico-urêmica; PTT = púrpura trombocitopênica trombótica; TP = tempo de protrombina; TTPA = tempo de tromboplastina parcialmente ativada. Adaptada de: Leung & Chian. *Evaluating the Child with Purpura.* Am Fam Physician. 2001;64:419-28.

Quadro 5.7 Causas de púrpura no período neonatal.

A) Eritropoiese extramedular (*Blueberry Muffin Baby*)*

B) Defeitos da coagulação sanguínea:
  1) Deficiência das proteínas C e S (Púrpura Fulminante Neonatal) (Figura 5.9)*
  2) Deficiência hereditária de fatores da coagulação
  3) Doença hemorrágica do neonato

C) Infecções*:
  1) Congênitas (TORCH: **T**oxoplasmose, **O**utros, **R**ubéola, **C**itomegalovirose, **H**erpes Simples Vírus)
  2) Septicemia
  3) Infecção pelo HIV
  4) Parvovírus B19

D) Anormalidades das plaquetas:
  1) Destruição plaquetária imunológica
    1) Trombocitopenia neonatal aloimune
    2) Trombocitopenia autoimune materna (lúpus, púrpura trombocitopênica idiopática)
    3) Trombocitopenia imune relacionada a droga
  2) Distúrbio primário da produção ou da função plaquetária
    1) Síndrome de Wiskott-Aldrich
    2) Anemia de Fanconi
    3) Trombocitopenia recessiva ligada ao X
    4) Trombocitopenia congênita amegacariocítica
    5) Outras trombocitopenias hereditárias
    6) Trissomia do cromossomo 13 ou 18
    7) Síndrome da plaqueta cinzenta
    8) Variantes da síndrome de Alport
    9) Síndrome de Hermansky-Pudlak
    10) Síndrome da plaqueta gigante (Bernard-Soulier, May-Hegglin)
  3) Síndrome de Kasabach-Merrit

E) Trauma

*Condições em que clinicamente a púrpura leva à solicitação da avaliação do dermatologista. Outras causas geralmente são avaliadas por neonatologistas ou hematologistas.[5]

Dados da anamnese, como curso de gestações anteriores, uso de vitamina K, exposição a fármacos, história familiar de distúrbios de sangramento ou tromboembolismo, doenças maternas, são fundamentais na avaliação.[5] Dados clínicos do neonato, incluindo febre, anormalidades congênitas, organomegalias e letargia, podem orientar a pesquisa da etiologia da

Púrpuras 265

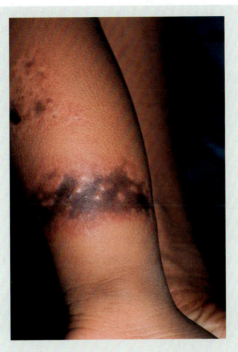

Figura 5.9 Púrpura necrotizante em criança de um ano com deficiência heterozigota da proteína C.

púrpura.[5] Critérios laboratoriais de septicemia, valores hematimétricos, fatores da coagulação e sorologia para TORCH são extremamente relevantes.[5]

Eritropoiese extramedular (*Blueberry Muffin Baby*)

Blueberry Muffin Baby foi um termo inicialmente empregado para descrever clinicamente o aspecto da púrpura em neonatos com rubéola congênita. O quadro clínico cutâneo é constituído por pápulas hemisféricas de cor azul a magenta, redondas ou ovaladas, de 1 mm a 7 mm de diâmetro, difusamente distribuídas na pele, com predileção pela cabeça, pelo pescoço e pelo tronco.[5] As petéquias e púrpura frequentemente coexistem com essas lesões. As pápulas evoluem para uma cor purpúrea escura a máculas acastanhadas e sofrem involução espontânea em 2 a 6 semanas.[5]

A histopatologia das pápulas demonstra focos de eritropoiese extramedular com coleções de hemácias nucleadas e anucleadas confinadas principalmente na derme reticular, podendo estender-se ao tecido celular subcutâneo.[5] Ocasionalmente observam-se escassas células mielóides precursoras de permeio.[5] As doenças que podem determinar no neonato o aspecto de *blueberry muffin baby* por eritropoiese dérmica são: 1) Infecções congênitas (rubéola, citomegalovirose, parvovírus B19); 2) Doença hemolítica do neonato (incompatibilidade de RH, incompatibilidade de grupo sanguíneo); 3) Esferocitose hereditária; e 4) Síndrome da transfusão gemelar. A ocorrência de lesões cutâneas tanto na rubéola congênita como na citomegalovirose é estimada em 65% dos casos, podendo ser a pele o local de única manifestação da infecção.[5]

Há doenças infiltrativas neoplásicas – as quais na verdade constituem metástases no neonato, e não eritropoiese dérmica – que podem clinicamente determinar o aspecto de *blueberry muffin baby*, entre elas: Neuroblastoma, rhabdomiosarcoma, histiocitose de células de Langerhans, leucemia congênita.[5] Nesse grupo de doenças, os nódulos geralmente são maiores, menos hemorrágicos, em menor número e mais firmes. O neuroblastoma é a malignidade mais comum em crianças, estando as metástases subcutâneas presentes em 32% dos casos, cuja característica é branquear após manipulado, por liberação de catecolaminas no local. A dosagem do ácido vanilmandélico na urina pode auxiliar o diagnóstico. As leucemias congênitas são raras, porém têm alta frequência de infiltração cutânea, uma vez que a maioria delas é mieloide, sendo estas capazes de determinar infiltração tumoral em 30% a 50% dos casos. Petéquias e púrpura frequentemente acompanham o quadro.

Defeitos da coagulação sanguínea

Deficiência das proteínas C e S do sistema de anticoagulação (púrpura fulminante neonatal)

Neste tópico, discutiremos a púrpura fulminante (PF) relacionada com o período neonatal, bem como em crianças maiores ou indivíduos adultos.

Por definição, a PF é uma doença grave, potencialmente fatal, caracterizada por um início agudo de hemorragia cutânea progressiva e necrose ocasionada por trombose dérmica vascular e coagulação intravascular disseminada.[9] A PF ocorre sob três situações clínicas, abordadas na Quadro 5.8.

Quadro 5.8 Classificação da púrpura fulminante.

Relacionada à distúrbio inicial na hemostasia sanguínea

Disfunção do sistema anticoagulante relacionado com a proteína C:
1) Hereditária:
    a) deficiência homozigótica da proteína C
    b) deficiência homozigótica da proteína S
2) Adquirida:
    a) Coagulação intravascular disseminada
Distúrbio de outro sistema relacionado com a hemostasia:
1. Antitrombina III

Idiopático
A) Pós-infecciosa B) Etiologia desconhecida
Infecções agudas

Adaptado de: Darmstadt GL. *Acute Infections Purpura Fulminans*: Pathogenesis and Medical Management. Pediatric Dermatol. 1998;15(3):169-183.

Com base nessas três situações a PF pode ocorrer: i) no período neonatal como uma manifestação de deficiência homozigótica da proteína C ou S; ii) cerca de 7 dias a 10 dias após uma infecção precedente relativamente benigna, que geralmente envolve a pele, como a varicela ou escarlatina (isto é, PF "idiopática"); iii) em conjunção com uma doença infecciosa aguda (isto é, PF infecciosa aguda), particularmente em situações de septicemia com endotoxinas (lipopolissacárides – LPS) produzidas por bactérias Gram-negativas (em geral, *Neisseria meningitidis*).[9]

A PF "idiopática" difere da PF associada a infecção aguda por determinadas características: na PF "idiopática", geralmente os microtrombos e as manifestações trombo-hemorrágicas clinicamente significativas estão ausentes, os leitos vasculares distais (extremidades) são poupados e o colapso circulatório não ocorre inicialmente, embora o choque hipovolêmico e a hipoperfusão tecidual possam ocorrer secundariamente ao extravasamento de sangue na pele.[9] Essas diferenças explicam a menor taxa de mortalidade associada a PF "idiopática" (cerca de 15%), quando comparada à forma associada com infecções agudas. A maioria dos casos de PF na infância está associada a infecções agudas, particularmente na septicemia por meningococo, em que a PF ocorre em 15% a 25% dos casos, elevando as taxas de óbito de 15% entre os casos de meningococcemia sem PF, para 20% a 60% nos com PF, especialmente entre os casos de meningococo sorotipo C. Durante infecção pelo meningococo, a presença de petéquias sinaliza a existência de septicemia, e no início delas, dentro das 12 horas da primeira avaliação médica, parece haver um pobre prognóstico, apesar de alguns estudos discordarem dessa observação.[9]

As proteínas C e S são glicoproteínas dependentes da vitamina K que possuem propriedades antitrombóticas.[9] A proteína C é uma protease sérica que circula como um zimógeno. Após sua clivagem proteolítica pelo complexo trombina/trombomodulina na superfície endotelial, a proteína C ativada inativa os fatores Va e VIIa por limitação da sua proteólise, além de também inibir o fator inibidor do plasminogênio, conferindo atividade fibrinolítica (Figura 5.10). A proteína S

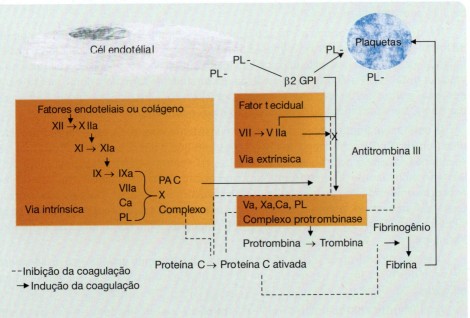

Figura 5.10 Sistema de coagulação e anticoagulação.

atua como um cofator nesse processo. Assim, a deficiência congênita da proteína C e/ou proteína S pode determinar um estado de hipercoagulabilidade por romper a homeostase do sistema de coagulação/anticoagulação e ocasionar a púrpura fulminante neonatal.[9]

O gene da proteína C está localizado no cromossomo 2, e as pessoas heterozigotas para deficiência da proteína C podem ser assintomáticas ou apresentar sintomas ou trombose venosa apenas no início da vida adulta. Esses indivíduos também estão predispostos à "necrose cutânea induzida por cumarínicos".[9] Os heterozigotos podem apresentar dois defeitos:[9] Tipo I em que os níveis da proteína C circulante são 50% do normal, e tanto a atividade antigênica como a funcional estão reduzidas. Tipo II, menos comum, redução funcional da atividade, com níveis antigênicos normais ou discretamente diminuídos.[9] Pessoas homozigotas ou duplamente heterozigóticas têm níveis de proteína C menores de 1% do normal, e a púrpura fulminante neonatal ou graves eventos trombóticos desenvolvem-se nesse período.[9]

É descrita associação de deficiência das proteínas C e S. Diferentemente dos homozigotos para deficiência da proteína C, os homozigóticos para deficiência da proteína S têm eventos tromboembólicos apenas no início da vida adulta.[9]

A púrpura fulminante neonatal ocorre geralmente de 2 a 12 horas após o nascimento, ou eventualmente dos 6 meses aos 10 meses de vida.[9] Em crianças maiores e adultos, inicialmente o paciente relata desconforto cutâneo, o qual é seguido pelo surgimento de eritema com ou sem edema e petéquias.[9]

O quadro clínico caminha como púrpura difusa e simétrica ou equimoses, as quais sem tratamento evoluem dentro de horas para formação de vesículas e bolhas hemorrágicas e áreas de necrose cutânea purpúricas e enegrecidas, que finalmente formam escaras que posteriormente se desprendem.[9] As equimoses têm contornos bem definidos, porém irregulares, com um fino halo eritematoso inflamatório. Necrose gangrenosa frequentemente estende-se ao tecido celular subcutâneo e ocasionalmente envolve músculos e/ou ossos. Distribuem-se de preferência nas áreas sujeitas a trauma, como nádegas, extremidades, tronco e couro cabeludo, poupando as mucosas.[9]

Na forma *de PF associada a infecção aguda*, as extremidades são distalmente acometidas de forma grave, simétrica, provavelmente devido à presença de canais colaterais insuficientes para a perfusão tecidual e pelo impacto relativamente maior do colapso circulatório no leito vascular distal.[9] A PF associada a infecção aguda progride de forma proximal, formando grandes áreas purpúricas de formas e tamanhos variados, com distribuição difusa. Com o passar das horas, aumenta o risco de eventos trombóticos neurológicos e oftalmológicos.[9]

O perfil laboratorial desses pacientes é consistente com o da coagulação intravascular disseminada (CIVD), uma coagulopatia de consumo que a difere de outras formas de necrose cutânea, devido à oclusão vascular dérmica, tal como na necrose cutânea induzida pelo warfarin ou heparina, púrpura trombótica trombocitopênica, crioglobulinemia, síndrome do anticorpo antifosfolípide ou hemoglobinúria paroxística noturna.[9] O choque pode ocorrer em todas as formas de PF, porém é mais comum na associada a infecção. Os fatores da coagulação (em geral, fatores V e VIII), fibrinogênio e plaquetas estão consumidos pela trombose e fibrinólise.[9]

O tempo de protrombina e de tromboplastina parcialmente ativada está prolongado, e a elevação dos produtos da degradação da fibrina (PDF) e as proteínas C, S e antitrombina III, reduzida.[9]

A característica histopatológica da PF é a trombose vascular da derme e a necrose hemorrágica secundária, em que a lesão demonstra oclusão dos vasos da derme com microtrombos.

Posteriormente, há hemorragia e necrose da derme, podendo haver um discreto infiltrado inflamatório perivascular, e, na fase final do processo, necrose da epiderme suprajacente com bolha hemorrágica subepidérmica.[9]

As alterações vasculares na PF associada a infecção aguda, em geral, são disseminadas, envolvendo múltiplos órgãos, em especial as glândulas adrenais (síndrome de Waterhouse-Friderichsen), rins e pulmões.[9]

Os vasos cutâneos mais afetados são as vênulas pós-capilares no plexo subpapilar da derme papilar, em que o fluxo sanguíneo é mais lento.[9]

A presença de bactérias nos microtrombos, em geral diplococos Gram-negativos (*Neisseria meningitidis*), e a existência de vasculite, com um infiltrado neutrofílico perivascular, podem sugerir a presença de PF associada a infecção aguda, distinguindo-a das outras formas de PF.[9] As causas infecciosas relacionadas à PF encontram-se no Quadro 5.9.

Quadro 5.9 Infecções e relação com a púrpura fulminante.

PF "idiopática" (pós-infecciosa)
a) Varicela
b) Escarlatina
c) Tonsofaringite estreptocócica
d) Exantema viral
e) Rubéola
f) Sarampo
g) IVAS
h) Gastroenterite

PF associada a infecção aguda
a) *Neisseria meningitidis*
b) *Streptococcus pneumoniae*
c) *Haemophilus influenzae* tipo b
d) *Streptococcus pyogenes* (*streptococcus* grupo A)
e) *Staphylococcus aureus*
f) *Escherichia coli*
g) *Proteus mirabilis*
h) *Enterobacter* spp.
i) *Streptococcus agalactase* (*streptococcus* grupo B)

Adaptado de: Darmstadt GL. *Acute Infections Purpura Fulminans*: Pathogenesis and Medical Management. Pediatric Dermatol. 1998;15(3):169-183.

Na dosagem da proteína S, é importante obter sua fração livre, uma vez que 60% dessa proteína circula como forma inativa ligada à fração C4b.[9]

Infecções virais ou bacterianas podem produzir deficiência de atividade das proteínas C e S, porém isso ocorre mais frequentemente em crianças maiores ou em adultos jovens.[9]

Quando o diagnóstico de púrpura fulminante neonatal é suspeito, o tratamento deve ser instituído sem esperar os resultados das dosagens séricas dessas proteínas, pois, enquanto as lesões cutâneas não progredirem para formação de bolhas hemorrágicas ou necrose cutânea, a doença é reversível.[9]

Inicialmente, deve-se administrar uma fonte de proteína C e S, como o plasma fresco congelado ou concentrado de complexo protrombina, ou preferir quando possível o concentrado de proteína C, sendo necessário, no entanto, repetidas infusões, uma vez que a meia-vida da proteína C é curta (de 6 a 26 horas).[9] A heparinização não é útil.[9]

As capilarites de causa desconhecida (CCD) constituem um grupo heterogêneo de púrpuras pigmentosas crônicas (PPC), em geral, de etiologia não esclarecida, aspectos clínicos variados, porém com algumas características histopatológicas em comum, constituídas por extravasamento de hemácias, deposição de hemossiderina (principalmente dentro de macrófagos dérmicos), estreitamento da luz dos pequenos vasos, edema endotelial e infiltrado perivascular linfocitário. Ocorrem predominantemente nos membros inferiores dos adultos, porém podem afetar crianças. Esse grupo de doenças é constituído por PPC – com alguns aspectos clínicos particulares –, o qual compreende variantes denominadas por epônimos, com algumas diferenças entre elas e também semelhanças:[10, 11]

a) Doença de Schamberg;
b) Dermatose purpúrica pigmentosa liquenoide de Gougerot e Blum;
c) Púrpura anular telangiectásica de Majocchi;
d) Púrpura eczematoide de Doukas-Kapetanakis;
e) Líquen áureo.

Nesse grupo, algumas doenças apresentam um infiltrado dérmico constituído principalmente por linfócitos CD4+ e células dendríticas CD1+, e o infiltrado e as células endoteliais apresentam uma forte expressão de moléculas de adesão como ICAM-1, LFA-1, ELAM-1, sugerindo uma reação imunológica mediada por linfócitos, desencadeada por um estímulo antigênico desconhecido.[10, 11] A deposição de imunoglobulinas e/ou complemento (C1, C1q) em torno dos vasos da derme sugere a participação de imunocomplexos na patogênese da doença.[10]

Entre outras apresentações raras e incomuns estão a púrpura pruriginosa de Loewenthal, a dermatose purpúrica e pigmentosa linear, a dermatose purpúrica e pigmentosa transitória e a variante granulomatosa.[10]

A *doença de Schamberg* (dermatose purpúrica pigmentada e progressiva) é a PPC mais comum e acomete predominantemente o sexo masculino, em qualquer idade. Os medicamentos são os fatores desencadeantes mais frequentemente relacionados às púrpuras pigmentosas crônicas, especialmente na doença de Schamberg (Quadro 5.10). As lesões ocorrem inicialmente nos membros inferiores, principalmente nas pernas, porém podem surgir em qualquer área do corpo (Figuras 5.11 a 5.14). Os depósitos de hemossiderina surgem dentro e nas margens das lesões mais antigas, conferindo às lesões o aspecto clássico de manchas de pimenta caiena. As telangiectasias, em geral, estão ausentes. A doença tem curso crônico, com lesões novas sucedendo às antigas que lentamente apresentam clareamento. Pode haver ascensão das lesões no sentido caudal-cranial. O estudo anatomopatológico demonstra um moderado infiltrado perivascular linfocitário e hemácias extravasadas.

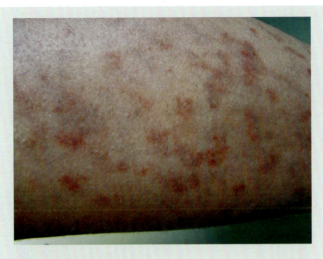

Figura 5.11 Púrpura de Schamberg na perna.

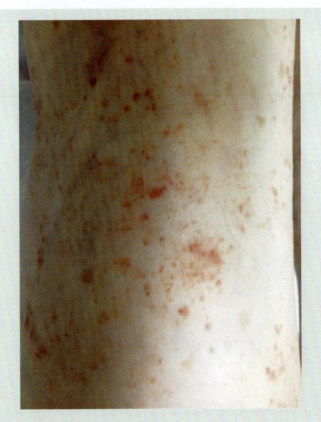

Figura 5.12 Púrpura de Schamberg na perna.

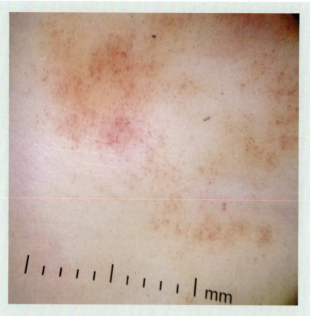

Figura 5.13 Púrpura de Schamberg na perna. Exame dermatoscópico (aumento 10x). Petéquias vermelhas e outras já levemente acastanhadas por deposição de hemossiderina.

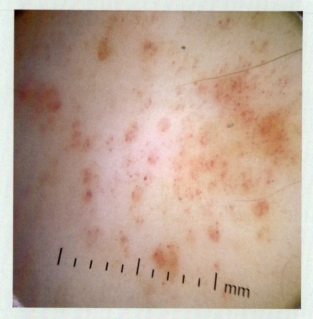

Figura 5.14 Púrpura de Schamberg na perna. Exame dermatoscópico (aumento 10x). Petéquias vermelhas e outras já levemente acastanhadas por deposição de hemossiderina.

Quadro 5.10 Medicamentos relacionados às púrpuras pigmentosas crônicas.[10]

- Paracetamol
- Ácido acetilsalicílico
- Adalin
- Carbromal
- Clordiazepóxido
- Glipizida
- Glybuzole
- Hidralazina
- Meporbamato
- Persantin
- Reserpina
- Tiamina
- Interferon-alfa
- Injeções de medroxiprogesterona

A *dermatose liquenoide purpúrica e pigmentada de Gougerot e Blum* ocorre predominantemente em homens com idade entre 40 e 60 anos, principalmente nas pernas, porém pode acometer qualquer área da pele. O quadro clínico é caracterizado pela presença de pápulas poligonais liquenoides e purpúricas acastanhadas, que podem coalescer e estão associadas a lesões papulosas purpúricas estabelecidas mais recentemente. Essa afecção pode estar associada com hipertensão arterial sistêmica, porfiria cutânea tardia e doença de Hodgkin. A ação da gravidade e o aumento da pressão venosa podem ser os fatores localizadores dessa doença. Entre outras causas postuladas estão a atividade de lesões de tuberculose, varicosidades, combinação de infecção e alergia, reação de hipersensibilidade tardia, hipersensibilidade à carbutamida e excessiva ingestão alcoólica. De modo ocasional, a doença clinicamente simula o sarcoma de Kaposi ou o pseudossarcoma de Kaposi. Esta variante não tem sido descrita em crianças.

A *púrpura anular telangiectásica de Majocchi* ocorre principalmente em pacientes jovens, de ambos os sexos. As lesões são constituídas por elementos papulosos, agrupados em placas purpúricas pequenas, de 1 cm a 3 cm de diâmetro, as quais são anulares, especialmente no início da doença, com evolução para leve atrofia central e deposição de hemossiderina. Na periferia das lesões, geralmente há um agrupamento de telangiectasias e petéquias. O padrão histopatológico demonstra características similares à doença de Schamberg. Alguns autores sugerem que a púrpura anular telangiectásica de Majocchi possa representar uma fase inicial da doença de Schamberg, pois se observou progressão da púrpura de Majocchi para doença de Schamberg. Touraine descreveu uma variante morfológica da doença de Majocchi, na qual as lesões se apresentavam menos numerosas, maiores e arciformes, a qual denominou de *púrpura telangiectásica arciforme*.

A *púrpura eczematoide de Doukas-Kapetanakis* (angiodermatite pruriginosa disseminada) acomete principalmente homens jovens, com as lesões surgindo inicialmente nos tornozelos e ascendendo pelas pernas e abdome em poucas semanas. As lesões são frequentemente pruriginosas e constituídas por máculas eritemato-purpúricas, com tonalidade de cor alaranjada e descamação pitiriasiforme. Histologicamente há presença de espongios e epidérmica e moderado infiltrado linfocitário perivascular com extravasamento de hemácias. Em geral, há melhora espontânea das lesões em poucas semanas, porém pode haver recorrência das lesões.

O *líquen áureo* ou *líquen purpúreo* apresenta lesões semelhantes às da *dermatose purpúrica pigmentosa liquenoide de Gougerot e Blum*, porém as lesões tendem a ser mais localizadas, com aspecto velvético, intensamente pruriginosas e, por vezes, mais infiltradas. Distribuem-se mais frequentemente nas extremidades e no tronco, porém há casos descritos na face, bem como lesões zoniformes e lineares. Hematomas autoinduzidos ou lesões de sucção podem simular o líquen áureo.

Como regra, as investigações laboratoriais são frustrantes na púrpura pigmentosa crônica.[10] O hemograma completo e o esfregaço do sangue periférico são necessários para se excluir trombocitopenia; achados ocasionais são hemácias em alvo, em lágrima, anisocitose e hipocromia.[10] O rastreamento da coagulação sanguínea auxilia excluir outras possíveis causas de púrpura (tempo de protrombina e tempo de tromboplastina parcialmente ativada).[10] Entre outros testes estão o tempo de sangramento, a agregação plaquetária (técnica do ADP ou ristocetina) e o teste da fragilidade capilar (prova de Hess).[10] Provas adicionais como anticorpos antinucleares, fator reumatoide, anticorpos anti-HBsAg e sorologia para vírus da hepatite C deveriam ser solicitados.[10]

Os diagnósticos diferenciais mais relevantes devem ser feitos com dermatites de contato purpúricas, dermatite de estase, vasculites, fases iniciais da micose fungoide e injúria não acidental (hematomas que simulam o líquen áureo).[10]

As PPCs são afecções cujo tratamento por vezes é inefetivo e as recorrências não são incomuns. O uso de emolientes e hidratantes cutâneos é frequentemente mandatário. Resultados variáveis podem ser obtidos com:[10] pentoxifilina (400 mg, três vezes ao dia, por 2 a 3 meses), griseofulvina (500 mg a 750 mg ao dia, por uma semana), corticosteroides orais, corticosteroides tópicos (de 4 a 6 semanas) e PUVA (eficácia relatada em doença de Schamberg e Gougerot & Blum, com média de 7 a 20 sessões). Rutosídeo oral 50 mg ao dia e vitamina C 500 mg ao dia melhoraram alguns doentes após quatro semanas.[10]

O seguimento dos doentes de curso crônico ou recorrente se faz necessário, especialmente quando o diagnóstico inicial é incerto, com a finalidade de se excluir casos de micose fungoide que simulam essas entidades, particularmente as variantes liquenoides, nas quais pode ser necessário o estudo da população linfocitária do infiltrado inflamatório por meio de técnicas como o rearranjo gênico da cadeia gama pela técnica da reação em cadeia da polimerase (PCR) no tecido cutâneo.[10]

PÚRPURAS E INFECÇÕES

As infecções podem causar púrpuras por mecanismos diversos, os quais incluem invasão direta do vaso ou dano vascular, trombocitopenia, coagulação intravascular disseminada (CIVD), púrpura fulminante, vasculites mediadas por imunocomplexos, êmbolos sépticos e pelo efeito direto de toxinas liberadas por microrganismos que infectam a parede vascular.[5] Várias bactérias, vírus e parasitas estão associados a surgimento de petéquias e púrpuras.[5] Frequentemente a púrpura associada a infecção manifesta-se com febre e erupção cutânea extensa.[5] Contudo, em apenas 20% dos casos o agente etiológico é isolado, sendo o restante atribuído à presumida infecção viral.[5] Diversos agentes infecciosos têm sido relacionados à púrpura associada a infecção:[5]

a) **Virais:** Varicella-zoster, parvovírus B19, rotavírus, citomegalovírus, vírus de Epstein-Barr, vírus sincicial respiratório, vírus das hepatites A, B e C, sarampo, *Echovirus* e *Coxsackie* vírus.
b) **Fungos:** *Candida* ssp., *Mucor* ssp., *Aspergillus* ssp., *Cryptococcus* ssp.
c) **Bactérias:** *Brucella* ssp., *Campylobacter jejuni, Enterobacter* ssp., *Eschirichia coli, Helicobacter pylori, Haemophilus* ssp., *Klebsiella, Legionella* ssp., *Mycoplasma pneumoniae, Pseudomonas aeruginosa, Proteus mirabilis, Salmonella* ssp., *Shigella* ssp., *Streptococcus pyogenes, Strptococcus pneumoniae, Streptococcus viridans, Staphylococcus aureus, Yersinia.*

O quadro clínico da púrpura relacionada a esses agentes pode variar desde petéquias a púrpura palpável e púrpura fulminante, sendo eventuais a formação de lesões vésico-hemorrágicas.

Na *meningococcemia*, as lesões cutâneas são o sinal inicial da doença em 71% a 90% dos pacientes. Em 50% dos casos, a erupção é purpúrica ou petequial; 10% a 15% dos casos apresentam-se com um exantema máculo-papuloso inespecífico, enquanto em 16% a púrpura fulminante é a primo-manifestação. Alguns poucos indivíduos têm lesões pustulosas ou bolhosas. As lesões purpúricas da meningococcemia são tipicamente pequenas, em forma estelar, ocasionalmente com bordas elevadas e centro levemente deprimido. Caso não haja tratamento, a evolução para púrpura fulminante é rápida. O exame histopatológico demonstra vasculite leucocitoclástica com trombo intravascular. Na maioria dos casos, podem ser observados cocos Gram-negativos dentro dos vasos, nas células endoteliais e nos leucócitos, ou mesmo livres na derme. A cultura do material aspirado das lesões cutâneas é positiva em cerca de 87% dos casos.

A *gonococcemia disseminada* também está frequentemente associada a pápulas eritematosas que apresentam um centro hemorrágico ou pustuloso. As lesões são geralmente poucas e amplamente distribuídas. A microscopia óptica de luz raramente demonstra o gonococo na biópsia da pele, porém estudos de imunofluorescência para *Neisseria gonorrhoeae* são geralmente positivos.

A *endocardite bacteriana* pode estar associada a lesões necróticas distais, como manifestação de um fenômeno de embolização séptica, e a púrpura palpável, devido a uma vasculite por imunocomplexos.

As infecções parasitárias, principalmente em pacientes imunodeprimidos, podem também determinar púrpura. Migração maciça do *Strongyloides stercoralis* pode manifestar-se como uma erupção progressiva reticulada e serpiginosa purpúrica e petequial linear, a qual acomete o tronco e a porção proximal das extremidades.

A síndrome *papular e púrpurica em luvas e meias* constitui uma forma de exantema recentemente descrita, relacionada a certos patógenos virais. A maioria dos casos tem sido relatada em pacientes adolescentes e adultos jovens, e raramente em crianças. Ocorre como um edema simétrico doloroso ou pruriginoso, das mãos e dos pés, eritematoso, delimitados nos tornozelos e punhos. As petéquias desenvolvem-se rapidamente nesses locais, podendo ocorrer também nas nádegas, face interna das coxas, joelhos e cotovelos. A erupção gradualmente melhora em 1 a 2 semanas com descamação residual. Pode haver erosões na mucosa oral, queilite angular, petéquias no palato, edema labial e erosões genitais. Pode ocorrer linfadenopatia e febre baixa. Em geral, a biópsia cutânea demonstra infiltrado linfocitário perivascular suave e extravasamento de hemácias. A infecção tem sido atribuída ao Parvovírus B19, porém há relatos esporádicos de outros, como o vírus do sarampo, hepatite B, *coxsackievirus* B6 e citomegalovírus.

PÚRPURAS DE LOCALIZAÇÃO ACRAL

Frente à observação de um quadro composto por lesões purpúricas proeminentes nas extremidades do corpo, devemos recordar que essa manifestação pode estar relacionada a uma grande variedade de situações potencialmente graves.[12] O diagnóstico diferencial inclui processos infecciosos, doenças autoimunes do tecido conectivo, fenômenos embólicos, doenças vaso-oclusivas e disproteinemias.[12]

a) **Infecções:** endocardite bacteriana subaguda, febre maculosa das montanhas rochosas, gonococcemia, sepse em geral e crioglobulinemia relacionada à infecção pelo vírus da hepatite C.

b) **Doenças autoimunes do tecido conectivo:** lúpus eritematoso sistêmico, poliarterite nodosa, vasculite de pequenos vasos (vasculite leucocitoclástica), granulomatose de Wegener.

c) **Fenômenos embólicos:** mixoma de átrio esquerdo, embolia por aterosclerose, embolia por aneurisma traumático.

d) **Doenças vaso-oclusivas:** síndrome de Sneddon, aterosclerose, síndrome do anticorpo antifosfolípide.

e) **Disproteinemias:** púrpura hiperglobulinêmica, crioglobulinemia, criofibrogenemia.

REFERÊNCIAS BIBLIOGRÁFICAS

1. Leung AKC, Chan KW. Evaluating the child with purpura. Am Fam Physician. 2001;64:419-28.
2. Baselga E, Drolet BA, Esterly NB. Purpura in infants and children. J Am Acad Dermatol. 1997;37(5 pt 1):673-705.
3. Cohen AR. Rash-purpura. In: Fleisher GA, Ludwig S, et al. Textbook of pediatric emergency medicine. 3.ed. Baltimore: Williams & Wilkins, 1993. p.430-8.
4. Lotti T, Ghersetich I, Panconesi E. The Purpuras. Int J Dermatol. 1994;33(1):1-10.
5. Baselga E, Drolet BA, Esterly NB. Purpuras in infants and children. J Am Acad Dermatol. 1997;37(5):673-705.
6. Souid A, Sadowitz PD. Acute childhood immune thrombocytopenic purpura. Diagnosis and treatment. Clin Pediatr. 1995;34:487-94.
7. Karayalcin G, Paley C, Redner A, Shende A. Disorders of platelets. In: Lanzkowsky P. Manual of pediatric hematology and oncology. 2.ed. New York: Churchill Livingstone, 1995. p.185-238.
8. Ivanov OL, Lvov NA, Michenko AV, Künzel J, Mayser P, Gieler U. Autoerythrocyte sensitization syndrome (Gardner–Diamond syndrome): review of the literature. J Eur Acad Dermatol Venereol. 2009;23:499-504.

9. Darmstadt GL. Acute Infections Purpura Fulminans: Pathogenesis and Medical Management. Pediatric Dermatol. 1998;15(3):169-83.
10. Sardana K, Sarkar R, Sehgal VN. Pigmented Purpuric Dermatosis. Int J Dematol. 2004;43:482-8.
11. Wong RC, Solomon AR, Field SI, Anderson TF. Pigmented Purpuric Lichenoid Dermatitis of Gougerout-Blum Mimicking Kaposi's Sarcoma. Cutis. 1983;31:406-10.
12. McAllister S, Bornstein AM, Callen JP. Painful acral purpura. Arch Dermatol. 1998;134:789-91.

capítulo 6

Ulcerações e Úlceras

INTRODUÇÃO

Ulceração constitui a lesão elementar tegumentar em que há perda tecidual, incluindo a epiderme, a derme e/ou o subcutâneo, ou ainda estruturas mais profundas, por vezes em determinadas áreas atingindo o plano ósseo (como as ulcerações sacrais de pressão ou decúbito). O termo úlcera é aplicado à ulceração de curso crônico, com evolução maior do que quatro a seis semanas.[1,2]

A ulceração ou úlcera cutânea representa um problema clínico difícil e uma acometidos.[1] A qualidade de vida do doente também é significativamente alterada em decorrência de dor, edema local e exsudação da ferida. Infecções localizadas, colonização da úlcera e sintomas sistêmicos se somam à morbidade resultante e podem levar até a amputação de membros e óbito.[1]

A maioria das úlceras cutâneas dos membros inferiores é causada pela estase venosa, insuficiência arterial ou neuropatia (especialmente de etiologia no diabete melito), e, em geral, tais úlceras não são de difícil diagnóstico.[1] Entretanto, úlceras associadas com ou causadas por doenças inflamatórias sistêmicas são frequentemente um desafio diagnóstico e terapêutico.[1] Essas úlceras são denominadas "úlceras inflamatórias", uma vez que decorrem de processos inflamatórios ou autoimunes, com oclusão inflamatória e/ou trombótica microcirculatória, tal como em condições como o pioderma gangrenoso (PG, ulcerações/úlceras por vasculites e crioglobulinemia, entre outras[1]).

Em geral, a tendência de cicatrização lenta da úlcera não é simplesmente explicada pela sua profundidade e tamanho, mas apresenta relação com o mecanismo patogênico subjacente, o qual necessita ser tratado para que a úlcera cicatrize.[2-4]

Embora a grande maioria das úlceras das pernas e pés seja causada por estase venosa (cerca de 45% a 60%), insuficiência arterial (de 10% a

20%), diabetes (de 15% a 25%) ou combinações desses fatores etiológicos (úlceras de etiologia mista, de 10% a 15%), doenças raras subjacentes podem existir como etiologia.[2] No Quadro 6.1, listamos as causa mais comuns de ulcerações nas pernas.

Quadro 6.1 Causas comuns de ulcerações nas pernas.

- Insuficiência venosa (síndrome pós-trombótica)
- Doença arterial periférica (aterosclerose)
- Diabete melito (neuropatia e/ou oclusão arterial troncular ou microangiopática)
- Ulceração de pressão (decúbito)
- Infecções (principalmente *Streptococcus hemolyticus*)
- Vasculites (vasculite leucocitoclástica dos pequenos vasos da pele)

Deve-se ter em mente que cerca de 90% a 95% das causas de úlceras resumem-se a origem venosa, arterial, diabética ou de etiologia mista.[2] Deve-se proceder à investigação de outras causas, quando a úlcera não se encaixa nas causas mais comuns, falha em responder a um tratamento adequado ou no caso da presença de um sinal clínico sugestivo ou resultado laboratorial anormal às causas mais comuns.[2]

A prevalência de todas as úlceras na população geral no Reino Unido varia de 1% na população geral, de 3% a 5% na população acima de 65 anos de idade.[2] No Reino Unido, a prevalência de úlceras venosas nas pernas em pessoas acima de 65 anos de idade foi estimada em 1% a 2% dos indivíduos nessa faixa etária.[2] A incidência nos países ocidentais está se elevando à medida que a população envelhece e aumentam os fatores de risco como tabagismo, obesidade e diabete melito.[2]

Nos Estados Unidos, as úlceras acometem cerca de 7 milhões de pessoas anualmente, custando ao sistema de saúde americano em torno de 25 bilhões de dólares.[4]

ETIOLOGIA DAS ÚLCERAS

A abordagem correta dos doentes com ulcerações das pernas é importante, tendo o conhecimento detalhado do quadro clínico, patogênese, possibilidades diagnósticas e modalidades terapêuticas adequadas a cada caso, uma vez que há uma grande variedade de diagnósticos dferenciais nessa situação. O diagnóstico incorreto pode geralmente redundar em um tratamento inadequado (como exemplo clássico o uso de antibióticos no pioderma gangrenoso ou a execução de procedimento cirúrgico em doentes com pioderma, aumentando a área da ulceração), que pode causar sérias consequências aos doentes.[2]

No Quadro 6.2, é apresentado tanto as causas comuns como as causas raras de ulcerações nos membros inferiores.

Quadro 6.2 Causas de ulcerações dos membros inferiores, comuns e raras.[5]

Grupo de doenças	Doenças ou distúrbios
Insuficiência venosa e ação gravitacional	• Insuficiência venosa valvar no sistema profundo (geralmente pós-trombótica) ou sistema venoso superficial. • Insuficiência das veias comunicantes. • Hipoplasia ou aplasia congênita das válvulas venosas. • Fraqueza da parede venosa (distúrbios do colágeno). • Anastomose arteriovenosa, angiodisplasia. • Compressão ou obstrução de veias (tumores, aumento de linfonodos, trombose de veias pélvicas). • Tromboflebite ulcerativa, ruptura de varizes. • Síndrome das pernas pendentes (imobilização, artrose, artrite reumatoide, paresias, paralisias, malformações ortopédicas).
Oclusão arterial	• Doença arterial periférica (aterosclerose). • Trombose arterial/macrotromboembolismo e microtromboembolismo (fibrina, plaquetas). • Embolia por colesterol (hipercolesterolemia, hiperlipidemia). • Destacamento de placas de colesterol da aorta, aneurisma ou átrio (firilação atrial). • Tromboangeíte obliterante (doença de Buerger). • Anastomose arteriovenosa (congênita/traumática). • Trauma, ruptura, infecção, procedimentos vasculares. • Displasia fibromuscular.
Desordens microcirculatórias	• Fenômeno de Raynaud. • Esclerodermia. • Hipertensão: úlcera hipertensiva (úlcera de Martorell). • Aumento da viscosidade sanguínea (elevação dos níveis de fibrinogênio, paraneoplasia, paraproteinemia, leucemia). • Reações a transfusões sanguíneas.
Dano físico ou químico	• Pressão (decúbito), pressão por calçados, dispositivos ortopédicos, bandagem compressiva. • Trauma, queimadura, congelamento, dano elétrico. • Material radioativo, injeção intra-articular de Yitrium-90. • Químicos (corrosivos), escleroterapia. • Factício (automutilação).

(Continua)

Quadro 6.2 Causas de ulcerações dos membros inferiores, comuns e raras.[5] (*Continuação*)

Grupo de doenças	Doenças ou distúrbios
Doenças infecciosas	• Erisipelas bolhosas. • Ectima. • Fasceíte necrotisante (*Streptococcus haemolyticus*). • Ulcerações por *Staphylococcus aureus*. • Gangrena gasosa (*Clostridium*). • Ectima gangrenosum (*Pseudomonas*). • Embolia séptica (*Meningococcus* e outros). • Endocardite bacteriana. • Anthrax (*Bacillus anthrax*). • Difteria. • Osteomielite. • Úlcera tropical (*Bacterioides, Borrelia vincenti* e outras bactérias). • Pé de madura (micetoma), esporotricose, cromomicose, leishmaniose tegumentar americana. • Amebíase. • Angiomatose bacilar. • Histoplasmose.
Doenças neuropáticas	• Diabete melito. • Hanseníase. • Neuropatia alcoólica. • *Tabes dorsalis*. • Siringomielia. • Espinha bífida. • Paraplegia. • Paresias. • Esclerose múltipla. • Poliomielite.
Vasculites	• Vasculite leucocitoclástica de pequenos vasos, • Vasculites associadas a ANCA, • Eritema indurado de Bazin, • Síndrome de Sneddon.
Doenças hematológicas	• Anemia falciforme, entre outras formas de anemia, • Eferocitose hereditária, • Deficiência da glicose 6-fosfato desidrogenase, • Trombocitopenia essencial, • Púrpura trombótica trombocitopênica, Granulocitopenia, • Policitemia, • Leucemia, • Disproteinemia monoclonal (doença de Waldenstrom, mieloma múltiplo), • Disproteinemia policlonal (criofibrinogenemia, hiperglobulinemia, aglutininas ao frio).

(*Continua*)

Quadro 6.2   Causas de ulcerações dos membros inferiores, comuns e raras.[5]   (Continuação)

Grupo de doenças	Doenças ou distúrbios
Distúrbios da coagulação	• Mutação fator V (Leiden), • Anticoagulante lúpico, • Distúrbios fibrinolíticos, • Deficiência do fator XIII (pode estar associada a colite ulcerativa), • Deficiência de antitrombina, proteínas C e S, • Necrose por cumarínicos, • Grandes hematomas, • Púrpura fulminante, • Coagulação intravascular disseminada.
Doenças metabólicas	• Diabete melito, • Necrobiose lipoídica, • Porfiria cutânea tardia, • Gota, • Calcifilaxia, • Calcinose cutânea, • Homocisteinúria, • Deficiência de prolidase, • Hiperoxalúria.
Tumores ulcerativos	• Carcinoma basocelular, • Carcinoma espinocelular, • Melanoma maligno, • Metástases cutâneas, • Linfomas, • Infiltração leucêmica, • Sarcomas, • Rabdmiossarcoma, • Hemangiossarcoma, • Linfangiossarcoma, • Sarcoma de Kaposi e pseudossarcoma de Kaposi.
Doenças cutâneas ulcerativas	• Pioderma gangrenoso, • Doenças bolhosas autoimunes, • Paniculites, • Poliarterite nodosa, • Sarcoidose, • Necrose pancreática, • Linfedema e lipoedema, • Mixedema, • Eritemalgia e eritromelagia, • Perniose, • Hemangiomas, • Síndrome de Stewart-Bluefarb.

(Continua)

Quadro 6.2 Causas de ulcerações dos membros inferiores, comuns e raras.[5]   (Continuação)

Grupo de doenças	Doenças ou distúrbios
Reações adversas a drogas	• Injeção de corticosteroides, • Halogenados, ergotamina, • Metotrexato, • Hidroxiureia, • Injeção extravascular de agentes citotóxicos e outras drogas.
Causas diversas	• Fixação de material ortopédico, • Síndrome de Klinefelter, • Artrite reumatoide, • Síndrome de Felty (tríade de artrite reumatoide, neutropenia e esplenomegalia), • *Ulcus phagedenicum*, • Acro-osteopatia ulceromutilante (*síndrome de Bureau-Barrière*, a qual constitui queratodermia grave difusa e osteólise do pé, associada com úlceras dolorosas nos pés e polineuropatia nas pernas), • Deficiência de C3, • Histiocitose de células de Langerhans, • Mutação TAP 1/2 (deficiência do HLA de classe I, em que alguns doentes são assintomáticos e em outros as manifestações surgem em torno dos 4-7 anos de vida, com infecções crônicas respiratórias de vias aéreas superiores ou inferiores e ouvido, além de doença cutânea granulomatosa, que evolui para ulcerações mimetizando a doença de Wegener, em muitos casos localizadas nas pernas).

Adaptado de: Meekes JR, et al. Causes, investigation and treatment of leg ulceration. Br J Dermatol. 2003;148:388-401.

ASPECTOS FISIOPATOGÊNICOS GERAIS

As úlceras de longa evolução, tais como as úlceras do pé diabético, úlceras venosas nas pernas e úlceras de pressão, não obedecem ao curso temporal evolutivo dos eventos moleculares e celulares das ulcerações agudas habituais.[6] Como exemplo, estudos histopatológicos de úlceras venosas das pernas demonstram uma borda de epiderme hiperproliferativa com queratinócitos adensados, confinando uma base de úlcera coberta por exsudato preenchido por debris necróticos.[6] Onde deveria haver tecido de granulação há vasos circundados por "cuffs" (anéis ou halos) de fibrina (possivelmente em resposta à hipertensão venosa), com poucos novos vasos e, se presentes, alguns miofibroblastos.[6] Geralmente há a presença de um intenso infiltrado inflamatório, em particular de neutrófilos, e essas células podem ser fenotipicamente diferentes dos seus equivalentes na cicatrização de ulcerações agudas (< 3 meses).[6]

Frequentemente, a hiperpigmentação é uma consequência do recrutamento de melanócitos que ocorre no local da úlcera e persiste mesmo após a úlcera ter cicatrizado.[6] A nível molecular, os queratinócitos das bordas da úlcera (crônica) expressam uma assinatura gênica, a qual reflete um estado de ativação proliferativa parcial, com vários genes do ciclo celular – incluindo as ciclinas – se apresentando hiperregulados, porém com supressão dos reguladores da finalização e da p53.[6] Isso pode explicar a hiperproliferação epidérmica nas bordas de úlceras crônicas.[6] Os fibroblastos dessas úlceras parecem senescentes, com capacidade migratória diminuída, e pouco responsivos aos sinais de fatores de crescimento, o que é refletido nos níveis dramaticamente reduzidos de receptores TGF-beta e na cascata sinalizadora de componentes metabólicos observados nas biópsias de úlceras que não cicatrizam.[6] Também há nessas úlceras um maior nível de metaloproteinases (MMPs) degradadoras em relação às ulcerações agudas.[6]

Assim, a inflamação crônica e persistente é a marca crucial da maioria das úlceras, enquanto nas ulcerações agudas, há uma via natural de resolução da resposta inflamatória.[6] É evidente que há uma clara dificuldade de se distinguir se a abertura contínua da ferida com exposição a agentes infecciosos é a causa da inflamação crônica, ou vice-versa, ou ambos.[6] Em algumas úlceras, uma maior linhagem celular pode ser indicativa de um melhor prognóstico, em termos de resolução e cicatrização.[6] Por exemplo, nas úlceras do pé diabético, um número aumentado de células de langerhans na epiderme se associa a um desfecho melhor na cicatrização.[6]

Entretanto, em geral, um maior influxo e retenção de células do sistema imune inato nas úlceras provavelmente se correlaciona com a inibição de muitos processos de reparação no tecido.[6] Dessa forma, parece que nas úlceras as atividades bactericidas e fagocíticas estão reduzidas, em comparação com os processos de reparação de ulcerações agudas.[6]

O acúmulo de debris necróticos na úlcera pode resultar dessa capacidade fagocítica reduzida, e o debridamento mecânico das úlceras pode criar uma área de ferida revitalizada que reinicia o processo de reepitelização.[6] Quase certamente as floras microbiana, bacteriana, fúngica ou mesmo viral que atuam como patógenos e mesmo um número excessivo de comensais podem representar o elo-chave na modulação da eficiência da cicatrização, tanto pelas suas ações sobre os queratinócitos quanto pelos fibroblastos da ferida, ou indiretamente modulando a resposta inflamatória.[6]

FATORES PREDISPONENTES OU DE RISCO PARA A FORMAÇÃO DE ÚLCERAS

Há vários fatores de risco para o desenvolvimento de úlceras nos membros inferiores,[4] os quais se encontram listados no Quadro 6.3.

Uma vez tendo ciência do amplo espectro etiológico das úlceras dos membros inferiores, faz-se mister, quando as medidas terapêuticas soa inefetivas para a etiologia proposta, ou mesmo quando as diagnoses clínica e laboratorial não sugerem a etiologia, a execução de biópsias da úlcera, a fim do exame histopatológico auxiliar e esclarecer a natureza do processo etiológico, ou mesmo afastar a presença de uma neoplasia maligna, a qual pode estar oculta como causa da ulceração. A exclusão de malignidade é de suma importância, especialmente no caso de úlceras com evolução de mais de seis meses, que não respondem a tratamentos locais convencionais, como curativos e limpeza local.

PROTOCOLO DE INVESTIGAÇÃO PARA ÚLCERAS

Dentre os vários protocolos propostos na literatura para um guia diagnóstico das úlceras das pernas e dos pés, o mais racional é o adotado pelo Departamento de Dermatologia do John Hopkins Hospital (EUA), o qual é detalhado no Quadro 6.4.[3]

Quadro 6.3 Fatores de risco relacionados com o desenvolvimento de úlceras nas pernas.

Úlceras venosas	• Gênero masculino • Idade > 55 anos • Presença de refluxo nas veias perfurantes e veias profundas, obstrução das veias profundas e combinação de refluxo e obstrução • Histórico de úlcera prévia • História de trombose venosa superficial e/ou profunda e embolia pulmonar • Histórico de pais com úlceras nos tornozelos e histórico familiar de insuficiência venosa • Várias gestações • Lipodermatosclerose grave • Tempo desde o primeiro episódio de ulceração ≥ 2 anos • Doença esquelética ou articular nos membros inferiores • Alto índice de massa corpórea • Sedentarismo
Úlceras arteriais	• Idade avançada • Diabete melito • Tabagismo • Hipertensão • Dislipidemia • Obesidade
Úlceras de pressão	• Imobilização • Idade avançada • Reposicionamento no leito ou cadeira infrequente • Má nutrição ou bubnutrição • Alterações cognitivas • Tabagismo • Etnia Aro-americana • Doenças sistêmicas como anemia ou doença respiratória • Ausência do uso de dispositivos que aliviem a pressão • Incontinência urinária e/ou fecal
Úlceras do pé diabético	• Presença de neuropatia sensorial • Amputação ou ulceração prévia • Gênero masculino • Calçados inadequados • Derformidade de Charcot ou do artelho • Tempo de diabelte melito instalado longo • Uso de insulinoterapia • Doença arterial periférica concomitante • Problemas visuais • Alto índice de massa corpórea • Reduzida oxigenação cutânea e perfusão baixa nos pés

Quadro 6.4 Guia diagnóstico e investigativo das úlceras dos membros inferiores adaptado do proposto pela Divisão de Imunodermatologia do John Hopkins Hospital (EUA).

Dados da anamnese (pessoal e familiar) e exame físico		Tegumentar, cardiovascular, hematológico, metabólico e neurológico.
Imuno-histopatologia	Biópsia do centro da úlcera	Biópsia profunda utilizando-se a técnica do duplo *punch* para representar o tecido celular subcutâneo. Utilizar um *punch* de 6 mm e depois inserir dentro do orifício um *punch* de 4 mm para alcançar a hipoderme.
		Metade é enviado para a rotina histopatológica e colorações especiais, metade é enviada para imunofluorescência direta (meio de Mitchel) para detectar complemento e imunoglobulinas depositadas.
	Duas biópsias das bordas da úlcera	Uma amostra é enviada para rotina de histopatologia e colorações especiais para fungos e bactérias (incluindo micobactérias).
		Outra amostra é enviada para culturas de fungos e bactérias (incluindo micobactérias).
Estudos laboratoriais		Testes laboratoriais como hemograma completo, velocidade de eritrossedimentação, função hepática, ureia, creatinina, eletrólitos, efetroforese de hemoglobinas e urina I.
		I. Exames para vasculites, incluindo ANCA, fator reumatoide, crioglobulinas, complemento (C3, C4, CH50), fator antinúcleo, anti-DNA dupla hélice, anti-Ro, anti-La.
		II. Exames de trombofilias, incluindo anticoagulante lúpico, anticardiolipinas IgM e IgG, atividade das proteínas do sistema de anticoagulação (antitrombina, proteína C e proteína S), níveis de homocisteína, mutação do fator V (Leiden) e gene da protrombina, dosagem da lipoproteína(a),[7] níveis dos fatores VIII e IX da coagulação.
		III. Avaliação de paraproteinemia, incluindo eletroforese de proteínas, imunofixação de proteínas séricas, níveis de imunoglobulinas séricas e imunofixação de proteínas na urina.
Exames complementares		Ultrassom doppler dos membros inferiores, venoso e arterial e estudos de condução de nervos periféricos dos membros inferiores.

Outra abordagem é proposta pelo grupo de úlceras da Universidade de Miami, Flórida (EUA), em 2015, pelo Professor Robert S. Kirsner e Dra. Alejandra Vivas, os quais focam o direcionamento da investigação etiológica e abordagem terapêutica, sob a topografia da úlcera, nos pés ou nas pernas.[4] A abordagem proposta por esses autores, adaptada para a realidade brasileira, pode ser observada nas Figuras 6.1 e 6.2.

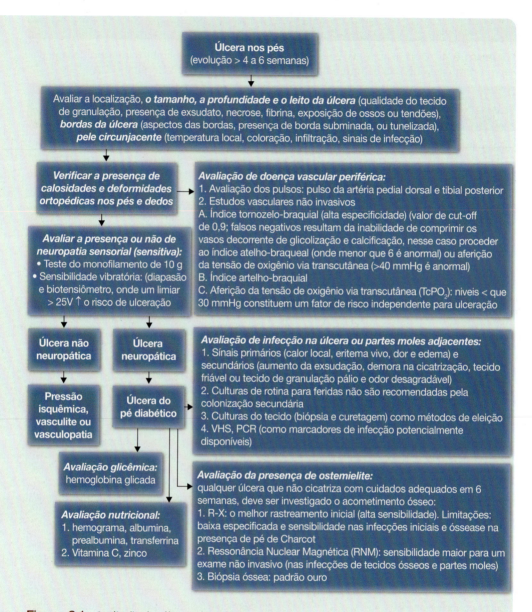

Figura 6.1 Avaliação das úlceras dos pés.

COLONIZAÇÃO, COLONIZAÇÃO CRÍTICA, INFECÇÕES LOCAL E SISTÊMICA

Uma relevante questão em relação às úlceras é a presença de infecção.[8] A definição de infecção aguda e inflamação é baseada nas observações da presença clássica de *rubor et tumor, com calore et dolore* (eritema, edema, calor e dor).[8] A inclusão medieval do *functio lasa*, ou

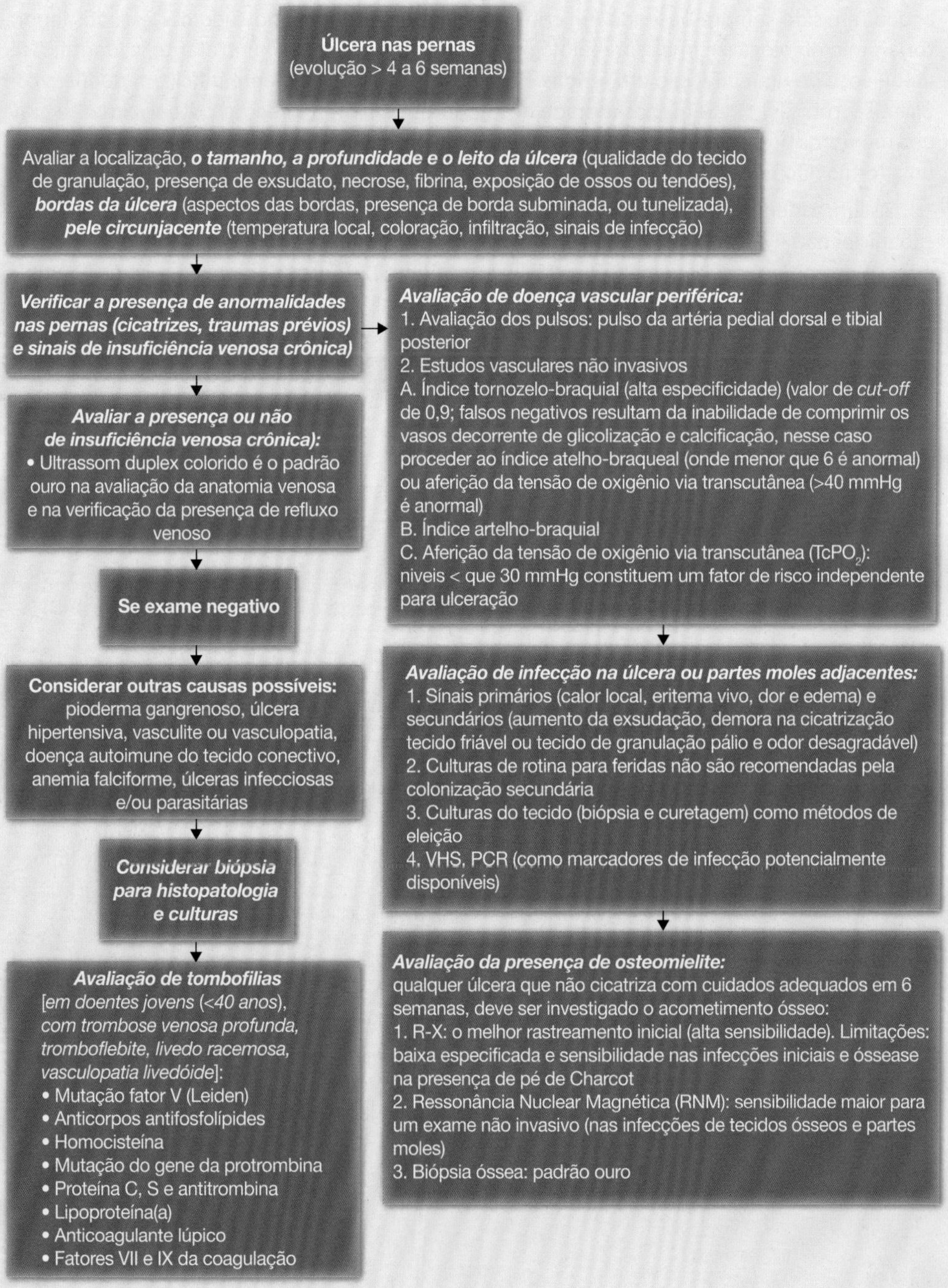

Ulcerações e Úlceras 289

Úlcera nas pernas
(evolução > 4 a 6 semanas)

↓

Avaliar a localização, *o tamanho, a profundidade e o leito da úlcera* (qualidade do tecido de granulação, presença de exsudato, necrose, fibrina, exposição de ossos ou tendões), **bordas da úlcera** (aspectos das bordas, presença de borda subminada, ou tunelizada), **pele circunjacente** (temperatura local, coloração, infiltração, sinais de infecção)

↓

Verificar a presença de anormalidades nas pernas (cicatrizes, traumas prévios) e sinais de insuficiência venosa crônica) →

Avaliação de doença vascular periférica:
1. Avaliação dos pulsos: pulso da artéria pedial dorsal e tibial posterior
2. Estudos vasculares não invasivos
A. Índice tornozelo-braquial (alta especificidade) (valor de *cut-off* de 0,9; falsos negativos resultam da inabilidade de comprimir os vasos decorrente de glicolização e calcificação, nesse caso proceder ao índice atelho-braqueal (onde menor que 6 é anormal) ou aferição da tensão de oxigênio via transcutânea (>40 mmHg é anormal)
B. Índice artelho-braquial
C. Aferição da tensão de oxigênio via transcutânea (TcPO$_2$): níveis < que 30 mmHg constituem um fator de risco independente para ulceração

↓

Avaliar a presença ou não de insuficiência venosa crônica:
• Ultrassom duplex colorido é o padrão ouro na avaliação da anatomia venosa e na verificação da presença de refluxo venoso

↓

Se exame negativo

↓

Considerar outras causas possíveis:
pioderma gangrenoso, úlcera hipertensiva, vasculite ou vasculopatia, doença autoimune do tecido conectivo, anemia falciforme, úlceras infecciosas e/ou parasitárias

↓

Considerar biópsia para histopatologia e culturas

↓

Avaliação de infecção na úlcera ou partes moles adjacentes:
1. Sinais primários (calor local, eritema vivo, dor e edema) e secundários (aumento da exsudação, demora na cicatrização tecido friável ou tecido de granulação pálio e odor desagradável)
2. Culturas de rotina para feridas não são recomendadas pela colonização secundária
3. Culturas do tecido (biópsia e curetagem) como métodos de eleição
4. VHS, PCR (como marcadores de infecção potencialmente disponíveis)

↓

Avaliação da presença de osteomielite:
qualquer úlcera que não cicatriza com cuidados adequados em 6 semanas, deve ser investigado o acometimento ósseo:
1. R-X: o melhor rastreamento inicial (alta sensibilidade). Limitações: baixa especificada e sensibilidade nas infecções iniciais e óssease na presença de pé de Charcot
2. Ressonância Nuclear Magnética (RNM): sensibilidade maior para um exame não invasivo (nas infecções de tecidos ósseos e partes moles)
3. Biópsia óssea: padrão ouro

Avaliação de tombofilias
[em doentes jovens (<40 anos), com trombose venosa profunda, tromboflebite, livedo racemosa, vasculopatia livedóide]:
• Mutação fator V (Leiden)
• Anticorpos antifosfolípides
• Homocisteína
• Mutação do gene da protrombina
• Proteína C, S e antitrombina
• Lipoproteína(a)
• Anticoagulante lúpico
• Fatores VII e IX da coagulação

Figura 6.2 Abordagem diagnóstica das úlceras das pernas.

perda funcional resultante do edema ou da dor, é agora acrescido. O diagnóstico de infecção aguda tem sido sempre baseado em critérios clínicos, embora suportado por estudos laboratoriais microbiológicos, imagem radiológica e outras modalidades.[8] Entretanto, a identificação inequívoca de uma infecção em feridas é um desafio, particularmente difícil em doentes com úlceras (crônicas).[8] Pelo menos metade dos doentes com uma infecção potencialmente grave nos membros pode não manifestar sinais sistêmicos de infecção, e a vastidão de bactérias em uma ferida não necessariamente prova a presença de uma infecção.[8]

Assim, a identificação precoce de infecção na úlcera é importante, pois quando uma infecção inicial não é detectada pode evoluir para celulite, linfangite com linfadenopatia, bacteremia, síndrome da resposta inflamatória sistêmica (SIRS), síndrome da disfunção de múltiplos órgãos (MODS) e falência de órgãos, sepse e óbito (Quadros 6.5 e 6.6).[8]

Quadro 6.5 Componentes da síndrome da resposta inflamatória sistêmica (SIRS): a presença de dois deles constitui a SIRS.

Componente	Valores
Febre	> 38 °C (ou < 36 °C)
Taquipneia	> 20 movimentos respiratórios por minuto (ou $PaCO_2$ < 4,2 kPa)
Taquicardia	> 90 batimentos cardíacos por minuto
Leucometria	12 x 10^9 células L^{-1} (ou < 4 x 10^9 células L^{-1})

Quadro 6.6 Definições de sepse, síndrome da disfunção de múltiplos órgãos e choque séptico.

Sepse é a síndrome de resposta inflamatória sistêmica com infecção documentada.

Sepse grave, ou síndrome séptica, com evidência de disfunção de órgãos tem as seguintes características:

Cardiovascular	Respiratório	Renal	Sistema nervoso central	Gastrintestinal	Hematológico	Metabólico
resistência vascular sistêmica < 800 dyne s^{-1} cm^{-3} ou lactato > 1,2 mmol L^{-1}	Aumento da pressão expiratória positiva final, PaO_2/FiO_2 < 30; PaO_2 < 9,3 kPa. FiO_2 = fração de oxigênio inspirada	Fluxo urinário menor do que 120 mL por 4 horas; elevação da ureia ou creatinina	Escala de coma Glasgow < 15 sem sedação	Ulceração por estresse, disfunção do íleo ou hepática	Coagulopatia, trombocitopenia	Resistência a insulina

Choque séptico é a sepse grave refratária ao uso de fluidos e agentes inotrópicos que mantêm a pressão arterial média.

Nas úlceras (crônicas), pode haver um continuum que caminha da contaminação para a colonização até infecção local e infecção sistêmica – a qual pode determinar SIRS, MODS e óbito, tal qual nas feridas ou ulcerações agudas).[8] A fase de pré-infecção tem sido denominada "colonização crítica".[8] A progressão ou ausência de controle de uma colonização crítica pode ser decorrente da formação de um biofilmemicrobiano não controlado.[8] Os biofilmes estão presentes em 70% das úlceras (crônicas) e também nas ulcerações agudas, em que eles causam o risco de infecção tardia.[8] As infecções por estafilococos coagulase-negativos, multirresistentes, geralmente ocorrem por essa via.[8] Os biofilmes são formados por um glicocálice complexo protetivo produzido pela comunidade bacteriana, o qual a protege das defesas do hospedeiro e da terapia antimicrobiana, via antissépticos tópicos ou sistêmicos (antibióticos).[8] Esse biofilme persistindo sobre a úlcera ou dentro dela pode induzir a um estado prolongado de resposta inflamatória do hospedeiro (por meio do estímulo de neutrófilos e macrófagos) causando liberação prolongada de óxido nítrico, citocinas inflamatórias e radicais livres, ativação de imunocomplexos e complemento, levando a um retardo na cicatrização.[8]

A presença de biofilme em uma úlcera (crônica) tem sido pautada em algumas características:[8]

1. Evidência microbiológica de uma infecção localizada ou associada a corpo estranho;
2. Evidência por microscopia confocal ou eletrônica de agregação bacteriana/glicocálice nas biópsias das úlceras;
3. Infecção recorrente em uma úlcera com organismos que sejam clonalmente idênticos;
4. História documentada de infecção persistente apesar do uso de dose correta e duração adequada de um antimicrobiano;
5. Presença de sinais locais ou sistêmicos e sintomas de infecção (Quadros 6.5 e 6.6), que melhoram depois de terapia antimicrobiana, mas recorrem ao término do tratamento; e
6. Úlcera com leito intensamente exsudativo ou coberto com material necrótico ou "fibrinoso" que necessita de debridamentos repetidos.[8]

No Quadro 6.7, podemos verificar os sintomas e os sinais de infecção em úlceras.

Quadro 6.7 Características de infecção em úlceras.

- Tecido de granulação anormal (hipergranulação "vascular" excessiva)
- Sangramento de tecido de granulação friável na superfície da úlcera
- Traves ou pontes epiteliais no tecido de granulação entremeado
- Piora da úlcera e aumento no seu tamanho
- Alterações na coloração do leito da úlcera do verde ao amarelo ou negro
- Aumento de sinais inflamatórios e formação de abscesso
- Maior intensidade do odor
- Aumento na dor
- Aumento na exsudação e meceração da pele circunjacente
- Retardo na cicatrização (além do esperado para a etiologia)

Como um guia prático para quando se utilizar antibióticos no tratamento de uma infecção em úlcera (crônica), podemos consultar o Quadro 6.8.

Quadro 6.8 Quando se utilizar antibióticos em úlceras com infecção.

- Aumento do microbioma (colonização crítica fora de controle)
- Celulite
- Linfangite ou linfadenopatia
- Osteomielite
- Bacteremia
- Síndrome da resposta inflamatória sistêmica e sepse potencialmente fatal e disfunção de múltiplos órgãos
- Patógenos definidos (estreptococo beta-hemolítico)
- Grande número de bactérias (colonização crítica/infecção)
- Defesas do hospedeiro diminuídas (diabete melito ou imunossupressão)

Assim, três recomendações devem ser levadas em conta quando envolvem o uso de antibióticos em úlceras:[8]

1. Antibióticos sistêmicos devem ser reservados para feridas clinicamente infectadas ou úlceras;
2. Os antibióticos selecionados ao uso devem refletir a atual epidemiologia microbiana da infecção da úlcera dentro de cenários clínicos específicos, tendo em mente que há maior prevalência de resistência bacteriana dentro dessa população de doentes; e
3. Agentes tópicos devem ser usados somente para reduzir o aumento do microbioma na úlcera e a colonização crítica, e não tratar a infecção.

Em adição, antissépticos podem ser utilizados em conjunção com antibióticos, particularmente a solução de chlorhexidine a 0,05%, a qual pode reduzir o crescimento do microbioma tanto de Gram-positivos como de Gram-negativos em uma proporção de 5 para 6 *logs*.[8]

ÚLCERAS VENOSAS

A ulceração venosa é causada por um aumento na pressão do sistema venoso.[2] A principal causa da hipertensão venosa é a insuficiência das válvulas do sistema venoso profundo e das veias perfurantes inferiores.[2] A isso se adiciona a falência do sistema de bomba da musculatura da panturrilha nas pernas, a qual impulsiona o fluxo venoso, o qual nesse caso está comprometido com um fluxo anormal retrógrado ou refluxo.[4] Assim, a insuficiência venosa crônica (IVC) conduz ao desenvolvimento de uma hipertensão venosa mantida, a qual resulta na distensão das paredes capilares e na permeação por meio delas de macromoléculas, tais como o fibrinogênio, nos tecidos da derme e no tecido celular subcutâneo.[4]

Por outro lado, mesmo com válvulas venosas intactas, na presença de uma contração muscular ausente (como no caso de imobilização ou paresia) pode também ocorrer edema e ulceração, uma condição conhecida como "síndrome das pernas pendentes".[2] A insuficiência valvar pode ser adquirida em decorrência de uma síndrome pós-trombótica ou causada por fraqueza congênita das valvas ou dos vasos venosos.[2]

O fibrinogênio extravasado para o meio extravascular na pele e subcutâneo se polimeriza formando fibrina, a qual se deposita na forma de anéis (*cuffs*) de fibrina perivasculares, os quais hipoteticamente comprometem a difusão de oxigênio e nutrientes aos tecidos, resultando em hipóxia e formação consequente da ulceração espontânea ou ao mínimo trauma local.[4] Outra hipótese adicional consiste na "hipótese do confinamento leucocitário", em que se sugere que ocorra uma marginação dos leucócitos na parede dos capilares, atuando como uma barreira física e liberando enzimas proteolíticas, citocinas, radicais livres e fatores quimiotáxicos, os quais podem causar posterior permeabilidade capilar elevada.[4]

Os sintomas clínicos da IVC são constituídos por edema, hipercrômia, lipodermatosclerose e atrofia branca (de Milian), precedendo à ulceração.[2] A nível microvascular, as observações são de microlinfangiopatia, dilatação de grandes vasos linfáticos, dilatação e alongamento de capilares, oclusão de capilares por microtrombos ou leucócitos, redução do número de capilares funcionais, aumento da permeabilidade capilar, perda de proteínas plasmáticas e mesmo hemácias, o que ocasiona o acúmulo de ferro no interstício (hemossiderófagos, que os fagocita), deposição de fibrina e permeação e crescimento dos fibroblastos ao longo das fibrilas de fibrina.[2] No Quadro 6.9, detalhamos os diversos sinais e sintomas da estase venosa crônica nos membros inferiores. Nas Figuras 6.3 a 6.11, foram demonstrados aspectos de sinais resultantes da estase venosa crônica nos membros inferiores.

Quadro 6.9   Sintomas e sinais da estase venosa crônica nos membros inferiores.

Sintomas	Sinais cutâneos
Irritação cutânea	Edema
Prurido	Telangiectasias
Sensação de peso nas pernas	Eritema
Sensação de inchaço nas pernas	Veias reticulares
Inchaço vespertino nas pernas	Eczema
Dor	• Púrpura de estase • Veias hipodérmicas (varicosas) • Atrofia branca de Milian • Úlcera • Lipodermatosclerose • Cicatrizes • Acroangiodermatite • Hiperpigmentação

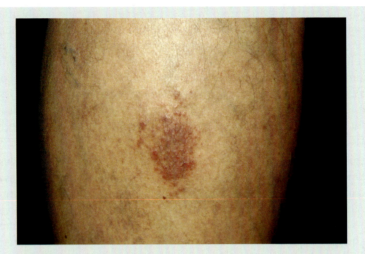

Figura 6.3 Eczema de estase em fase inicial.

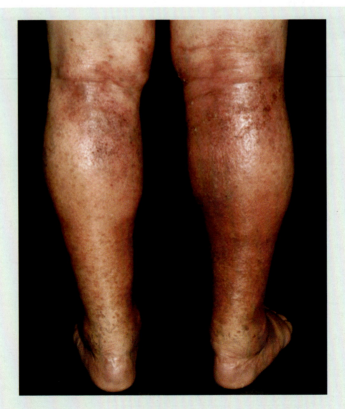

Figura 6.4 Eczema de estase ocupando quase toda a extensão das pernas.

Ulcerações e Úlceras 295

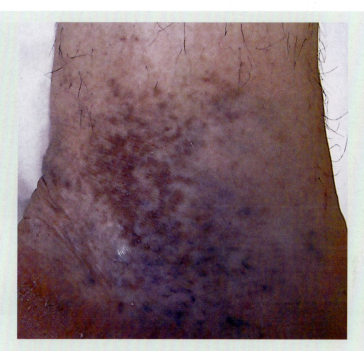

Figura 6.5 Dermatite ocre corona flebectásica no maléolo medial.

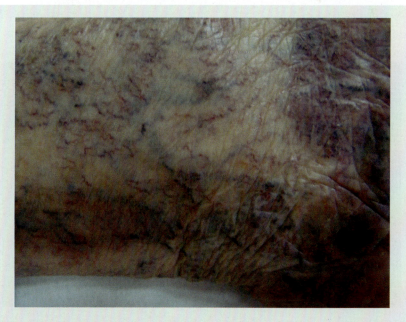

Figura 6.6 Telangiectasias e veias reticuladas.

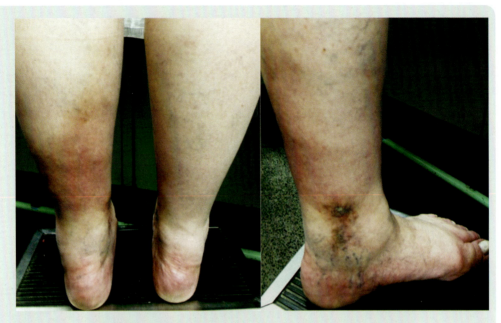

Figura 6.7 Lipodermatosclerose.

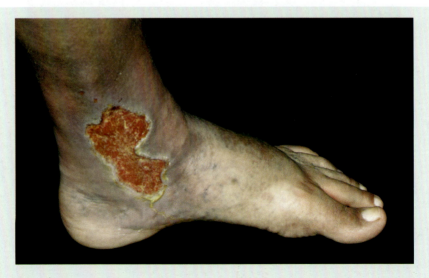

Figura 6.8 Úlcera de estase venosa.

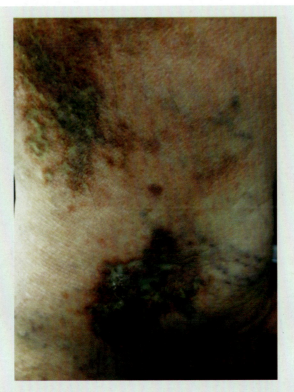

Figura 6.9 Atrofia branca de Milian.

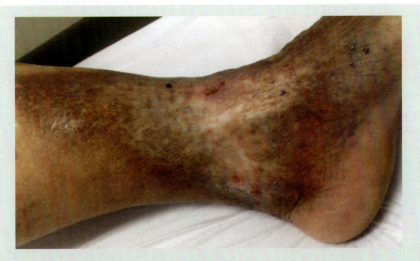

Figura 6.10 Fibrose resultante de cicatrização de úlcera de estase de longa data.

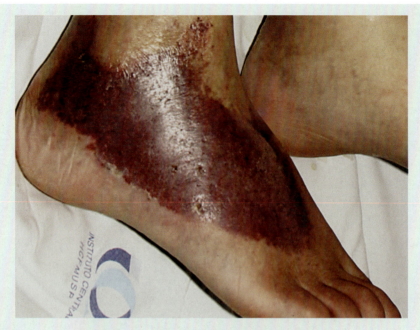

Figura 6.11 Acroangiodermatite.

A acroangiodermatite (AAD) (Figura 6.11) consiste em uma rara desordem vasoproliferativa, geralmente nos membros inferiores, associada a um número de doenças vasculares adquiridas e congênitas.[9] Em 1962, Kopf e Gonzalez foram os primeiros autores a descrever uma cons denominada "angiopatia displástica congênita".[9] Em 1965, Mali relatou uma forma de angiodermatite que acometia especialmente os membros inferiores, decorrente de insuficiência venosa crônica (IVC), e que do ponto de vista histopatológico lembrava o sarcoma de Kaposi, adotando então o termo acroangiodermatite (AAD).[9] Em 1967, Stewart, Bluefarb e Adms relataram a mesma condição associada a uma malformação arteriovenosa (MFAV) congênita, e em 1974 Eahart também relatou um caso de MFAV congênita e sugeriu o nome de "pseudossarcoma de Kaposi".[9]

A lesão clinicamente se caracteriza por um aspecto peculiar de placa maculo-papulosa na porção extensora dos dedos ou dos pés.[9] Ocasionalmente há o surgimento de úlceras nessas placas, as quais ocorrem em áreas não submetidas a pressão direta sobre a pele.[9] Todos doentes descritos tinham hipertensão venosa nos dedos dos pés que não diminuía ao exercício físico.[9] Assim, a AAD tem sido relatada em associação com a síndrome de Klippel-Trenaunay, após fístula arteriovenosa para hemodiálise, em pacientes com pernas paralisadas e em amputados com próteses mal adaptadas.[9]

Apenas uma pequena proporção de doentes com IVC desenvolve AAD.[9] Várias hipóteses foram aventadas para sua origem:

1. proliferação de fibroblastos e pequenos vasos secundária à alta perfusão venosa nos tecidos;

2. presença de prostaglandina E1 (PGE1) ou fator heparina-símile, os quais têm uma atividade promotora de angiotensina como responsável pelo desenvolvimento das lesões; e
3. um possível microtrauma desencadeando um estado hiperproliferativo.[9]

A histopatologia da AAD lembra o sarcoma de Kaposi, uma vez que ambas as condições demonstram a proliferação de pequenos vasos sanguíneos e fibroblastos, hemácias extravasadas e depósitos de hemossideriona dentro da derme.[9]

No entanto, a regularidade dos vasos, a ausência de fendas vasculares e a relativa escassez de células inflamatórias e a presença de um edema dérmico mais pronunciado, hemácias extravasadas e hemossiderina diferenciam a AAD do sarcoma de Kaposi verdadeiro.[9] Alguns autores referiram melhora com stanazolol, eritromicina ou dapsona, além da terapia compressiva.[9]

As alterações funcionais consistem na reversão, redução e estagnação do fluxo sanguíneo nos capilares na pele pré-necrótica, aumento na pressão capilar, aumento no fluxo da rede capilar da derme reticular profunda, aumento no fluxo do *shunt* arteriovenoso próximo à ulceração e diminuição da pressão cutânea de oxigênio nas áreas de risco.[2]

Há uma íntima relação entre rarefação capilar vascular, hipóxia cutânea, ausência de reserva vascular cutânea e progressão clínica das alterações tróficas cutâneas que constituem as alterações fundamentais, que conectam a microangiopatia cutânea com a hemodinâmica patológica nas grandes veias e o desenvolvimento de dermopatia decorrente da congestão venosa crônica.[10] A microangiopatia surge antes das alterações tróficas da pele se estabelecerem.[10] Quando as úlceras cicatrizam em um período curto (< 6 semanas), observa-se concomitantemente um aumento no número de capilares.[10]

A microangiopatia piora em proporção linear à gravidade clínica da IVC, de forma que se observa uma diminuição do número de capilares, decorrente de tromboses capilares, alterações glomérulo-símile e deformidades tortuosas na morfologia capilar (Figuras 6.12 a 6.17), uma redução no conteúdo de O_2 ($TcpO_2$) na pele, aumento da permeabilidade dos capilares a moléculas de alto peso molecular, fluxo sanguíneo subcutâneo elevado e redução da reserva vascular.[10]

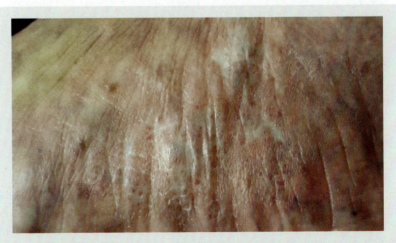

Figura 6.12   Aspecto da pele de doente com insuficiência venosa crônica e atrofia branca.

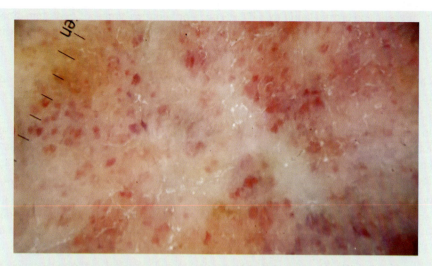

Figura 6.13 Aspecto do exame com dermatoscópio (aumento de 15x) demonstrando vasos com aspecto glomérulo-símile e tortuosos ao redor de cicatriz branca de artrofia branca, avascular, no doente com insuficiência venosa crônica.

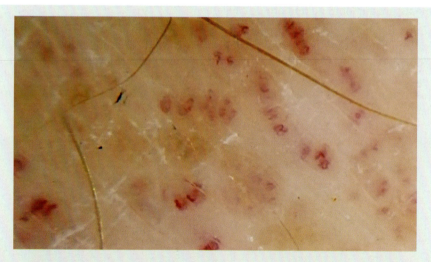

Figura 6.14 Detalhe dos vasos alongados, dilatados e tortuosos na insuficiência venosa crônica, os quais são disfuncionais.

Assim, esses picos de pressão venosa elevada patologicamente são os efetores decisivos da destruição dos capilares nutridores funcionais na pele, em adição aos anéis de fibrina depositados ao redor dos vasos capilares da pele e ao sequestro de leucócitos na área afetada.[10] Um padrão similar de microangiopatia tem sido descrito na doença arterial periférica oclusiva (isto é, na isquêmica crítica do membro), na qual encontra-se rarefação capilar, dilatação capilar, hipóxia cutânea e ausência de reserva vascular e regulação do fluxo na pele.[10] Desta forma, a nível do fluxo sanguíneo cutâneo, as consequências dos graves distúrbios do suprimento sanguíneo, por um lado, com drenagem sanguínea ineficaz, por outro, com suprimento sanguíneo arterial insuficiente, produz um padrão microcirculatório muito similar na estase venosa grave.[10]

Na IVC, a viscosidade do plasma, a agregação de eritrócitos e sua plasticidade estão patologicamente alteradas, especialmente no fluxo venoso do dorso do pé.[10] A carga ortostática piora as características do fluxo sanguíneo ainda mais.[10]

Os exames laboratoriais na IVC e na úlcera de estase podem indicar anemia, elevação da velocidade de hemossedimentação, deficiência de ferro, deficiência de zinco, diminuição da atividade fibrinolítica, aumento da viscosidade do plasma e do sangue total, ou desordens de coagulação predispondo à trombose.[2] No passado, alguns desses fenômenos observados, como a intercomunicação arteriovenosa (*shunting*) do sangue próxima à ulceração, os anéis de fibrina, o acúmulo de ferro, o acúmulo leucocitário, a diminuição da atividade fibrinolítica, a ligação do fator de transformação beta (TGF-β) e outros fatores de crescimento com macromoléculas– a fibrina e α-macroglobulina, além de diversas outras respostas inflamatórias danificando a rede vascular dérmica –,eram compreendidos como "a causa final da ulceração venosa".[2] No entanto, ainda se debate se essas alterações constituem a causa da doença ou epifenômeno.[2] A maioria dos autores entende que as alterações hemodinâmicas no leito microvascular são suficientes para explicar a ulceração venosa.[2]

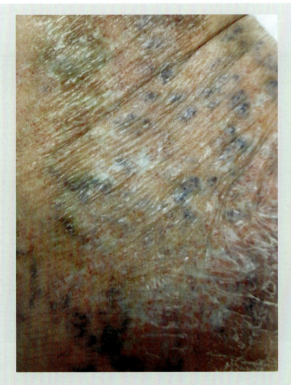

Figura 6.15   Estase venosa crônica e atrofia branca de Milian na pele do pé.

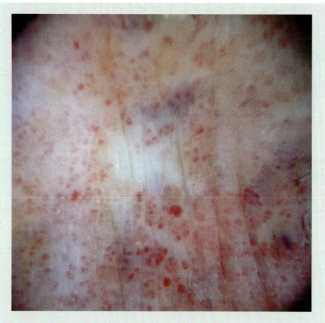

Figura 6.16 Dermatoscopia da estase venosa, com áreas de cicatriz nacarada (atrofia branca de Milian) e capilares glomérulo-símile.

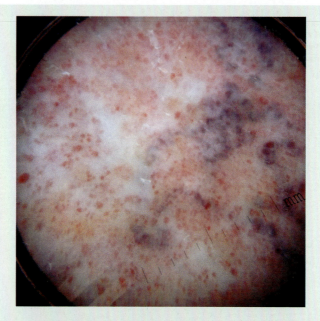

Figura 6.17 Dermatoscopia da estase venosa, com áreas de cicatriz nacarada (atrofia branca de Milian), de forma estrelada e sem vascularização interna, e na periferia capilares glomérulo-símile. Observar no subcutâneo veias reticuladas.

Os capilares, originariamente concebidos como um sistema de baixa pressão, nessa condição se encontram malformados pelo aumento de tensão no sistema venoso, especialmente em decorrência das ondas de pressão retrógrada, durante as contrações da bomba muscular da panturrilha no sistema profundo insuficiente.[2] Assim, as alterações capilares representadas por dilatação e alongamento, por si, conduzem a uma redução ou lentificação do fluxo sanguíneo, condições reológicas alteradas, confinamento e agregação de células e, finalmente, formação de microtrombos e oclusão dos capilares.[2]

Somam-se a esses fenômenos patogênicos um aumento da pressão no sistema venoso, o qual aumenta a passagem transendotelial e interendotelial capilar, ocasionando um edema rico em proteínas, que por si só contribui para as hipóxias celular e tecidual, uma vez que isso simplesmente aumenta a distância de difusão que o oxigênio precisa transpor em torno dos capilares nutridores.[2] No final do processo, isso resulta em fibrose e edema cutâneo em que um número considerável de capilares funcionais é perdido, enquanto os remanescentes são disfuncionais e malformados.[2] O mínimo trauma ou uma infecção nessas condições locais adulteradas pela estase venosa crônica promove um distúrbio no balanço entre suprimento de oxigênio e consumo, desenvolvendo-se uma úlcera que não cicatriza.[2]

A classificação em graduação da estase venosa pode ser consultada no Quadro 6.10.

Quadro 6.10 Classificação clínica da estase venosa crônica.

Classe		Definição	Comentários
C0		Ausência de sinais visíveis e palpáveis de doença venosa	
C1		Telangiectasias, veias reticulares, eritema maleolar	Telangiectasias = veias intradérmicas dilatadas $\leq$ 1 mm de diâmetro
			Veias reticulares = veias subdérmicas dilatadas e não palpáveis $\leq$ 3 mm de diâmetro
C2		Veias varicosas	Veias hipodérmicas dilatadas e palpáveis $\geq$ 3 mm de diâmetro
C3		Edema sem alterações cutâneas	
C4	C4A	Alterações cutâneas atribuídas à doença venosa	Pigmentação, eczema de estase ou ambos
	C4B		Lipodermatoesclerose, cicatrizes do tipo Atrofia Branca ou ambos
C5		Alterações cutâneas com úlcera cicatrizada	
C6		Alterações cutâneas com úlcera ativa	

A = Assistomática; S = Sintomática; dor, sensação de peso nas pernas, sensação de inchaço e/ou irritação cutânea.

As úlceras venosas nas pernas (UVP) geralmente se apresentam no terço inferior da perna (área da bota), particularmente sobre o maléolo medial ou acima dele, mas podem também aparecer lateralmente ou posteriormente, e por vezes circundar a perna.[4] As UVP frequentemente são superficiais, assim raramente acometem o plano tecidual dos tendões ou ossos, usualmente exsudativas, com material fibrinoso referido como pegajoso.[4] Os pacientes têm evidência, em geral, de doença venosa, representada por veias varicosas ou telangiectasias em aranha, ou edema compressível, típico de pernas pendentes, que melhora com a elevação das pernas.[4] Além disso, uma tonalidade vermelho-acastanhada da pele ao redor da úlcera pode ocorrer, representando a deposição de hemossiderina e melanina, além do eczema (dermatite) de estase venosa.[4] A doença de longa evolução pode produzir uma paniculite que resulta em alterações fibróticas na pele denominada lipodermatosclerose, a qual conduz ao aspecto de "garrafa de champagne invertida" a perna.[4] Outra característica comum é o surgimento de cicatrizes estreladas aporcelanadas com despigmentação circujacente e telangiectasias, denominada "atrofia branca de Millian", a qual ocorre mesmo em áreas não previamente ulceradas.[4] Apesar dos doentes terem um alto risco de celulite infecciosa, a prevalência de osteomielite é baixa, bem como o risco de amputação.[4]

A prioridade no tratamento das úlceras venosas e a prevenção de novas úlceras residem no controle do edema, por terapia de compressão adequada.[2] No entanto, o estudo por ultrassom doppler venoso e arterial é sempre realizado de rotina nos doentes com suspeita de UVP, a fim de avaliar a presença de refluxo venoso, trombose venosa profunda e doença venosa superficial, com o objetivo de também verificar a presença adequada de circulação arterial, a fim de instituir uma terapia compressiva apropriada.[4] O objetivo do tratamento é reverter os efeitos da hipertensão venosa mantida, e o tratamento almeja a cicatrização da úlcera, a redução do edema e da dor, a melhora da lipodermatosclerose e a prevenção de recorrências.[4]

O simples método de elevação das pernas acima do nível do coração por 30 minutos, várias vezes ao dia, reduz o edema e melhora a microcirculação.[4] No entanto, na doença avançada, a terapia de compressão é necessária e considerada o principal passo terapêutico.[4] Ela melhora o fluxo venoso e a drenagem linfática, reduz a pressão venosa superficial e o refluxo, enquanto aumenta a pressão hidrostática local, resultando na redução da sobrecarga de volume no sistema venoso, redução no edema e diminuição no extravasamento de macromoléculas.[4] Além disso, a compressão melhora a fibrinólise, prevenindo o bloqueio de importantes mediadores na cicatrização da ferida e diminuindo a taxa de recorrência das ulcerações.[4]

A compressão por bandagem adequada é da ordem de 35 mmHg a 40 mmHg, sendo a bandagem trocada semanalmente, a menos que uma quantidade excessiva de drenagem exsudativa necessite de trocas mais constantes.[4] Sistemas de bandagem multilaminados são mais úteis, uma vez que propiciam a pressão mantida quando aplicados corretamente e têm capacidade de absorver exsudatos, requerendo trocas menos frequentes.[4]

Os doentes que aderem ao tratamento compressivo têm uma maior taxa de cicatrização e diminuição nas recorrências.[4] As contraindicações relativas são a insuficiência arterial e a insuficiência cardíaca descompensada, além do índice de pressão do tornozelo braquial dever ser superior a 0,8.[2,4] Além disso, a compressão deve ser aplicada com cautela em doentes com diabete melito, os quais podem ter insuficiência arterial e neuropatia combinadas.[2]

Nos casos selecionados, a realização de cirurgia de veias superficiais e perfurantes, bem como procedimentos minimamente invasivos como a ablação endovenosa por laser ou radiofrequência, pode melhorar a cicatrização da úlcera e diminuir as taxas de recidivas.[4] A insuficiência das veias perfurantes, especialmente as veias de Cockett, constitui ponto relevante hemodinamicamente, uma vez que são elas que transmitem a alta pressão para a pele suprajacente, e elas podem ser ligadas por incisões múltiplas ou via endoscópica. No entanto, embora o valor desse procedimento na presença de insuficiência venosa profunda ainda seja duvidoso,[2] aparentemente ele é útil para evitar-se a progressão da lipodermatosclerose. A pentoxifilina e os agentes flavanoides, como a hesperidina+diosmina, têm sido empregados como terapia adjuvante à compressão na estase venosa crônica.

DOENÇA ARTERIAL NOS MEMBROS INFERIORES

São considerados fatores de risco para oclusão aterosclerótica o diabete melito (aumenta em 4 a 5 vezes o risco de doença arterial periférica), o tabagismo, a hiperlipidemia, a hipertensão arterial sistêmica, a obesidade e a idade avançada.[2] Atualmente vários estudos têm correlacionado o aumento de risco de doença arterial periférica com elevação nos níveis séricos da lipoproteína(a) [Lp(a)], um fator determinado geneticamente, em especial entre americanos de origem hispânica,[11] tendo outros autores encontrado também associação entre doença arterial periférica (DAP) em indivíduos com níveis séricos elevados da Lp(a), apolipoproteína(a) [apo(a)] de baixo peso molecular e polimorfismo de nucleotídeo único (SNP) rs10455872.[12]

A DAP e sua oclusão aterosclerótica geralmente pode comprometer o território inteiro femoropoplíteo, incluindo ramos distais importantes como a artéria peroneal, tibial anterior e tibial posterior, e ainda ocasionar um dano distal extenso e relevante.[2] Desta forma, pode haver também acometimento exclusivo de ramos arteriais pequenos, ocasionando infartos limitados apenas à pele e tecido celular subcutâneo, com um relativo bom prognóstico.[2]

A aterosclerose progressiva é a etiologia mais comum da DAP, na qual as artérias se tornam estenosadas, como resultado da deposição de lípides na parede vascular arterial, frequentemente devido aos altos níveis de colesterol e triglicérides circulantes e agravados pelo tabagismo, pobre controle da hipertensão arterial, do diabete melito, entre outras causas já citadas.[4] As artérias são insuficientes para entregar as demandas de oxigênio e nutrientes as pernas e pés, ocasionando um colapso nos tecidos.[4] Qualquer processo que resulte em obstrução do fluxo arterial pode resultar em úlcera arterial (em geral, doença microtrombótica, anemia falciforme, vasculites).[4]

A classificação de Rutherford consiste em um sistema clínico de estadiamento da doença arterial periférica (Quadro 6.11).[4]

Quadro 6.11 Classificação de Rutherford da doença arterial periférica.

Estágio	Características
0	Assintomático
1	Leve claudicação
2	Claudicação moderada
3	Claudicação grave
4	Dor ao repouso
5	Ulceração isquêmica não além da presença apenas de úlceras nos pés
6	Úlcera isquêmica grave ou gangrena franca

O exame físico no doente com úlcera arterial (UA) demonstra a presença de lesão ulcerada mais frequentemente nos dedos, mas pode também estar presente no calcanhar, no tornozelo e em outras partes das pernas, especialmente na sua porção anterior, em que a circulação colateral é mínima.[4] As úlceras geralmente são secas, com uma base pálida composta por pobre tecido de granulação, frequentemente com uma escara necrótica e por vezes com exposição de tendões.[4] A pele da perna e do pé geralmente é pálida, fria e deve-se calcular o índice arterial braquio-podal (IABP) para a artéria dorsal do pé e da tibial posterior.[2]

Em pessoas saudáveis, o IABP é em torno ou acima de 1,0, mas um IABP acima de 0,8 ainda é considerado normal e um parâmetro seguro para se usar terapia compressiva nas úlceras de estase venosa. Em oposição, um IABP abaixo de 0,5 indica insuficiência arterial.[2] Caso a pressão arterial sistólica esteja elevada, deve-se considerar a possibilidade de que as artérias sejam difíceis de comprimir em decorrência de depósitos de cálcio,[2] e isso pode tornar a acurácia do IABP não confiável. A aferição da pressão do 1º artelho e da pressão transcutânea de oxigênio, o Doppler duplex scanning e finalmente a angiografia podem completar a avaliação vascular arterial.[2]

O exame físico vascular deve incluir:

1. aferição da pressão arterial em ambos os braços;
2. palpação dos pulsos carotídeos e ausculta dos ruídos carotídeos;
3. ausculta do abdome e flanco para notar presença de ruídos;
4. palpação dos pulsos das artérias braquial, radial, ulnar, femoral, polítea, dorsal do pé e tibial posterior; e
5. ausculta de ambas as artérias femorais para verificar a presença de ruídos.[13]

O tabagismo persistente aumenta o risco de amputação em doentes com claudicação intermitente, e de forma oposta a parada do hábito de fumar reduz a progressão da DAP em direção à isquemia crítica e reduz o risco de infarto do miocárdio e morte por causas vasculares.[13]

Grandes oclusões necessitam de tratamento cirúrgico, o qual pode implicar revascularização por meio de "bypasses" (anastomoses), usando veias do próprio doente ou enxertos venosos artificiais, ou ainda por meio de procedimentos intravasculares, como a bilatação por balão (angioplastia transluminal percutânea), às vezes combinada a trombólise e colocação de *stents*.[2] De forma ideal, os tecidos necróticos devem ser removidos no mesmo ato operatório e, em alguns casos, retalhos vascularizados podem ser usados para o fechamento dos defeitos cirúrgicos da excisão dos tecidos desvitalizados.[2]

No Quadro 6.12, encontramos as recomendações de tratamento para doentes com doença arterial periférica.[13] Nas Figuras 6.18 e 6.19, pode-se ver avaliação e progressão de pacientes com úlceras periféricas.

Quadro 6.12 Manejo terapêutico da doença arterial periférica (DAP).

- Parada do hábito de fumar (uso de *patches* de nicotina ou antidepressivo bupropiona).
- Tratamento da hipertensão arterial sistêmica com redução dos níveis pressóricos para < 140/90 mmHg e para < 130/80 mmHg em doentes com diabete melito ou insuficiência renal crônica.
- Controle do diabete melito com aferição da hemoglobina glicada (A_{1c}) em níveis menores do que 7%.
- Tratamento da dislipidemia e redução da colesterol tipo lipoproteína de baixa densidade (LDL) < 70 mg/dL. Tratamento da hiper-homocisteína se presente, por ser fator de risco para DAP ou do hipotireoidismo se presente.
- Terapia antiplaquetária com ácido acetilsalicílico ou de preferência clopidogrel.
- Tratamento com um inibidor da enzima conversora da angiotensina.
- Tratamento da doença arterial coronária se presente.
- Uso de estatinas (sinvastatina).
- Tratamento com cilostazol em doentes com claudicação intermitente. Não deve ser usado em doentes com insuficiência cardíaca, clearance de creatinina < 25 mL/min, na presença de conhecida predisposição a sangramentos, ou usado concomitantemente com inibidores do CYP3A4 ou CYP2C19, como cimetidina, diltiazem, eritromicina, cetoconazol, lansoprazol, omeprazol e inibidores da protease do HIV-1.
- Programa de exercícios de reabilitação.
- Cuidados com os pés (calçados, dermatofitoses etc.).

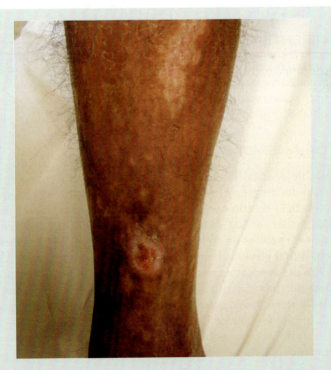

Figura 6.18 Paciente com úlcera por doença arterial periférica (DAP). Ao estudo de ultrassom Doppler arterial não havia fluxo nas artérias tibiais anterior e posterior da perna direita.

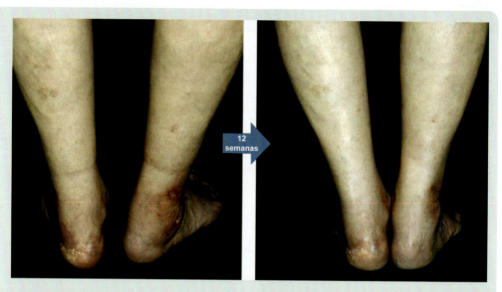

Figura 6.19 Úlceras dos pés e das pernas de etiologia mista, intensamente dolorosas: paciente com diabete melito, hipertensão arterial sistêmica e estase venosa. Uso de cilostazol 200 mg ao dia durante 12 semanas.

ÚLCERAS HIPERTENSIVAS

São úlceras rasas, extremamente dolorosas, com base em geral necróticas, amiúde bilaterais, predominando na face externa das pernas.[2] No exame histopatológico, observa-se intenso processo de hialinização da arteríola, entre o endotélio e a lâmina elástica, ao lado de proliferação endotelial, ocasionando a estenose da arteríola.[2]

ÚLCERAS DA ANEMIA FALCIFORME

Várias formas de anemia (falciforme, talassemia, esferocitose hereditária, deficiência da glicose-6-fosfato-desidrogenase) têm sido associadas a úlceras nas pernas.[2] A doença de células falciformes (DCF) constitui uma discrasia sanguínea hereditária que acomete entre 50.000 e 100.000 pessoas nos EUA.[14] Constitui uma doença crônica e debilitante que acomete desproporcionalmente pessoas de etnia africana.[14] Uma variedade de síndromes falciformes existe: hemoglobina (Hb) genótipo homozigoto (SS) é a forma mais grave, concorrendo para cerca de 60% a 70% das doenças de células falciformes.[14] A ausência por mutação na posição 6 do gene da beta-globina resulta na substituição da valina pelo ácido glutâmico, de forma que a ausência de um aminoácido polar na sexta posição do gene da beta-globulina ocasiona a agregação e distorção da proteína hemoglobina em condições de baixa concentração de oxigênio.[14] As alterações na hemoglobina resultam em eritrócitos em foice com membranas celulares danificadas.[14]

Ulcerações recorrentes e cicatrizes sobre os membros inferiores em doentes de origem africana com DCF foram relatadas inicialmente em 1910.[14] A relação causal entre DCF e as úlceras nas pernas não foi conectada durante anos, sendo na época a maioria das úlceras atribuída à sífilis.[14] Apenas em 1940 Cummer e LaRocco concluíram em seu estudo que *"dentro da prática dermatológica, anemia falciforme deveria ser considerada como uma possível explicação para as úlceras nas pernas"*.[15]

As úlceras das pernas são consideradas uma expressão fenotípica da DCF e se encontram associadas a um aumento na desidrogenase láctica (DHL) e bilirrubinas, bem como no aumento de reticulócitos, todos os quais são marcadores de hemólise em curso.[15] A patofisiologia da ulceração é atribuída à isquemia tecidual vaso-oclusiva, uma função proeminente na deficiência de óxido nítrico (NO) e necrose.[15] São considerados fatores de risco para ocorrer úlceras de pernas em doentes com DCF e biomarcadores os seguintes aspectos:

1. aumento na faixa etária;
2. genótipo homozigoto SS;
3. maior intensidade na hemólise;
4. gênero masculino;
5. história de úlceras prévias nas pernas;
6. deficiência de antitrombina; e
7. polimorfismo de nucleotídeo simples (único) na proteína Klotho (13q12, uma proteína beta-glucosidase *símile*), receptor da tirosina quinase TEK e vários genes da via sinalizadora do TGF-beta/BMP.[15]

As úlceras clinicamente ocorrem em áreas com menor espessura de tecido celular subcutâneo, pele fina e diminuição do fluxo sanguíneo.[15] A maioria se localiza nos maléolos medial e lateral, podendo também ocorrer na região tibial anterior, dorso do pé e áreas próximas ao tendão de Aquiles.[15] São de formato redondo e abruptas com margens elevadas, bases profundas e debris necróticos, com o tamanho variando desde poucos milímetros até grandes úlceras circunferenciais, que envolvem toda a perna distal.[15]

Tipicamente um pequeno trauma precede a ulceração, a qual lentamente aumenta de tamanho. A dor é intensa.[15] A colonização bacteriana é comum, geralmente polimicrobiana com S. aureus e P. aeruginosa, além do estreptococo beta-hemolítico do grupo A.[15] A infecção pode levar a celulites de repetição. A cicatrização das úlceras é muito lenta, por vezes 20 vezes mais demorada do que a das úlceras das pernas de outras etiologias, resultando em discromia e cicatriz permanente.[15] O tratamento da úlcera é com cuidados locais e curativos e a DCF tratada por hematologistas com hidroxiureia como tratamento preventivo.[15]

ÚLCERA DO PÉ DIABÉTICO

É causada primariamente pela neuropatia diabética e frequentemente ocorre em combinação com doença arterial periférica.[4] A presença da neuropatia periférica constitui o principal fator de risco para o desenvolvimento da úlcera do pé diabético (UPD).[4] O diabete melito (DM) primariamente causa neuropatia sensitiva, mas também disfunção autonômica e motora.[4] A neuropatia sensitiva reduz a adaptação às forças de pressão nos pés, ao calor e ao trauma físico, os quais normalmente provocam dor ou desconforto.[4] Assim, traumas mecânicos repetidos não percebidos na pele podem resultar em ulceração.[4]

A neuropatia motora e a glicosilação não enzimática dos tecidos moles periarticulares conduzem a limitações na mobilidade articular, atrofia muscular, enrijecimento ligamentar e deformidades nos pés.[4] Esses eventos alteram a biomecânica dos pés, com alterações nos tornozelos e distribuição irregular na pressão sobre o pé.[4] Os pontos de alta pressão, especialmente sobre proeminências ósseas e constante estresse da deambulação, juntamente com a neuropatia, resultam na formação da úlcera.[4] A neuropatia autonômica produz pele seca, aumento de fissuras e erosões, as quais participam na predisposição de infecções e surgimento de ulcerações.[4] Os doentes com úlceras profundas que também têm doença isquêmica e infecção concomitante encontram-se entre aqueles com uma cicatrização mais precária e risco de amputação.[4]

O pé dos doentes com DM deve ser examinado diariamente pelo paciente e rotineiramente por um médico para verificar a presença de ulcerações.[4] Os doentes devem ser testados para a perda sensitiva, usando-se um monofilamento de 10 g contra a pele intacta e sem calosidade. A perda da sensação periférica pode ser aferida por meio da sensação vibratória, usando um diapasão ou biotensiômetro.[4] Mais frequentemente a UPD se localiza nas porções plantares dos pés sobre as áreas de maior pressão, tais como calcanhares, cabeça dos metatarsos e ponta das falanges distais, e recorrentementeé notada também a presença de calos (Figura 6.20).[4] As úlceras tendem a ser profundas e a alcançar os planos ósseos.[4] Bordas abruptas e calosidade perilesional são comuns.[4] O sistema mais adotado para as UPDs é o sistema de Wagner (Quadro 6.13).

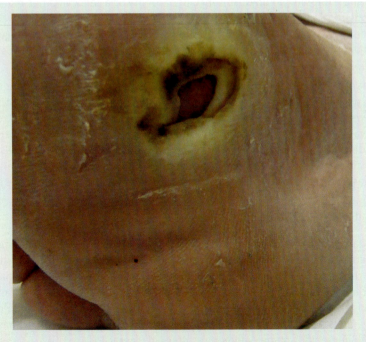

Figura 6.20 Mal perfurante plantar como úlcera do pé diabético. Notar a calosidade perilesional, a úlcera profunda até plano muscular e a localização fora do ponto de apoio normal do pé.

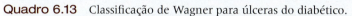

Quadro 6.13 Classificação de Wagner para úlceras do diabético.

Grau	Características
0	Ausência de úlcera em pé de alto risco
1	Úlcera superficial
2	Úlcera profunda, acometendo tendão e músculo, mas não o plano ósseo
3	Úlcera profunda com infecção (celulite, abscesso ou osteomielite)
4	Gangrena localizada
5	Gangrena extensa do pé

COMBINAÇÕES DE VASCULITES E DISTÚRBIOS DA COAGULAÇÃO

A combinação de vasculites e distúrbios da coagulação pode ocorrer muito mais frequentemente do que a literatura atual sugere.[2] As duas raras condições juntas predispõem à necrose. A vasculite danifica a parede vascular e nem sempre leva à ulceração da pele.[2] A presença de um estado de hipercoagulabilidade, adquirido ou congênito no doente, pode determinar extensa formação de trombos microvasculares.[2] Para a presença de mutação do fator V (Leiden), essa sequência de eventos é provável.[2] O dano vascular inicia a cascata da coagulação, e a protrombina é convertida em trombina, a qual ativa os fatores V e VII. A coagulação é normalmente controlada pela ativação das proteínas C e S do sistema anticoagulante, localmente ativadas pela trombomodulina, estimulada pela trombina e pela antitrombina circulante. A proteína C ativada inativa o fator Va e o VIIa.[2] No entanto, na presença da mutação Leiden no fator V (^{506}R → ^{506}Q), o fator Va se torna resistente à clivagem e à inativação pela proteína C, o que perpetua a coagulação.[2]

Uma úlcera de borda irregular, necrose enegrecida, eritema ou descoloração purpúrea ou azulada na pele adjacente apresenta características de oclusão vascular importante. Exame histopatológico da pele adjacente à úlcera deve ser obtido para se confirmar o diagnóstico.[2] Há numerosas técnicas de coloração histoquímicas e imuno-histoquímicas disponíveis para se detectar doença vascular, microrganismos, malignidades, doenças dermatológicas ou metabólicas e de depósito.[2] O patologista deve receber informações clínicas adequadas e seus diagnósticos diferenciais.[2] Caso a presença de vasculite esteja em suspeita, exames laboratoriais adicionais são necessários para identificar a que grupo ela pertence.[2] Sinais clínicos de estados de hipercoagulabilidade, como tromboflebite recorrente ou trombose inexplicada em idade jovem, são indicações para pesquisa de trombofilias.[2]

ÚLCERAS ATÍPICAS E CONDIÇÕES ASSOCIADAS

Caso uma úlcera esteja presente em uma localização incomum, com aspectos clínicos ou sintomas infrequentes, e não responda ao tratamento convencional, deve-se suspeitar de uma etiologia menos comum (atípica) para essa úlcera.[4] Por exemplo, a coxa não é um local característico para úlcera de pressão, úlcera por estase venosa, úlcera arterial ou úlcera do pé diabético. Por outro lado, uma úlcera na porção medial da perna, que se estende profundamente ao tendão, deve ser avaliada como uma situação atípica para uma úlcera por estase venosa.[4] Também se deve considerar que, qualquer úlcera que não cicatriza após três meses de tratamento adequado, possa ter outra etiologia, mesmo que a distribuição topográfica e o aspecto clínico sejam clássicos para as causas comuns de úlceras crônicas.[4]

Dessa forma, nos doentes em que o diagnóstico parece incerto, a biópsia cutânea deve ser executada da forma padronizada no quadro e exames complementares devem ser solicitados, a fim de se excluir vasculites, vaculopatias, malignidades, doenças infectoparasitárias endêmicas ou pioderma gangrenoso (Figuras 6.21 a 6.23), dentre as várias possibilidades menos comuns de úlceras na prática dermatológica. No Quadro 6.14, pode-se verificar alguns aspectos de úlceras menos comuns na prática clínica, seus aspectos particulares e condições a elas associadas, com base na referência 460.

ORIENTAÇÕES TERAPÊUTICAS GERAIS

Um resumo da apresentação clínica e do tratamento-padrão inicial no manejo dos tipos mais comuns de úlceras encontra-se no Quadro 6.15.[4]

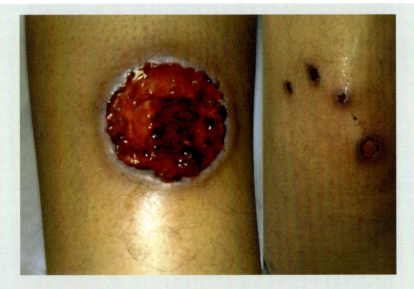

Figura 6.21 Ulcerações de pioderma gangrenoso nas pernas.

Ulcerações e Úlceras 313

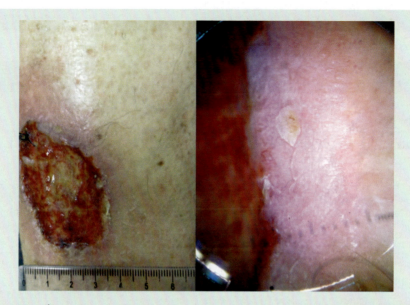

Figura 6.22 Úlcera da perna cuja dermatoscopia (à direita na borda da lesão) sugeriu carcinoma basocelular pelas telangiectasias, o que foi comprovado pela biópsia da área examinada.

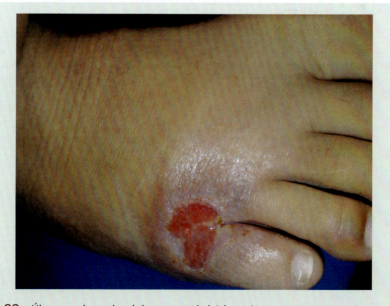

Figura 6.23 Úlcera no dorso do pé decorrente de leishmaniose tegumentar americana.

Quadro 6.14 Úlceras menos comuns (atípicas) e características gerais.

Tipo de úlcera	Aspectos clínicos	Condições associadas
Anemia falciforme	Posicionada no maléolo, similar à úlcera da estase crônica, porém muito dolorosa.	Anemia falciforme (em geral, hemoglobina SS).
Calcifilaxia	Úlceras grandes, dolorosas e necróticas nas áreas de abundante tecido subcutâneo como coxas, abdome e mamas.	Doença renal em estágio terminal.
Doença autoimune do tecido conectivo	Formatos incomuns, bem delimitada e geralmente localizada nas extremidades, em especial nos dedos.	Artrite reumatoide, lúpus eritematoso sistêmico, esclerodermia, CREST e morfeia, síndrome de Sjögren, doença mista do tecido conectivo.
Fasciíte necrotizante	Bolha hemorrágica. Dor fora da proporção ao aspecto clínico da lesão.	Paciente muito doente em seu estado geral; *Vibrio fulmifugus* – tem incidência maior em doentes com doença hepática.
Acidente por arraia (geralmente em rios, ao se caminhar na beira do leito do rio)[16, 17]	As áreas anatômicas mais afetadas são os pés e os calcanhares, no caso dos banhistas, e as mãos, no caso dos pescadores que se acidentam ao manipular o animal. Há intensa ação inflamatória, dor intensa, desproporcional ao tamanho da lesão e eritema e edema perilesional na fase inicial. Após, ocorre necrose central e formação de úlcera profunda, que evolui lentamente ao longo de semanas nesse tipo de ferimento. Os doentes podem ter sintomas sistêmicos agudos como náuseas, vômitos, salivação, sudorese, depressão respiratória, fasciculação muscular e convulsões.	É comum a infecção secundária por bactérias introduzidas pelo ferrão da arraia como as ocasionadas por *Staphylococcus* spp. e *Pseudomonas* spp.
Acidente por aranha marron (*Loxoceseles* spp.)[18]	O envenenamento por esses aracnídeos é encontrado em regiões de temperatura tropical da América, África e até na Europa, frequentemente ocasionando lesões cutâneas necróticas desfigurantes. No Brasil, tem importância médica a (*L. intermedia, L. gaúcho* e *L. laeta*). Nos EUA, pelo menos seis espécies causam acidentes entre elas e a *L. reclusa*. Há duas variantes de acidentes: o loxoscelismo cutâneo e sistêmico ou viscerocutâneo. Dor, edema e uma placa livedoide, a qual evolui para escara necrótica, com formação de úlcera, constituem as manifestações predominantes da forma cutânea em torno de 83,3% dos casos. A úlcera necrótica se forma entre 8 horas e 24 horas do envenenamento local, levando à úlcera extensa, que pode levar meses para cicatrizar e necessitar de desbridamento e enxertia. Os locais mais acometidos são os membros inferiores e a face.	Na dorma viscerocutânea do loxoscelismo, ocorrem via de regra hematúria e hemoglobinúria. Hemólise intravascular e coagulação intravascular, às vezes acompanhadas por trombobitopenia e insuficiência renal, podem afetar em torno de 16% dos acidentados.

(Continua)

Quadro 6.14 Úlceras menos comuns (atípicas) e características gerais. *(Continuação)*

Tipo de úlcera	Aspectos clínicos	Condições associadas
Úlcera hipertensiva (úlcera de Martorell)	Geralmente unilateral ou bilateral, com rápida progressão, extremamente dolorosa, profundidade rasa com bordas purpúreas e escara enegrecida na porção latero--dorsal da panturrilha ou tendão de Aquiles.	Hipertensão arterial sistêmica e diabete melito (aterosclerose ao nível do tecido celular subcutâneo).
Úlcera de Marjollin (úlcera maligna)	Úlceras de evolução temporal prolongada em áreas previamente traumatizadas, cronicamente inflamadas ou sobre cicatriz prévia. Em geral, são exofíticas com exuberante tecido de granulação e centro fiável.	Carcinomas bascocelulares, carcinomas espinocelulares, melanoma maligno, sarcomas e linfomas.
Pioderma gangrenoso	Pequena pápula ou pústula que evolui em uma úlcera necrótica irregular com bordas violáceas e subminadas (descoladas). Cicatriz cribiforme e fenômeno de patergia (piora da úlcera em resposta ao trauma mecânico).	Doença inflamatória intestinal, doença autoimune do tecido conectivo, doenças mieloproliferativas, gamopatia monoclonal por IgA, artrite reumatoide.
Úlceras relacionadas a microtrombos	Geralmente necróticas, múltiplas, pequenas e dolorosas, com aspecto de saca-bocado. Frequentemente no dorso dos pés ou pernas na porção inferior. Presença de livedo, geralmente racemosa, hemorragias em estilhaço subungueais, tromboflebite superficial, cianose e gangrena.	Estados primários da hipercoagulabilidade (mutação do fator V – Leiden, deficiência de antitrombina, mutação do gene da protrombina, deficiência das proteínas C e S, anticorpos antifosfolípides, crioglobulinemia e criofibrinogenemia, elevação da lipoproteína(a) sérica, elevação sérica dos fatores VIII e IX (sem inflamação sistêmica concomitante), embolia por colesterol.
Necrobiose lipoídica	Tornozelos anteriores. Áreas de placas eritemato--acastanhadas e amareladas com telangiectasias que podem ulcerar.	Às vezes associado ao diabete melito ou à intolerância à glicose.
Úlceras relacionadas a vasculites	Úlceras com necrose com bordas irregulares ou assimétricas. Em geral, bilaterais nos membros inferiores. Pode haver a presença concomitante ou prévia de púrpura palpável e livedo racemosa.	Vasculites de pequenos vasos (crioglobulinêmica), vasculites de médios vasos (poliarterite nodosa), vasculites de pequenos e médios vasos (ANCA positivas ou doença autoimune do tecido conectivo).
Úlcera da *leishmaniose tegumentar americana*	Pode ocorrer em qualquer área da pele com acesso à picada do vetor (Flebótomo). No entanto, é comum o achado nos membros inferiores. A úlcera pode ser única ou múltipla por várias inoculações do agente etiológico (*Leishmania* spp.) ou por disseminação linfática ascendente. A úlcera geralmente tem aspecto oval ou redondo com bordas elevadas, violáceas e fundo granuloso vivo, podendo evoluir para formas verrucosas.	Linfadenite no trajeto de drenagem pode ser observada, bem como o acometimento ser cutâneo exclusivo ou cutaneomucoso, com predileção pelo trato respiratório superior e boca.

Quadro 6.15 Abordagem inicial das principais úlceras dos membros inferiores.[4]

Tipo de úlcera	Apresentação clínica	Tratamento-padrão preconizado
Úlcera venosa da perna	Rasa, exsudativa, com tecido de granulação e debris. Tipicamente no maléolo medial.	• Elevação dos membros. • Terapia de compressão (35-40 mmHg). • Debridamento dos tecidos desvitalizados e biofilme bacteriano (suporte de evidência ainda limitado). • Uso de curativos antimicrobianos: (Cadexomer iodado; curativos com prata. • Umidificação do ambiente da úlcera (uso de curativos apropriados). • Terapia fibribolítica (em geral, pentoxifilina, 400 mg a cada 8 horas). • Agentes que auxiliem o retorno venoso (flavaóides), como a Disosmina 450 mg + Hesperidina 50 mg, duas vezes ao dia. • Uso de soluções antissépticas (chlorhexidina a 0,05%). Já outros, como o iodo e o peróxido de hidrogênio, são desencorajados pela toxicidade celular.
Úlceras do pé diabético	Geralmente profundas, com extensão aos ossos, circundada por calosidade. Em geral, localizadas na planta dos pés sobre proeminências ósseas. Presença de neuropatia, deformidades ortopédicas nos pés. Pele seca e erosada.	• Debridamento cuidadoso permanente. • Retirada de carga de pressão. • Úlceras úmidas (usar curativos apropriados). • Tratamento de infecção e osteomielite. • Correção da doença arterial periférica coexistente.

(Continua)

Quadro 6.15 Abordagem inicial das principais úlceras dos membros inferiores.[4] *(Continuação)*

Tipo de úlcera	Apresentação clínica	Tratamento-padrão preconizado
Úlceras arteriais	Pele seca, base fibrosa, pobre tecido de granulação, frequentemente com escara e exposição de tendões. Localizada na porção anterior da perna, região distal dos pés e artelhos. Pulsos distais não palpáveis ou diminuídos. Extremidades frias. Diminuição do índice braquial-tornozelo. Gangrena.	• Revascularização. A presença de úlcera isquêmica é uma indicação de intervenção cirúrgica. • Tratamento clínico com drogas antiplaquetárias (Pentoxifilina, Cilostazol), estatinas e agentes anti-hipertensivos no caso de contraindicação cirúrgica ou como terapia adjuvante para reduzir complicações perioperatórias.
Úlceras de pressão	Áreas de eritema, erosão ou ulceração. Necrose frequente. Localizada sobre áreas de proeminências ósseas (sacro, cóccix, tornozelos e quadril). Em doentes imobilizados.	• Alívio regular da pressão prolongada por meio de constante reposicionamento do doente. • Debridamento de tecidos desvitalizados. • Melhora das condições nutricionais. • Uso de curativos apropriados ao controle da umidade local.

De forma geral, quando as úlceras de pernas ou pés não respondem ao tratamento com modalidades convencionais nem cicatrizam, terapêuticas adjuvantes mais avançadas podem ser úteis, como tecido cutâneo criado por bioengenharia, fator de crescimento derivado de plaquetas, pele alogênica criopreservada, fibroblastos e queratinócitos, plasma rico em plaquetas e oxigenoterapia hiperbárica.[4] Essas medidas estão sumarizadas no Quadro 6.16.[4]

CONCLUSÕES

Como conclusão deste capítulo sobre úlceras, podemos observar a complexidade de etiologias que se encontram envolvidas, sendo algumas mais comuns, como a estase venosa, doença arterial periférica, pé diabético, doença hipertensiva, úlceras de decúbito, entre outras. Além disso, a medicina e o indivíduo não são compartimentos estaques, de forma que causas podem se imbricar ou contribuir para o agravo da etiologia inicial, como a presença de estase venosa e uma trombofilia adquirida ou congênita, ou a presença de uma processo de vasculite, inflamatório em sua essência, porém agravado por um fator predisponente de trombose, como exemplificado no caso exposto na Figura 6.24.

Quadro 6.16 Terapias adjuvantes para úlceras com dados baseados em evidências.[4]

Pele equivalente bilaminada alogênica cultivada: Apligraf®, organogenesis Inc,. Canton MA, USA[19-22]	• Aprovada pelo Food Drug Administration (FDA) para úlcera venosa das pernas (1998) e úlcera do pé diabético (2000). • Constituída por queratinócitos e fibroblastos humanos neonatais vivos em uma matriz bovina de colágeno tipo I. • Os fibroblastos produzem proteínas da matriz e fatores de crescimento permitindo a reversão e a restauração do ciclo celular interrompido. • Proporciona maior taxa de cicatrização e fechamento completo da úlcera.
Substituto dérmico cutâneo: Dermagraft®, Advanced Biohealing, La Jolla, Ca, USA[23-25]	• Aprovado pelo FDA para uso em úlceras venosas dos pés com mais de 6 semanas de duração em 2001. • Os fibroblastos humanos derivados de substituto dérmico são adaptados a uma malha de poliglactina biodegradável. • Os bibroblastos produzem colágeno, proteínas da matriz, fatores de crescimento e cictocinas, as quais auxiliam a reparação tecidual. • Conduz a um tempo mais acelerado à completa cicatrização quando comparado a grupos de controle.
Becaplermin (Regranex®), Smith and Nephew, London, U.K.[26-28]	• Aprovado pelo FDA para úlcera do pé diabético profunda com adequada perfusão arterial. • Constitui-se de fator de crescimento derivado de plaquetas (PDGF). • Taxa custo-benefício favorável.
HP802-247, Healthpoint Biotherapeutics, Fort Worth, TX, USA[29]	• Queratinócitos e fibroblastos alogênicos criopreservados, de crescimento interrompido, derivados de prepúcio neonatal e entregues através de um *spray* com fibrina. • Redução significativamente maior na área da úlcera comparada com o veículo, com a dose de $0,5 \times 10^6$ células mL^{-1} a cada 14 dias demonstrando uma maior melhora. • Não necessita de anteparo físico.
Plasma rico em plaquetas[30-33]	• Porção do plasma de sangue autólogo que contém uma concentração de plaquetas acima do nível basal. • As plaquetas iniciam a reparação da úlcera por liberar localmente fatores de crescimento via degranulação dos alfa-grânulos e suprimem a liberação de citocinas inflamatórias. • Aumenta a migração e a proliferação de células endoteliais e mesenquimais. • Acelera a epitelização e promove crescimento neocapilar.
Oxigeniotepaia Hiperbárica[34-35]	• Forte evidência para casos selecionados de úlcera do pé diabético. • Proposta como uma terapia adjuvante para úlcera do pé diabético resistente ao tratamento, quando a TcPO$_2$ basal no dorso do pé é > 25 mmHg. • Parece melhorar a qualidade de vida em relação ao placebo. • Recentemente demonstrou suprimir os genes envolvidos na adesão, inflamação e estresse oxidativo e promover angiogênese e produção de óxido nítrico.

Evoluções atípicas e tratamentos refratários nas modalidades convencionais devem nos remeter a possibilidades de coexistência de etiologias múltiplas ou interferentes, além de diagnósticos diferenciais com outras doenças dermatológicas, ou sistêmicas, as quais sem uma exploração adequada com biópsias da pele bem executadas e exames complementares podem trazer incusso no tratamento das úlceras, elevados custos monetários ao sistema de saúde, grande impacto negativo na qualidade de vida do doente e exclusão laboral e social em muitos casos.

É importante destacar que o Brasil ainda constitui o país com o maior número de casos de hanseníase no mundo, e esta doença pode produzir úlceras nos estados reacionais, úlceras com sequelas de trofismo cutâneo e mal perfurante plantar, com graves úlceras que acometem muitas vezes ossos, com osteomielite (45%)[36] e necessidade de amputação em alguns doentes.

Dessa forma, a boa formação dermatológica, associada a abordagem multidisciplinar, em especial com cirurgiões vasculares, ortopedistas, reumatologistas, hematologistas e neurologistas, constitui importante integração médica, em conjunto com a enfermagem e fisioterapeutas para o tratamento de doentes com úlceras.

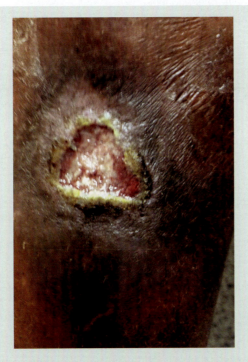

Figura 6.24   Paciente com anemia falciforme, estase venosa crônica e elevação do fator VIII da coagulação, os quais produziram úlcera intensamente dolorosa e de difícil cicatrização na perna.

REFERÊNCIAS BIBLIOGRÁFICAS

1. Panulcialman J, Falanga V. Unusual causes of cutaneous ulceration. Surg Clin N Am. 2010;90:1161-80.
2. Meekes JR, Loots MAM, Van Der Wal AC, Bos JD. Causes, investigation and treatment of leg ulceration. Br J Dermatol. 2003;148:388-401.
3. Mimouni D, Rencic A, Nikolskaia OV, Bernstein BD, Nousari HC. Cutaneous polyarteritis nodosa in patients presenting with atrophie blanche. Br J Dermatol. 2003;148:789-94.
4. Kirsner RS, Vivas AC. Lower-extremity ulcers: diagnosis and management. Br J Dermatol. 2015;173:379-90.
5. Calistru AM, Braudier T, Gonçalves L, Azevedo F. Thrombophilia invenous leg ulcers: a comparative study in early and later onset. Indian J Dermatol Venereol Leprol. 2012;78(3):406. doi: 10.4103/0378-6323.95477.
6. Martin P, Nunan R. Cellular and molecular mechanisms of repair in acute and chronic wound healing. Br J Dermatol. 2015;173:370-8.
7. Yin D, Shao P, Liu Y. Elevated lipoprotein(a) levels predict deep vein thrombosis in acute ischemic stroke patients. Neuro Report. 2015;Nov 12 [Epub ahead of print]. DOI: 10.1097/WNR.0000000000000496.
8. Leaper D, Assadian O, Edmiston CE. Approach to chronic wound infections. Br J Dermatol. 2015;173:351-8.
9. Samad A, Dodds S. Acroangiodermatitis: review of the literature and report case associated with symmetrical foot ulcers. Eur J Vasc Endovasc Surg. 2002;24:558-60.
10. Jungher M, Steins A, Hahn M, Hafner HM. Microcirculatory dysfunction in chronic venous insufficiency (CVI). Microcirculation. 2000;7:S3-S12.
11. Forbang NI, Criqui MH, Allison MA, Ix JH, Steffen BT, Cushman M, et al. Sex and ethnic differences in the associations between lipoprotein(a) and peripheral arterial disease in the Multi-Ethnic Study of Atherosclerosis. J Vasc Surg. 2015 Oct 27. pii: S0741-5214(15)01950-3. doi: 10.1016/j.jvs.2015.08.114. [Epub ahead of print].
12. Laschkolnig A, Kollerits B, Lamina C, Meisinger C, Rantner B, Stadler M, et al. Lipoprotein (a) concentrations, apolipoprotein (a) phenotypes, and peripheral arterial disease in three independent cohorts. Cardiovasc Res. 2014;103(1):28-36.
13. Aronow WS. Peripheral arterial disease in the elderly. Clin Interv Aging. 2007;2(4):645-54.
14. Jones H, Blinder M, Anadkat M. Cutaneous manifestations of sickle cell disease. Open J Blood Diseases. 2013;3:94-99.
15. Cummer C, LaRocco C. Ulcers of the legs in sickle cell anemia. Arch Dermatol. 1940;42(6):1015-39.
16. Lameiras JLV, da Costa OTF, dos Santos MC, Ducan WLP. Arrais de água doce (Chondrinthyes – Potamotygonidae): biologia, veneno e acidentes. Scientia Amazonia. 2013;2(3):11-27.
17. Haddad JR V. Animais aquáticos potencialmente perigosos do Brasil: guia médico e biológico. 2.ed. São Paulo: Roca, 2008.
18. Tambourgi DV, Paixão-Cavalcante D, de Andrade RG, Fernandes-Pedrosa M, Magnoli FC, Morgan BP, et al. Loxosceles sphingomyelinase induces complemente-dependent dermonecrosis, neutrophil infiltration, and endogenous gelatinase expression. J Invest Dermatol. 2005;124:725-31.
19. Falanga VJ. Tissue engineering in wound repair. Adv Skin Wound Care. 2000;13(2 Suppl.):15-9.

20. Veves A, Falanga V, Armstrong DG, Sabolinski ML. Graftskin, a human skin equivalent, is effective in the management of noninfected neuropathic diabetic foot ulcers: a prospective randomized multicenter clinical trial. Dabetes Care. 2001;24:290-5.
21. Brem H, Balledux J, Sukkarieh T, Carson P, Falanga V. Healing of venous ulcers of long duration with a bilayered living skin substitute: results from a general surgery and dermatology department. Dermatol Surg. 2001;27:915-9.
22. Edmonds M. Apligraf in the treatment of neuropatic diabetic foot ulcers. Int J Lower Extrem Wounds. 2009;8:11-8.
23. Gentzkow GD, Iwasaki SD, Hershon KS et al. Use of Dermagraft, a cultured human dermis, to treat diabetic foot ulcers. Diabetes Care. 1996;19:350-4.
24. Marston WA, Hanft J, Norwood P, Pollak R. The efficacy and safety of Dermagraft in improving the healing of chronic diabeticfoot ulcers: results of a prospective randomized trial. Diabetes Care. 2003;26:1701-5.
25. Hanft JR, Surprenant MS. Healing of chronic foot ulcers in diabetic patients treated with a human fibroblast-derived dermis. J Foot Ankle Surg. 2002;41:291-9.
26. Smiell JM, Wieman TJ, Steed DL, Perry BH, Sampson AR, Schwab BH. Efficacy and safety of becaplermin (recombinant human platelet-derived growth factor-BB) in patients with nonhealing, lower extremity diabetic ulcers: a combined analysis of four randomized studies. Wound Repair Regen. 1999;7:335-46.
27. Sibbald RG, Torrance G, Hux M, Attard C, Milkovich N. Cost-effectiveness of becaplermin for nonhealing neuropathic diabetic foot ulcers. Ostomy Wound Manage. 2003;49:76-84.
28. Persson U, Willis M, Odegaard K, Apelqvist J. The cost–effectiveness of treating diabetic lower extremity ulcers with becaplermin (Regranex): a core model with an application using Swedish cost data. Value Health. 2000;3(Suppl. 1):39-46.
29. Kirsner RS, Marston WA, Snyder RJ, Lee TD, Cargill DI, Slade HB. Spray-applied cell therapy with human allogeneic fibroblasts and keratinocytes for the treatment of chronic venous leg ulcers: a phase 2, multicentre, double-blind, randomised, placebo-controlled trial. Lancet. 2012;380:977-85.
30. Driver VR, Hanft J, Fylling CP, Beriou JM. A prospective, randomized, controlled trial of autologous platelet-rich plasma gel for the treatment of diabetic foot ulcers. Ostomy Wound Manage. 2006;52:68-70, 72, 74.
31. Yuan NB, Long Y, Zhang XX, Ran XW. Study on the mechanism of autologous platelet-rich gel to treat refractory diabetic dermal ulcers. Sichuan Da Xue Xue Bao Yi Xue Ban. 2009;40:292–4.
32. de Leon JM, Driver VR, Fylling CP, Carter MJ, Anderson C, Wilson J, et al. The clinical relevance of treating chronic wounds with an enhanced near-physiological concentration of platelet-rich plasma gel. Adv Skin Wound Care. 2011;24:357-68.
33. Saad Setta H, Elshahat A, Elsherbiny K, Massoud K, Safe I. Platelet-rich plasma versus platelet-poor plasma in the management of chronic diabetic foot ulcers: a comparative study. Int Wound J. 2011;8:307-12.
34. Löndahl M, Katzman P, Hammarlund C, Nilsson A, Landin-Olsson M. Relationship between ulcer healing after hyperbaric oxygen therapy and transcutaneous oximetry, toe blood pressure and ankle-brachial index in patients with diabetes and chronic foot ulcers. Diabetologia. 2011;54:65-8.
35. Löndahl M, Landin-Olsson M, Katzman P. Hyperbaric oxygen therapy improves health-related quality of life in patients with diabetes and chronic foot ulcer. Diabet Med. 2011;28:186-90.
36. Ramos JM, Pérez-Tanoira R, García-García C, Pietro-Pérez L, Bellón MC, Mateos F, et al. Leprosy ulcres in a rural hospital of Ethiopia: pattern of aerobic bacterial isolates and drug sensitivities. Ann Clin Microbiol Antimicrob. 2014 Sep 17;13:47. doi: 10.1186/s12941-014-0047-z.

capítulo 7

Condições Associadas a Reatividade Vascular Alterada

ERITROMERALGIA

A eritromeralgia, ou doença de Mitchell, como foi denominada pelo neurologista norte-americano Weir Mitchell em 1878, constitui um termo que deriva das palavras *erythro* (vermelho), *melos* (extremidades) e *algos* (dor).[1,2] Graves descreveu os sintomas da doença como representados por calor e dor nas pernas em 1834.[1]

A forma hereditária é frequentemente denominada *eritemalgia* ou *eritromeralgia primária*,[2] sendo de herança autossômica dominante. As formas não herdadas são chamadas de *eritromeralgia secundária*, estando associadas a diferentes doenças subjacentes.[2] Mutações *de novo* existem e podem explicar os casos sem um padrão de herança familiar aparente ou doença caracteristicamente predisponente.[2] O início clínico da eritromeralgia herdada pode ocorrer cedo, em torno do primeiro ano de vida, e geralmente acontece antes do final da primeira década de vida.[2] A forma herdada de eritromeralgia demonstrou mutações no gene SCN9A, que codifica a subunidade alfa dos canais de sódio $Na_v1.7$, os quais são seletivamente expressos dentro do gânglio nociceptor da bainha dorsal e dos gânglios neurais dos neurônios simpáticos.[1,2] Mudanças na ativação e desativação e aumento das respostas aos pequenos estímulos nos canais mutantes diminuem o limiar de impulsos simples e estímulos de alta frequência dos impulsos nos neurônios sensoriais da dor.[2] Dessa forma, a variante herdada foi a primeira neuropatia a ser compreendida em nível molecular.[2]

No Quadro 102, pode-se observar as diferentes afecções associadas a eritromeralgia secundária.[1]

Quadro 7.1 Causas referidas como determinantes de eritromeralgia secundária.

Doenças mieloproliferativas e desordens hematológicas	Trombocitopenia essencial
	Policitemia vera
	Síndrome mielodisplásica
	Anemia perniciosa
	Púrpura trombocitopênica trombótica e imune
Medicamentos	Bromocriptina e pergolida
	Ciclosporina
	Norepinefrina
	Nicardipina
	Nifedipina
	Verapamil
Infecções	Poxvírus
	Vacina da influenza
	Mononucleose infecciosa
	HIV
	Vacina da hepatite B
Doenças autoimunes do tecido conectivo	Lúpus eritematoso sistêmico
	Vasculites
Neuropatias	Neuropatia diabética
	Neuropatias periféricas
	Neurofibromatose
	Esclerose múltipla
	Síndrome de Riley-Day (disautonomia familial, que ocorre como desordem do sistema nervoso autônomo com herança autossômica recessiva. O diagnóstico é clínico com o doente apresentando diminuição do lacrimejamento, insensibilidade à dor, distúrbio do controle térmico, reflexos profundos abolidos ou hipoativos, hipotensão postural, vômitos, coordenação motora comprometida e retardo mental)
Neoplásica	Síndrome paraneoplásica
	Astrocitoma
	Timoma maligno
Outras	Ingestão de cogumelos
	Envenenamento por mercúrio

A doença é caracterizada por calor intermitente, eritema (vermelhidão), edema e dor mais frequentemente acometendo as extremidades inferiores (Figura 7.1) e pode ser agravada pelo aquecimento da área, exercício ou pernas pendentes e aliviada pelo resfriamento ou elevação do membro.[1]

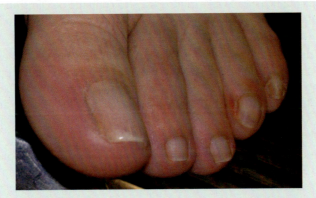

Figura 7.1 Eritema nos dedos dos pés, em doente que referia dor intensa e calor local episódicos.

A dor é descrita pelos doentes como queimação ou pinicação e às vezes pode ser muito intensa e debilitante.[1] Apesar dos sintomas poderem ser intermitentes, há casos de presença constante dos sintomas, com períodos de alteração da intensidade.[1] Ocasionalmente acomete as mãos (Figura 7.2), raramente a face e as orelhas.[1] Alguns doentes referem que o tratamento farmacoterápico é inefetivo e fazem imersão dos pés ou das mãos em água

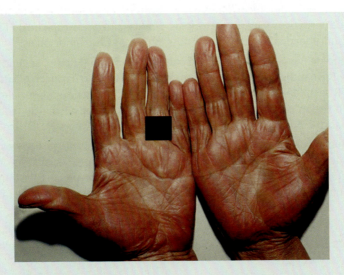

Figura 7.2 Eritromeralgia nas mãos.

fria ou gelo, mas isso pode precipitar gangrena na extremidade.[2] A qualidade de vida é negativamente impactada pela doença e alguns doentes desenvolvem depressão ou mesmo caminham ao suicídio.[2]

Os sintomas são mais comuns no verão e podem ser agravados pelo calor, deambulação, atividade física, pernas pendentes ou uso de luvas ou calçados.[1]

A incidência da doença é variável e muito rara.[1] No condado de Olmsred, Minessota, EUA, em 2009, foi relatada como 1,3 casos para cada 100 mil pessoas, sendo o gênero feminino ligeiramente mais acometido do que o masculino.[1]

Não há teste diagnóstico para eritromeralgia, de forma que uma anamnese bem realizada e bom exame físico são cruciais ao diagnóstico.[1] O diagnóstico diferencial pode incluir diversas doenças, como celulite, erisipela, osteomielite, dermatites, síndrome do complexo da dor regional, lúpus eritematoso sistêmico, neuropatias periféricas, insuficiência arterial ou venosa e crises de gota.[1] O exame ultrassom Doppler arterial é normal na presença de aumento de temperatura local e baixa $TcPo_2$.[1]

O tratamento é muito difícil e deve incluir uma abordagem multidisciplinar.[1] Não há um único tratamento efetivo para a doença. As medidas devem incluir educação do doente, controlando fatores secundários e subjacentes, e medicações seletivas.[1] O ácido acetilsalicílico é mais efetivo em doentes com a forma secundária causada por doença mieloproliferativa.[1] O nitroprussiato de sódio pode ser efetivo em crianças.[1] Drogas vasoativas, incluindo beta-bloqueadores, magnésio, prostaglandina E1, iloprost (análogo da prostaciclina) e alcaloides do ergot, têm sido usadas para aliviar os sintomas.[1] Drogas neuroativas, como os inibidores seletivos da captação da serotonina (SSRIs), antidepressivos tricíclicos, gabapentina, pregabalina e benzodiazepínicos, podem ter alguma eficácia.[1] Procedimentos cirúrgicos, incluindo simpatectomia e bloqueio dos nervos simpáticos, podem ser usados em casos intratáveis.[1]

FENÔMENO E DOENÇA DE RAYNAUD

O *fenômeno de Raynaud (FR)* representa uma síndrome acrovascular que se caracteriza pela ocorrência de episódios recorrentes e reversíveis de vasoespasmo, os quais acometem os pequenos vasos periféricos (artérias, arteríolas, vênulas pré e pós-capilares).[3] Esses espasmos podem ser desencadeados por estresses físicos, químicos e/ou emocionais.[3]

O fenômeno de Raynaud é classificado como FR primário (FRp ou, segundo alguns autores, Doença de Raynaud), o qual ocorre como um evento isolado e concorre para cerca de 80% dos casos, e FR secundário (FRs), se associado com outras doenças, especialmente doenças autoimunes do tecido conectivo (DATC) (FR-DATC).[3] Outras causas relacionadas aos FRs são listadas no Quadro 7.2.[3]

No FRp (doença de Raynaud), não há alterações estruturais na parede dos vasos, porém no FRs há associação com alterações na estrutura dos vasos, especialmente nas formas de FR-DATC.[3] A gravidade clínica do FR varia amplamente, desde uma situação desconfortável simples até sintomas intensos que impactam muito negativamente a qualidade de vida do doente.[3]

A prevalência do FR na população geral é de 3% a 5%, com a idade média na Europa de 47,2 anos e nos EUA de 53,5 anos.[3] As mulheres são mais acometidas do que os homens em proporção em torno de 2:1.[3]

Quadro 7.2 Fenômeno de Raynaud (FR) secundário e doenças associadas.

Ambiente clínico	Subtipo	Tipo de vaso acometido	Doenças ou classes medicamentosas envolvidas
Doenças autoimunes do tecido conectivo (DATC)	Doenças autoimunes do tecido conjuntivo		Esclerodermia (FR em 96% dos doentes), doença mista do tecido conectivo (FR em 86%), lúpus eritematoso sistêmico (FR em 31%), artrite reumatoide (FR em 22%), doença do tecido conectivo indiferenciada (FR em 30%) e síndrome de Sjögren (FR em 13%), dermato/polimiosite
	Vasculites	Pequenos vasos	Urticária vasculite hipocomplementêmica, vasculites cutâneas dos pequenos vasos, vasculite crioglobulinêmica
		Pequenos e médios vasos	Granulomatose com poliangeíte (Wegener), granulomatose eosinofílica com poliangeíte (Churg-Strauss)
		Médios vasos	Poliarterite nodosa
		Grandes vasos	Arterite de takayasu
		Variado	Doença de Buerger
Trauma repetitivo, fatores ocupacionais			Síndrome vibratória mão-braço, síndrome hipotenar do martelo (*hammer*), síndrome do congelamento dos dedos, exposição ao polivinilcloreto, nitratos
Obstrução vascular intrínseca			Aterosclerose
Malignidades	Hematológicas		Crioaglutinemia, criofibrinogenemia, doença de cadeias leves, mieloma múltiplo, policitemia, síndrome POEMS
	Tumores sólidos		Trato gastrintestinal, pulmões, trato genital feminino, próstata
Distúrbios da coagulação			Síndrome antifosfolípide, coagulação intravascular disseminada
Causas neurovegetativas			Distrofia simpática reflexa, síndrome pós-infarto agudo do miocárdio (síndrome de Dressler, uma pericardite autoimune ou secundária)
Doenças do sistema nervoso			Neuropatia periférica idiopática

(*Continua*)

Quadro 7.2   Fenômeno de Raynaud (FR) secundário e doenças associadas.   *(Continuação)*

Ambiente clínico	Subtipo	Tipo de vaso acometido	Doenças ou classes medicamentosas envolvidas
Doenças endocrinológicas			Hipotireoidismo
Doenças cirúrgicas			Síndrome do túnel do carpo, síndrome da compressão torácica interna (*outlet*, compressão do feixe vasculoneural na passagem entre os músculos escalenos anterior e médio), compressão extrínseca, fístula arteriovenosa, embolia arterial
Iatrogênica	Medicamentos		Agentes quimioterápicos (vimblastina, bleomicina), interferon alfa, cuclospporina, estrógenos, agentes simpatomiméticos, betabloqueadores não seletivos
	Drogas ilícitas		Nicotina, narcóticos, anfetaminas e cocaína

A etiopatogenia do FR e os fatores de risco implicados na sua patogênese são extremamente complexos.[3] Fatores hormonais podem estar envolvidos, uma vez que há aumento da ocorrência do FR no período pré-ovulatório e pelo fato de que o uso de estrógenos aumenta a disfunção endotelial no FRs, de forma que esses fatores contribuem para a maior ocorrência no gênero feminino.[2] O tabagismo no gênero masculino também constitui um fator de risco aumentado para o FR (OR=2,59).[3] No FR associado a esclerodermia sistêmica (SSc), o tabagismo parece estar associado a persistência de úlceras digitais (Figura 7.3), porém não parece se correlacionar à gravidade da doença.[3]

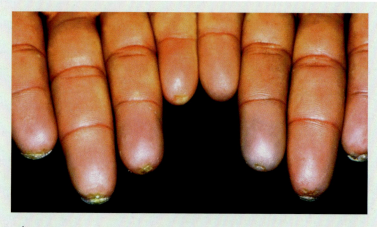

Figura 7.3   Úlceras digitais em paciente com fenômeno de Raynaud.

Condições Associadas a Reatividade Vascular Alterada

O FR pode se manifestar como uma tríade de alterações de coloração da pele na extremidade, variando de palidez (fase isquêmica), cianose (fase de desoxigenação) e rubor (eritema por reperfusão); ou alterações "duplas", consistindo geralmente de palidez e cianose ou cianose e rubor, conforme os eventos definidos sequencialmente na Figura 7.4.[3] A fase de rubor (eritema vivo) pode por vezes ser associada a dor e parestesia.[3]

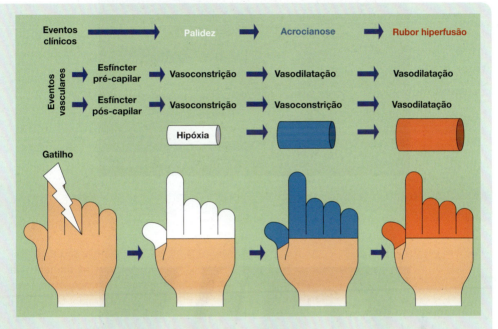

Figura 7.4 Demonstração da correlação entre os aspectos clínicos e fenômenos vasomotores durante os eventos que constituem o fenômeno de Raynaud.
Adaptado de Prete M, et al, 2014.[3]

O FR envolve mais frequentemente as mãos (Figuras 7.5 e 7.6) e os dedos dos pés, porém apenas 5% dos doentes têm sintomas iniciais nos pés.[3] De forma menos comum, pode acometer nariz e lobos das orelhas e muito raramente a língua.[3] Cada episódio de FR dura em média 20 minutos, embora possa persistir por horas.[3]

No FR primário, encontram-se características opostas ao FR secundários, tais como:

(i) acometimento simétrico;
(ii) agregação familiar de casos;
(iii) faixa etária mais jovem (< 30 anos);
(iv) episódios menos intensos ou menos frequentes;
(v) ausência de anticorpos antinucleares (ou presença destes em baixos títulos); e
(vi) ausência de outros achados patológicos.[3]

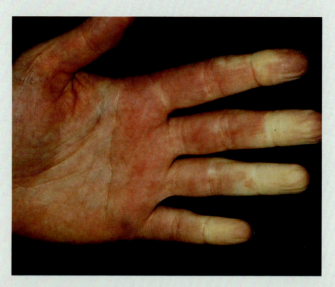

Figura 7.5 Fenômeno de Raynaud com palidez em alguns dedos e cianose no polegar.

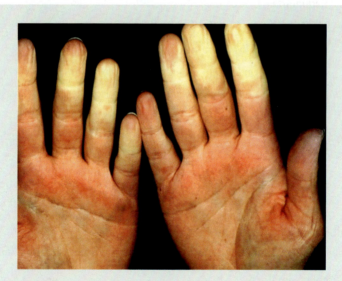

Figura 7.6 Fenômeno de Raynaud em ambas as mãos.

No FR secundário, os episódios são caracteristicamente intensos, frequentes, dolorosos e de forma recorrente assimétricos e associados a alterações vasculares histopatológicas, as quais na presença de esclerodermia sistêmica são muito específicas.[3] Essas alterações vasculares são determinantes do aparecimento de ulcerações acrais na pele, as quais originam cicatrizes nas pontas digitais ou evoluem para necrose e gangrena.[3] Pode ocorrer reabsorção óssea acral e mesmo autoamputação de falanges, ou infecção com osteomielite em casos graves.[3] As úlceras digitais se tornarão crônicas (duração maior do que seis meses) em 32% desses doentes e em 1/3 dos casos necessitarão de abordagem cirúrgica.[3]

A patogênese do FR é complexa, mas sempre devemos lembrar que, para se manter um balanço do tônus vascular, é importante a integridade funcional e estrutural ao nível dos:

(i) nervos periféricos (autônomos e sensitivos);
(ii) células da parede dos pequenos vasos; e
(iii) elementos celulares da microcirculação.[3]

Assim, vários fatores se interagem na patogênese do FR, tais como:

(i) alterações na regulação das fibras autonômicas e pequenas fibras sensitivas (diminuição do peptídeo relacionado ao gene da calcitonina – CGRP – perivascular, neurocinina A e substância P);
(ii) alterações funcionais na parede vascular (aumento dos níveis da endotelina-1, com efeito vasoconstritor, especialmente no FR secundário, bem como elevação da angiotensina II);
(iii) alterações estruturais vasculares no FR secundário, com a migração de células de músculo liso e pericitos no subendotélio, contribuindo para fibrose vascular;
(iv) alterações hemorreológicas intravasculares por hiperviscosidade no FR secundário;
(v) ativação plaquetária e bloqueio da fibrinólise;
(vi) estresse oxidativo e reduzida plasticidade dos eritrócitos, também mais frequente no FR secundário; e
(vii) ativação exacerbada de leucócitos.[3]

O tratamento do FR consiste em alterações do estilo de vida – especialmente parando o tabagismo, a exposição ao frio e o estresse emocional – e em medicamentos vasoconstritores, exposição ocupacional a estresses físicos e como segunda linha o uso de medicamentos.

Atualmente os bloqueadores dos canais de cálcio são usados na prática clínica e considerados efetivos no FR primário,[3] especialmente o diltiazem na dose de 120 mg três vezes ao dia.[4] O cilostazol também foi efetivo quando comparado ao uso de placebo.[5] Também tem se obtido resultados encorajadores com o uso de inibidores da fosfodiesterase V (vardenafil, tafdalafil e sildenafil) no FR secundário à esclerodermia sistêmica.[3] Por fim, o *Cochrane Peripheral Vascular Diseases Group* publicou sua própria revisão sistemática dos estudos envolvendo o uso de vasodilatadores orais, distintos dos bloqueadores de canais de cálcio no tratamento do FR, e não encontrou evidência que sejam iguais ou superiores aos efeitos dos bloqueadores de canais de cálcio.[4,6]

CONCLUSÕES

Os processos vasculares cutâneos constituem afecções com múltiplas etiologias, mecanismos fisiopatogênicos distintos e, por vezes, superponíveis, com quadro clínico de espectro multifacetado, prognóstico variável, cujo tratamento deve sempre visar à redução da morbiletalidade. A vasculite cutânea só deve ser assim rotulada após a árdua exclusão de envolvimento multissistêmico, o que sempre deve nortear o pensamento do dermatologista frente à suspeita de uma vasculite ou pseudovasculite. Essas doenças têm profundo impacto em diferentes aspectos da vida humana, provocando dor, sequelas físicas e emocionais, afastamento laboral, dificuldade de relacionamento interpessoal, interferência no estudo e custos elevados ao sistema de saúde e risco de morte em alguns casos.

REFERÊNCIAS BIBLIOGRÁFICAS

1. Skeik N, Rooke TW, Davis MD, Davis DM, Kalsi H, Kurth I, et al. Severe case and literature review of primary erythromelalgia: novel SCN9A gene mutation. Vasc Med. 2012;17(1):44-9.
2. Waxman SG, Dib-Hajj S. Erythermalgia: molecular basis for an inherited pain syndrome. Trends Mol Med. 2005;11(12):555-62.
3. Prete M, Fatone MC, Favoino E, Perosa F. Raymaud´s phenomenon: from molecular pathogenesis to therapy. Autoimm Rev. 2014;13:655-67.
4. Butendieck RR, Murray PM. Raynaud Disease. J Hand Surg Am. 2014;39:121-4.
5. Rajagopalan S, Pfenninger D, Somers E, Kehrer C, Chakrabarti A, Mukherjee D, et al. Effects of cilostazol in patients with Raynaud's syndrome. Am J Cardiol. 2003;92:1310-5.
6. Stewart M, Morling JR. Oral vasodilators for primary Raynaud's phenomenon. Cochrane Database Syst Rev. 2012;7:CD006687.

Índice Remissivo

A

Abordagem
- diagnóstica das úlceras das pernas, 289
- terapêutica em passos da VL, 80
- terapêutica nos doentes com síndrome de Sneddon, 31

Ação das diferentes medicações com efeito anticoagulante sobre a cascata de coagulação, 140

Achados histopatológicos
- da necrose cutânea pela varfarina, 132
- no livedo racemosa e sua correlação com etiologias possíveis, 93

Acroangiodermatite, 298

Algoritmo de manejo e tratamento para doentes com vasculite por IgA, de acordo com acometimento de diferentes órgãos, 185

Algoritmo para avaliação de desordens hemorrágicas, 263

Anatomia e função da rede vascular cutânea, 1
- anastomoses arteriovenosas (AAV), 16
- estrutura e função da vasculatura cutânea, 1
  - células endoteliais, 5
    - imunidade
      - adaptativa (adquirida), 12
      - inata, 12
    - linfáticos cutâneos, 14
      - capilares linfáticos, 14
      - linfáticos coletores, 14
      - vasos linfáticos pré-coletores, 14
    - plexo subdérmico, 13
  - plexo vascular subpapilar, 1
  - rede vascular cutânea, 1
  - rede vascular fascial, 13
    - artérias intermusculares (artérias direcionadas diretamente à pele), 13
    - artérias intramusculares (artérias musculocutâneas), 13
  - rede vascular subcutânea, 13
- funções hemostáticas da vasculatura, 14
- introdução, 1
- regulação do suprimento sanguíneo, 15

Angiossoma da microcirculação cutânea ou também denominada unidade arteriolar básica hexagonal da pele, 4

Arterite
- de Takayasu, 224
- linfocitária trombofílica, 205

Aspecto clínico das lesões cutâneas nodulares nas pernas, 223

Aspecto da pele de doente com insuficiência venosa crônica e atrofia branca, 299

Aspecto do exame com dermatoscópio, 300

Ativação neutrofílica pelo C5a, 175

Atrofia branca de Milian, 297

Avaliação das úlceras dos pés, 288

B

Box-plot da expressão cutânea da Lp, 49

C

Célula endotelial e atividade funcional multifacetada, 43

333

Cicatrizes do tipo atrofia branca (observar dorso do pé esquerdo), que podem ocorrer na poliarterite nodosa cutânea, 198

Circulação sanguínea dermo-hipodérmica e seus plexos vasculares da derme superficial e derme profunda, 3

Comparação da qualidade de vida de doentes com VL em período intercrítico, 55

Condições associadas a reatividade vascular alterada, 323

   eritromeralgia, 323

   fenômeno e doença de Raynaud, 326

D

Demonstração da correlação entre os aspectos clínicos e fenômenos vasomotores durante os eventos que constituem o fenômeno de Raynaud, 329

Dermatite ocre corona flebectásica no maléolo medial, 295

Dermatoscopia, 34, 35

   da estase venosa, com áreas de cicatriz nacarada, 302

   das petéquias calcâneas, 249

Detalhe dos vasos alongados, dilatados e tortuosos na insuficiência venosa crônica, os quais são disfuncionais, 300

Diagnóstico das vasculites com envolvimento cutâneo, 186

Doente com lesões de púrpura retiforme decorrentes de *purpura fulminans*, 129

E

Eczema de estase

   em fase inicial, 294

   ocupando quase toda a extensão das pernas, 294

Efeito clínico com o tratamento da VL com enoxiparina 1 mg/kg/dia durante 90 dias, 75

Efeito terapêutico da oxigenioterapia hiperbárica em uma das nossas pacientes, 70

Elementos hipoteticamente imbricados na determinação das lesões da vasculopatia livedoide (VL), 36

Endarterite obliterante na hipoderme, 37

Endotélio e transmigração leucocitária nas vênulas, 11

Equimoses assumindo aspecto de púrpura retiforme (contornos geográficos) em doente com poliangeíte microscópica, 250

Eritema nos dedos dos pés, em doente que referia dor intensa e calor local episódicos, 325

Eritromeralgia nas mãos, 325

Erythema elevatum diutinum. Pápulas e nódulos nos pés, nas mãos e nos joelhos, 219

Escores dos diferentes resultados de questionários de qualidade de vida em dermatologia (DLQI), 54

Espectro clínico-patológico envolvendo coagulação, inflamação e entidades como a vasculopatia livedoide, arterite linfocitária trombofílica e poliarterite nodosa, 207

Esquema do sistema pró-coagulante, 108

Estados de hipercoagulabilidade (trombofilias), 105

   introdução, 105

   manifestações dermatológicas associadas às trombofilias, 128

      necrose cutânea induzida por varfarina, 131

      necrose cutânea pela heparina, 132

      púrpura retiforme (PR), 132

   quais exames solicitar, 135

   quais situações dermatológicas devem levar à suspeita de trombofilia, 134

   quando anticoagular o paciente, 135

quem deve ser investigado para fatores de risco herdados ou adquiridos de trombofilia, 133
sistema da coagulação (fatores prócoagulantes e inibidores da coagulação), 107
    fatores pró-coagulantes, 107
    inibidores da coagulação, 108
trombofilias adquiridas, 115
    doença inflamatória intestinal (DII), 127
    doenças mieloproliferativas, 125
    drogas relacionadas a risco de trombose, 126
    fatores de risco transitórios, 127
    gravidez e puerpério, 126
    neoplasias malignas, 125
    resistência à proteína C ativada (RPCA), 127
    síndrome antifosfolípide (SAF), 116
    síndrome nefrótica, 126
trombofilias hereditárias, 109
    anormalidades plasmáticas adicionais associadas a aumento no risco de trombose venosa, 115
    defeitos herdados combinados, 115
    deficiência da antitrombina, 113
    deficiência da proteína C e S, 114
    deficiência do cofator II da heparina, 115
    fator V de Leiden, 112
    hiper-homocisteinemia, 115
    mutação G20210A do fator II (protrombina) da coagulação, 113
Estase venosa crônica e atrofia branca de Milian na pele do pé, 301
Estrutura da lipoproteína, 45
Expressão do antígeno CD34 pelas células endoteliais da derme (setas cheias) em doente com urticária aguda, 6
Expressão tecidual da lipoproteína, 49
Extenso acometimento com ulceração e tecido de granulação e necrose no nariz e filtro labial, com envolvimento da porção interna do nariz em paciente com granulomatose de Wegener, 213

F

Fases dos eventos fisiopatogênicos sequenciais da vasculite leucocitoclástica na VCPV, 152
Fenômeno de Raynaud
    com palidez em alguns dedos e cianose no polegar, 330
    em ambas as mãos, 330
Fibrose resultante de cicatrização de úlcera de estase de longa data, 297
Flebografia na qual se observa, a partir do nível da veia renal, imagem de falha de enchimento da veia cava inferior, compatível com trombo mural, 127
Formas de Livedo, 87

G

Granuloma facial, 220
    pápulas e placas paulosas na face, eritematosas e infiltradas, 220
Granulomatose
    de Wegener, 214
    linfomatoide, 229, 230

H

Hemorragias subungueais em paciente com síndrome antifosfolípide, 120
Histopatologia
    da lesão tumoral demonstrando tromboflebite, 86
    da VL. À esquerda: comprometimento dos vasos da derme superficial, 36
    dos granulomas extravasculares de Winkelman, 215

I

Imunofluorescência direta demonstrando deposição de C3 nos vasos da derme e na zona de membrana basal, 165

Imunorreagentes nos vasos da derme superficial em doentes com VL, 38

Interação dos linfócitos com o endotélio, 11

Investigação dos doentes com síndrome de Sneddon, 31

L

Lesões
- características do edema agudo hemorrágico do lactente, 176
- cicatriciais de atrofia branca na estase venosa crônica, 33
- cicatriciais de atrofia branca na VL, 33
- de atrofia branca em doente com ulceração prévia por vasculite leucocitoclástica crioglobulinêmica, 34
- de urticária vasculite com púrpura, 169
- equimóticas e purpúricas em doente com Fusariose, 25
- purpúricas em alvo no edema agudo hemorrágico do lactente, 176

Lipodermatosclerose, 296

Lipoproteína e suas possíveis propriedades pró-coagulantes e antifibrinolíticas, 46

Livedo racemosa
- em doente com poliarterite nodosa cutânea e marcação dos locais onde os nódulos subcutâneos foram palpados com aspecto de trajeto sequencial, 197
- em doente com síndrome de Sneddon, 30
- em paciente com arterite linfocitária trombofílica, 204
- em paciente com poliarterite nodosa sistêmica originando púrpura retiforme, 195

M

Mal perfurante plantar como úlcera do pé diabético, 310

Manifestações cutâneas da síndrome do anticorpo antifosfolípide (SAF), 122

Manutenção fisiológica da hemostasia dependendo da interação de três fatores: plaquetas, vasos sanguíneos e fatores da coagulação, 253

Manutenção fisiológica da hemostasia, 110

Mecanismos potenciais envolvidos na patogênese da trombose na síndrome antifosfolípide, 118

Modelos patogênicos das manifestações clínicas associadas às trombofilias hereditárias, 111

N

Necrose cutânea pela varfarina e oclusão dos vasos da derme por trombose, 29

Níveis séricos da lipoproteína, 51

O

Organelas vésico-vacuolares em maior aumento, 8

P

Paciente
- com anemia falciforme, estase venosa crônica e elevação do fator VIII da coagulação, 319
- com crioglobulinemia por gamopatia monoclonal e oclusão vascular, 23
- com extenso livedo racemosa, sem ulcerações cutâneas, 207
- com fatores trombofílicos, 135
- com úlcera por doença arterial periférica (DAP), 307

Passos terapêuticos e seguimento dos doentes com arterite de células gigantes, 228

Petéquias calcâneas, 249

Poliangeíte microscópica com púrpura retiforme, 212
Pseudovasculites (vasculopatias), 19
   classificação das vasculopatias, 20
   distúrbios de oclusão por trombos, 21
      distúrbios de oclusão por crioglobulinemias, 23
      distúrbios por oclusão por microrganismos ou parasitas, 24
      hemoglobinúria paroxística noturna (HPN), 22
      necrose pela heparina, 21
      púrpura trombocitopênica trombótica (PTT), 22
   introdução, 19
   oclusão vascular por distúrbios congênitos ou adquiridos relacionados à coagulação, 27
      necrose pela varfarina, 27
      púrpura fulminante, 27
      síndrome antifosfolípide, 29
   oclusão vascular por êmbolos, 25
      embolia por colesterol, 25
      êmbolos cardíacos, 27
   oclusões vasculares envolvendo fisiopatogenia múltipla, 29
      papulose atrófica maligna (doença de Degos), 81
      síndrome de Sneddon, 29
         considerações sobre o endotélio, hemostasia e disfunção endotelial na vasculopatia livedoide, 43
         drogas anticoagulantes, 69
         drogas estimuladoras da atividade fibrinolítica endógena, 64
         drogas hemorreológicas, 68
         drogas inibidoras da formação do trombo (antiplaquetas), 67
         drogas vasodilatadoras, 67
         moduladoras da resposta linfocitária, 68
         terapias de mecanismos ainda pouco esclarecidos, 68
   síndromes microvasculares não totalmente oclusivas, 85
      livedo reticular e livedo racemosa, 85
         livedo reticular adquirido, 89
         livedo reticular congênito, 89
   síndromes microvasculares oclusivas não classificadas em grupos especiais, 82
      aterosclerose obliterante, 82
      tromboangeíte obliterante (doença de Buerger), 83
      tromboflebite superficial, 84
         tromboflebite superficial associada à veia varicosa, 84
         tromboflebite superficial não associada à veia varicosa, 84
Púrpura
   de Schamberg na perna, 271, 272
   não palpável, 250
   necrotizante em criança de um ano com deficiência heterozigota da proteína C, 265
Púrpura palpável
   com vesículas e bolhas hemorrágicas, 168
   como manifestação de vasculite, 167
   e ulcerações com escaras necróticas nas pernas em doente com vasculite crioglobulinêmica, 178
   em doente com lúpus eritematoso sistêmico e vasculite leucocitoclástica, 250
   nas pernas, 168
Púrpura retiforme
   em criança febril portadora de deficiência congênita da proteína C, 28
   em doente séptica com púrpura fulminante candidemia, 28

com lesões equimóticas de padrão reticulado e geográfico em doente com púrpura fulminante por coagulação intravascular disseminada, 133

Púrpura senil, 259

Púrpuras, 249
- avaliação clínica e laboratorial das púrpuras, 260
- hemostasia normal, 251
  - avaliação do sistema de coagulação, 253
  - contagem plaquetária, 252
  - provas de resistência capilar, 252
- introdução, 249
- púrpura determinadas por distúrbios da coagulação sanguínea, 160
- púrpuras de localização acral, 276
  - disproteinemias, 276
  - doenças autoimunes do tecido conectivo, 276
  - doenças vaso-oclusivas, 276
  - fenômenos embólicos, 276
  - infecções, 276
- púrpuras determinadas por defeitos restritos ao tecido vascular ou perivascular, 258
  - *angiofilia* hemorrágica tecidual, 258
  - *microangiopathyrosis*, 258
- púrpuras determinadas por distúrbios exclusivamente plaquetários, 254
  - aumento na destruição das plaquetas, 254
  - diminuição da produção plaquetária, 257
    - anemia de Fanconi, 257
    - síndrome de Wiskott-Aldrich, 257
    - síndrome do rádio ausente – trombocitopenia (TAR), 257
  - disfunção plaquetária, 257
    - doença do pool de estocagem, 258

    síndrome de Bernard-Soulier, 258

    tromboastenia de Glanzmann, 257

    drogas, 258

    redução da adesividade plaquetária, 258

  - sequestro de plaquetas, 257
- púrpuras e infecções, 274
- púrpuras no período neonatal, 262
  - defeitos da coagulação sanguínea, 266
    - deficiência das proteínas C e S do sistema de anticoagulação (púrpura fulminante neonatal), 266
  - eritropoiese extramedular (Blueberry Muffin Baby), 265

R

Representação dos plexos vascular superficial e profundo na pele e as vasculites que os acometem, 150

Representação esquemática
- de uma organela vésico-vacuolar, 7
- do diâmetro dos vasos acometidos pelas vasculites, 151

S

Série de pacientes tratados com danazol 200mg ao dia antes e após o uso da medicação, 65

Sistema
- de anticoagulação, 109
- de coagulação e anticoagulação, 267

T

Telangiectasias e veias reticuladas, 295

Trombo gigante com eliminação transcutânea, 86

Trombose não inflamatória na síndrome antifosfolípide, em vaso do tecido celular subcutâneo, 122

U
Úlcera
- da perna cuja dermatoscopia sugeriu carcinoma basocelular pelas telangiectasias, 313
- de estase venosa, 296
- no dorso do pé decorrente de leishmaniose tegumentar americana, 313

Ulceração ocorrida em área de nódulo prévio em paciente com poliarterite nodosa cutânea., 197

Ulcerações
- com infarto cutâneo (necrose), 168
- de pioderma gangrenoso nas pernas, 312

Ulcerações e úlceras, 279
- aspectos fisiopatogênicos gerais, 284
- colonização, colonização crítica, infecções local e sistêmica, 288
- combinações de vasculites e distúrbios da coagulação, 311
- doença arterial nos membros inferiores, 305
- etiologia das úlceras, 280
- fatores predisponentes ou de risco para formação de úlceras, 285
- introdução, 279
- orientações terapêuticas gerais, 312
- protocolo de investigação para úlceras, 285
- úlcera do pé diabético, 308
- úlceras atípicas e condições associadas, 312
- úlceras da anemia falciforme, 308
- úlceras hipertensivas, 308
- úlceras venosas, 292

Úlceras digitais em paciente com fenômeno de Raynaud, 328

Úlceras dos pés e das pernas de etiologia mista, intensamente dolorosas, 308

V
Variação no número de domínios K-IV tipo 2, 47

Vasculite
- ANCA positiva desencadeada pelo propiltiouracil, 210
- se apresentando como pústula e lesão tipo pioderma-símile, 168

Vasculites, 147
- abordagem clínica e laboratorial geral a todas as vasculites, 231
- dermatoses neutrofílicas com desordens vasculares associadas, 217
- estado atual do uso de medicamentos biológicos no tratamento das vasculites, 238
- introdução, 147
  - manifestações dermatológicas das vasculites cutâneas, 153
  - patogênese da vasculite cutânea de pequenos vasos (vasculite leucocitoclástica mediada por imunocomplexos), 150
- sumário de condutas terapêuticas nas vasculites em geral, 234
- tipos de vasculites, 163
  - edema agudo hemorrágico do lactente, 176
    - diagnóstico das vasculites de pequenos vasos em geral, 177
    - diagnóstico de EAHL, 177
    - manifestações clínicas do EAHL, 177
  - imunofluorescência direta na VCPV, 165
  - manifestações clínicas na VCPV, 166

predominantemente de pequenos vasos, segundo classificação proposta por fiorentino, 163
    vasculite cutânea dos pequenos vasos (VCPV), 163
urticária vasculite (UV), 172
vasculite associada a malignidades, 181
vasculite crioglobulinêmica, 177
vasculite por Iga (púrpura de Henoch-Schönlein), 182
    outras formas de vasculite cutânea dos pequenos vasos, 184
    tratamento geral das vasculites de pequenos vasos, 186
vasculites crônicas da pele fibrosantes localizadas, 218
    erythema elevatum diutinum, 218
    granuloma facial (GF), 219
granulomatose linfomatoide, 227
vasculite nodular (VN), 221
vasculites dos grandes vasos, segundo classificação proposta por Fiorentino, 221
    arterite de células gigantes (arterite temporal), 224
    arterite de Takayasu, 221
vasculites predominantemente de vasos de médio calibre, segundo classificação proposta por Fiorentino, 195
    arterite linfocitária trombofílica (arterite macular), 203
    doença de Kawasaki, 206
poliarterite nodosa clássica, 195
poliarterite nodosa cutânea, 196
vasculites dos vasos de médio e pequeno calibres, segundo classificação proposta por fiorentino, 208
    granulomatose de Wegener (granulomatose com poliangeíte), 213
    poliangeíte microscópica, 211
    síndrome de Churg-Strauss (granulomatose eosinofílica com poliangeíte), 216
    vasculites associadas a ANCA ("Pauci-imunes"), 208
    vasculites associadas com doenças autoimunes e do tecido conectivo, 217
    vasculites induzidas por droga associada a ANCA, 209
Vasculopatia livedoide, 32, 48
Versão simplificada da cascata da coagulação, 252
    do sistema de anticoagulação e do sistema fibrinolítico, 111

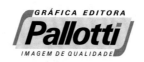

www.graficapallotti.com.br
(51) **3081.0801**